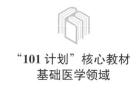

"101 计划"核心教材
基础医学领域

"人体形态与功能"课程群

运 动 系 统

主　　编　张卫光　黄文华

副 主 编　潘爱华　齐建国　李文生

编　　委　（按姓名汉语拼音排序）

丁慧如（北京大学）	齐建国（四川大学）
方　璇（北京大学）	钱　蕾（南方医科大学）
贺　军（华中科技大学）	石献忠（北京大学）
黄文华（南方医科大学）	史尉利（北京大学）
康利军（浙江大学）	宋德懋（北京大学）
李俊平（北京体育大学）	徐　刚（北京体育大学）
李文生（复旦大学）	徐　健（北京大学）
刘怀存（北京大学）	杨邵敏（北京大学）
刘建新（西安交通大学）	张卫光（北京大学）
栾丽菊（北京大学）	张永杰（南京医科大学）
潘爱华（中南大学）	张　璋（四川大学）

编写秘书　栾丽菊　丁慧如

北京大学医学出版社

YUNDONG XITONG

图书在版编目（CIP）数据

运动系统 / 张卫光，黄文华主编．—北京：北京
大学医学出版社，2024.7
ISBN 978-7-5659-3162-8

Ⅰ．①运… Ⅱ．①张…②黄… Ⅲ．①运动系统疾病
－诊疗－医学院校－教材 Ⅳ．① R68

中国国家版本馆 CIP 数据核字（2024）第 106531 号

运动系统

主 编：张卫光 黄文华
出版发行：北京大学医学出版社
地 址：（100191）北京市海淀区学院路 38 号 北京大学医学部院内
电 话：发行部 010-82802230；图书邮购 010-82802495
网 址：http：//www.pumpress.com.cn
E - m a i l：booksale@bjmu.edu.cn
印 刷：北京信彩瑞禾印刷厂
经 销：新华书店
责任编辑：郭 颖 责任校对：靳新强 责任印制：李 啸
开 本：889 mm×1194 mm 1/16 印张：15 字数：432 千字
版 次：2024 年 7 月第 1 版 2024 年 7 月第 1 次印刷
书 号：ISBN 978-7-5659-3162-8
定 价：65.00 元

内容提要

　　本教材立足基础医学的本科或长学制教学特点，充分体现多学科性整合，由 11 所高校及研究所的 22 位老师合力编写完成，融合了人体解剖学、组织学、生理学、运动学和病理学诸多学科的精华，重点突出，言简意赅，图文并茂，特色鲜明。每个章节设置导学目标、案例、框、整合思考题等诸多版块，配套二维码资源中的知识拓展、思政内容等，可充分满足复合型医学人才培养要求。创新性融入运动系统相关的生物力学、材料学和人工智能等拓展内容，打开跨学科领域的视角，有助于培养医学生的创新思维能力。

序

　　基础医学是一门研究人体生命现象和疾病规律的科学，是连接生命科学与临床医学、预防医学的桥梁。回望历史，现代医学的产生和发展都基于基础医学的重大发现，基础医学可谓现代医学的基石。

　　进入 20 世纪以来，生命科学取得了突飞猛进的发展。随着 DNA 双螺旋结构的发现、分子生物学的诞生以及人类基因组计划的完成，基础医学需要采用生命科学在分子层面的研究成果来探索疾病的发生机制并应用到诊断、治疗和预防中来，可以说基础医学的内涵和研究手段发生了重大变革。然而，基础医学人才的培养却未能同步跟上，面临诸多挑战，例如生命科学基础薄弱、与临床需求脱节、缺乏跨学科意识、原创性不足等。

　　我们期望培养的基础医学人才是科研的领跑者而非跟随者；他们应能实现从无到有的突破，而不仅仅是从有到多的积累；他们不仅能站稳在学科的高原，还应具备攀登学科高峰的潜力；他们不仅需要具备科学精神和创新能力，还要富有人文情怀。

　　教育部推出的基础学科拔尖学生培养计划 2.0 和基础学科系列"101 计划"正是为培养此类拔尖创新人才设计的中国方案。基础医学"101 计划"围绕"拔尖、创新、卓越"，致力于加强基础医学与临床医学、预防医学、医学人文及理学、工学和信息学等学科的交叉融合，提出"基础医学 + X"跨学科融合课程体系。

　　基础医学"101 计划"的核心教材是基于上述课程体系编撰的配套教材。这套教材的编写力求契合高标准人才培养目标，强调加强生命科学基础与临床的紧密结合，突出学科交叉。教材把原基础医学十三门以学科为基础的教材整合为医学分子细胞遗传基础、医学病原与免疫基础、人体形态与功能三个跨学科的教材群，并首次将理学、工学、信息学纳入基础医学专业学生的培养方案中，引发学生对重大医学问题及前沿科技的兴趣和创新志向。此外，这套教材还力争跳出传统医学教材的窠臼，努力把"教材"转变为学生自主学习的"学材"。

　　我期盼这套教材能受到大家的欢迎和喜爱，并在实践中不断修改完善，最后成为经典，为我国基础医学拔尖人才培养做出应有的贡献。

韩启德

2024 年 7 月

出版说明

　　基础医学作为连接基础研究与临床应用的桥梁，被视为医学发展的创新基石、医学变革的动力之源。基础医学史上的每一次重大发现都推动了医学发展的变革和突破。而从医学发展趋势和国家对人才培养的战略需求出发去探索，又要打破基础医学的边界，把它作为推动新趋势、新理论、新技术、新方法的形成和发展的强劲动力，打牢系统医学、转化医学、精准医学发展的根基。基础医学在医学创新中处于重要的枢纽地位，它向上承接临床、护理和预防的基本需求，并通过整合多学科理论、技术、方法来实现医学进一步的创新和发展。与此同时，医学模式一直伴随社会和科技的发展，不断演变和革新，从神道医学到"医学 +X"、交叉医学模式的演变过程中，医生的职能也在发生着改变，从以治病为主逐渐变为全面的健康管理。此外，现代医学也正面临一系列挑战。受人口老龄化和人口迁移的影响，疾病谱正在发生显著变化。同时，互联网时代的信息爆炸和快速的知识更新，加上 ChatGPT 等人工智能技术的出现，正在改变学生获取知识和学习的方式。随着诊断和治疗技术的不断进步，人的寿命得以延长。在这一背景下，如何提升生存质量成为重要任务。与此同时，人们对医疗的期望值也不断提高，越来越多的人希望能够在生命的各个阶段获得全面的健康保障。

　　综上所述，当今社会发展和民众需求都对医学提出了更高的要求。医学的任务不再仅限于疾病诊疗，而是要综合疾病发生前的"预防"及疾病发生后的"治疗"和"康养"，为人们提供"生命全周期，健康全过程"的医疗服务。时代发展对医学专业人才培养提出了更高的要求。未来的基础医学人才不能再满足于记忆知识、理解知识，而是要更好地利用知识，甚至创造知识，主动探索前沿，推动学科交叉和学术创新。在沿袭上百年的医学课程体系中，由"学科"引领课程，诸如人体解剖学、生理学、组织胚胎学、病理生理学、病理解剖学和药理学等，学科割裂现象显著，课程之间界限分明。学生需要学习的课程门数多，学时长，并且由于不同课程由不同学科、学系管理，学生形成"科目"指导下的碎片化思维模式，比如解剖学以结构讲解为主，不甚关注功能，而生理学以功能阐述为主，不甚关注结构。学生通过一门课程的学习大概能窥探某一器官系统的某一方面，有如盲人摸象般单点看问题。具体到"某器官系统"的学习，学生需要从多门课程分别学习该器官系统相关的结构、功能、疾病或药物相关内容（图 1），自己从思维上逐步"整合"，形成一体化认识。这种以学科为中心的课程体系显然已不能适应当今创新型医学人才培养的需求。

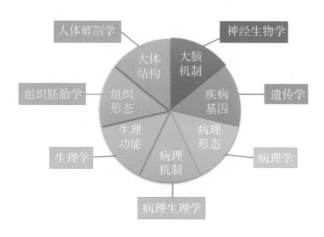

图 1 以学科为中心的课程模式

基于上述背景，基础医学拔尖人才培养课程体系打破了传统的以学科为主的模式，并依据各学科的特点进行整合与融合，构建了跨学科的融合课程体系。首次将理学、工学和信息学纳入其中，形成了五个融合课程群。"人体形态与功能"课程群将原先按照传统模式授课的生理学、神经生物学、人体解剖学、组织学与胚胎学、药理学、病理学和病理生理学 7 门课程，按照从结构到功能、从正常到异常的理念进行组织，形成总论、运动系统、神经系统、循环系统、呼吸系统、消化系统、内分泌系统、生殖系统和泌尿系统共 9 门核心融合课程。同样，从基因、分子和细胞水平将生物化学、细胞生物和医学遗传学整合为"医学分子细胞遗传基础"课程群；病原生物学与免疫学整合为"医学病原与免疫基础"课程群；并设立了与之相匹配的"基础医学核心实践与创新研究"课程群（图 2）。

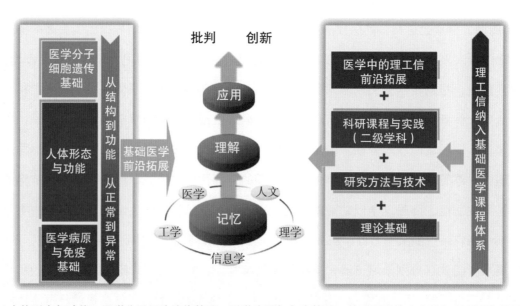

图 2 人体形态与功能、医学分子细胞遗传基础、医学病原与免疫基础、基础医学核心实践与创新研究及医学中的理工信五大课程群内容框架

"人体形态与功能""医学分子细胞遗传基础""医学病原与免疫基础"及"基础医学核心实践与创新研究"四大课程群构建了以学生为中心，以能力培养为导向，包括理论教学、实验教学、标本实习和基于问题学习（PBL）的小班讨论的多元课程模块，从知识、技能和素养多个层面提升学生的自主学习和终身学习能力（图3）。

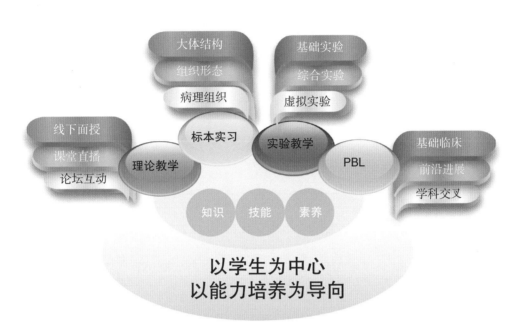

图3　以学生为中心、以能力培养为导向的多元课程模块

"医学中的理工信"课程群整合生物技术、生物统计、生物物理、生物信息和仪器分析等课程，包括基于理工信的人体系统仿真与功能检测及基于理工信的医学数据采集与分析等内容，将基础医学与理学、工学和信息学，从理论到应用，从实践到创新进行交叉融合。

由北京大学牵头，成立了以韩启德院士为编审委员会名誉主任委员，以乔杰院士为主任委员，北京大学、复旦大学、上海交通大学、华中科技大学、中山大学、四川大学、浙江大学、中南大学、南方医科大学、西安交通大学和南京医科大学11所获批教育部基础医学拔尖学生培养计划2.0基地的高校专家依据建设目标组建的编写团队，按照上述五个课程群编写出版了14部教材。

教材编写立足国际前沿，以培养未来能够引领我国医药卫生事业和高等医学教育事业发展的拔尖人才为目标，充分体现交叉融合。各章节的导学目标分为基本目标和发展目标，体现本科阶段人才培养目标，以及与下一培养阶段衔接所需达到的要求，兼具知识、技能、思维培养和价值观引领。正文前以案例引入，自然融入基础知识点，探索医学问题背后的基础科学原理，既体现了基础医学和疾病的关联，又能启发学生自主思考，提升学习兴趣，同时培养其转化医学思维和解决医学难题的能力。正文围绕基本概念、核心知识点和基础理论等展开，结构主线清晰，其中穿插"知识框"并以数字资源方式，融入前沿进展与学科发展趋势、先进技术和重大科研成果等，体现教材内容的先进性以及价值观引领和情感塑造。此外，在相关知识点处设置"小测试"模块，考查学生对知识点的理解和应用，启发思考，同时促进学生的自我评价。正文最后以简短的小结形式进行整体概括，高度凝练，升华理解，拔高思维水平。章节末尾的"整合思考题"结合疾病或研究等不同情境，考查学生综合分析和应用实践等高阶能力，同时在题目中融入前沿进展和价值引领等内容。

系列教材将依据课程群内容，着力于立德树人，突出融合，加强创新，打造一流的课程和教材。

主编简介

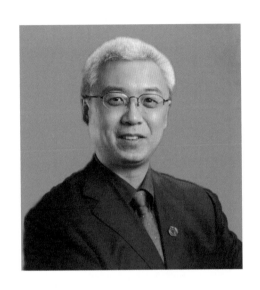

　　张卫光，教授，博士生导师，现任北京大学医学图书馆馆长，北京大学基础医学院人体解剖学与组织胚胎学系常务副主任，《解剖学报》副主编，中国解剖学会副秘书长，北京市高校青年教师教学基本功比赛评委，国家医学考试中心出题专家等。

　　长期从事人体解剖学的教学和科研工作，主要研究方向为肝和脑等的血管构筑和脂质代谢。主持国家级线下本科一流课程等5门，主编/主译教材或专著20余部。主持教学及科研基金项目20余项，发表教学和科研论文140余篇，培养博士和硕士研究生20余名，本科生创新人才近百人。曾获教育部课程思政教学名师、北京市高校教学名师、第一届北京高校教师教学创新大赛特等奖等。

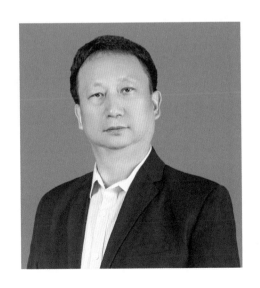

　　黄文华，教授，博士生导师，现任南方医科大学人体解剖学国家重点学科学术带头人，国家重点研发计划首席科学家，国家级医学形态学虚拟仿真实验教学中心创始主任，教育部高等学校基础医学教学指导委员会委员，中国解剖学会断层影像解剖学分会副会长、临床解剖学分会副会长，广东省解剖学会副理事长。中国医师协会显微外科医师分会显微基础研究专业委员会主任委员，中国医药生物技术协会3D打印技术分会主任委员，广东省数字医学与生物力学重点实验室主任。获国家教学成果奖一等奖、二等奖，首届全国教材建设奖一等奖、广东省教学成果奖特等奖等省部级以上教学成果奖7项，主编/副主编教材32部。获国家科学技术进步奖二等奖等省部级以上科技奖6项。

前　言

2019 年，经多次调研和论证，"北大医学"启动了器官系统整合教学的新时代教学改革工作。2023 年，教育部公布实施基础学科系列"101 计划"。从 6 次教学大纲的修订，到 5 次教学课件的制作和备课，再到 2019 级至 2022 级 4 轮课堂教学实践，加之来自全国 11 所高校及研究所的强大编写队伍的共同努力，针对基础医学等非临床医学专业的整合教材《运动系统》终于成稿。

本教材在编写过程中，参考了大量国内外运动系统相关的讲义或专著，立足基础医学的本科或长学制教学特点，以"三基"（基本知识，基本理论，基本技能）为出发点，充分体现本教材的多学科性整合，在章节和内容上进行了大幅度的融合，增加了与运动系统密切相关的血管和神经内容，以提升基础医学专业学生对运动系统认识的整体观，培养医学生的创新思维能力，并注重思政培养。我们还专门聘请了生物材料、生物力学和人工智能方面的临床专家和运动学方面的体育运动资深教授，专门编写其专业领域中涉及运动系统的内容，以实现本教材的跨学科属性，达到培养复合型医学人才的要求。

本教材融合了人体解剖学、组织学、生理学、运动学和病理学中运动系统相关的内容，分为运动系统概述，软骨和骨的组织结构，躯干骨及其连结，颅骨及其连结，四肢骨及其连结，骨骼肌，运动系统的血管，运动系统的神经，运动系统中的生物力学、材料学与人工智能以及运动系统的基本病理过程与疾病共十章内容，每个章节又附加了导学目标、案例、整合思考题、小结等诸多版块，以及二维码资源中的知识拓展、思政内容等。其中，运动系统的血管和神经两章为相关内容，便于读者更好地理解运动系统；运动系统中的生物力学、材料学与人工智能为拓展内容，从不同的角度为读者打开跨学科研究领域的视角。

本教材突出图文并茂，选用了 200 余幅插图，包括 30 余张照片或全彩图，200 余幅四色线条图，插图线条细腻、清晰，色彩区分度高，有很强的科学性和观赏性，力争最大程度地与文字呼应和契合，形成本书的亮点。

本教材的诸多创新编排，为每位编委提供了宝贵的合作和实践机会，同时也带来了巨大的压力。教材的如期出版离不开教育部基础医学"101 计划"工作组和出版社等各方的大力支持和通力协作，在此予以衷心的感谢！

我们竭尽所能，力求精益求精，但鉴于初次进行基础医学专业整合教材的编写，必定会有遗漏和不当之处，敬请同仁和读者加以指正。

张卫光　黄文华

2024 年 5 月

目　录

第一章 运动系统概述

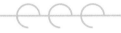

导学目标

通过本章内容的学习，学生应能够

※ **基本目标**

1. 总结运动系统的组成。

2. 复述骨的形态、构造、化学成分和物理性质及骨的血管和神经的关系，骨连结的分类。说明关节的主要结构和辅助结构，关节的运动。

3. 概括骨骼肌的构成、形态和起止，分析肌群的配布和运动时肌群间的相互关系、肌的辅助装置。

※ **发展目标**

1. 拓展运动系统的临床联系、科研进展，构建由解剖到临床、由结构到功能的医学临床思维，启发思考，培养解决临床问题的能力。

2. 通过临床疾病引发共情，坚定治病救人的初心，培养高尚医德，传承大医精诚的精神。

3. 通过介绍 3D 打印、"仿生手"等前沿进展和先进技术，激发学习兴趣，启发科研思维，培养创新能力。

○ 案例 1-1

淋巴瘤骨髓移植治疗

女，49 岁。因发热 5 个多月，确诊为 B 淋巴母细胞性白血病/淋巴瘤 5 个月，现入住移植病房。患者入病房前已完成 4 个周期的化疗，多次复查骨髓穿刺，骨髓象显示形态学完全缓解，流式细胞检查未见异常肿瘤细胞，移植时机合适。供受者移植前查体符合移植条件，未见移植禁忌证。随即启动亲缘单倍体外周血造血干细胞异基因移植，供者动员外周血造血干细胞，采集供者外周血干细胞，并由中心静脉导管回输给患者。患者在移植后 1 个月、2 个月复查骨髓穿刺，骨髓象形态学完全缓解，流式细胞检查未见异常肿瘤细胞，嵌合体为供者 100% 嵌合。

问题：

1. 哪种骨髓有造血的功能？

2. 通常选择在哪些部位进行骨髓穿刺？

3. 该案例中的供受者有亲缘关系，且配型成功，如果无配型相合的亲缘供者，能否利用中华骨髓库进行配型寻找供者？

案例解析

运动系统是构成人体的形态学基础，包括骨、关节和骨骼肌，总重量为体重的 60% ~ 70%。骨在运动中作为杠杆，关节成为运动枢纽，肌则作为运动的动力，三者缺一不可。独立的各块骨通过关节彼此连接，称为骨骼。骨骼形成完整的人体支架，提供支持功能。骨骼和肌在头部和躯干部围成腔，使脑等重要脏器免受伤害，从而发挥保护作用。骨的形态和结构在发育过程中形成不同的长短、大小，赋予了每个人体貌形态的个体差异。

为适应器官功能的需要，骨在生长发育过程中不断地进行改建和重塑。由于关节的形成和肌腱、韧带的附着等多种因素的影响，每块骨都根据功能需要形成各自不同的形态特征，与人体的构建密切相关，不能简单地、孤立地认为骨的形态结构生来如此。

附着于骨的肌为骨骼肌。全身的骨骼肌数量众多，每块肌的大小、形态各异，但其附着的两块骨之间一定会跨过一个或几个关节。因此，骨骼肌的收缩必然会带动骨，以关节作为支点而产生一个动作。至此，骨、关节和肌共同完成运动。骨骼肌成为运动中必不可少的动力。当然，一种完美的运动形式需要在神经系统的支配下由多块肌的协调配合才能实现。骨或骨骼肌的某些部分在体表形成明显的隆起或凹陷，形成骨性标志和肌性标志，易被触摸，在临床实践中，可将它们作为内脏位置、血管和神经走行等的定位标志。

一、骨

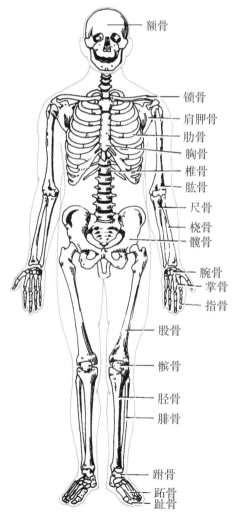

图 1-1　全身骨骼

图中标注（自上而下）：
额骨
锁骨
肩胛骨
肋骨
胸骨
椎骨
肱骨
尺骨
桡骨
髋骨
腕骨
掌骨
指骨
股骨
髌骨
胫骨
腓骨
跗骨
跖骨
趾骨

骨（bone）由骨细胞、骨胶原纤维及骨基质组成，坚硬而有弹性，有较丰富的血管、淋巴管和神经。每一块骨都有一定的形态和功能，具有新陈代谢及生长发育的特点。骨来源于胚胎时期的间充质，从胚胎第 8 周，骨开始发生，成骨过程有膜内成骨和软骨内成骨两种方式。随着年龄的增长，骨不断地增长、增粗或增厚，发育到一定年龄，骨停止生长。此后，骨仍保持创伤修复、愈合及再生能力。骨和体内其他器官一样，生长发育过程受体内、外环境多种因素（如神经、内分泌、遗传因素、营养、疾病、生活条件和地理环境）的影响。

（一）骨的形态和分类

成人体内共有 206 块骨，除 6 块听小骨属于感觉器外，按部位可分为颅骨、躯干骨和四肢骨 3 部分，前两者统称为中轴骨（图 1-1）。骨按形态可分为 4 类，即长骨、短骨、扁骨和不规则骨。

1．长骨（long bone）　长骨呈长管状，分为一体和两端（图 1-2）。体又称**骨干**（shaft），是指长骨中间较细的部分，内有空腔，称为**髓腔**（medullary cavity），内含有骨髓。骨的两端膨大，称为**骺**（epiphysis），其光滑面称为关节面（articular surface），覆有关节软骨并参与构成关节。骨干与骺相邻的部分称为**干骺端**（metaphysis）。幼年时，骺与骨干之间留有透明软骨，称为**骺软骨**（epiphysial cartilage）。成年后，骺软骨骨化，骨干与骺融为一体，其间遗留的痕迹称为**骺线**（epiphysial line）。

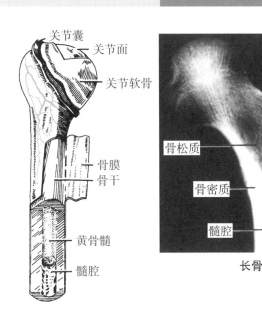

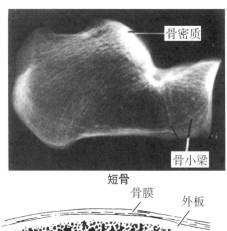

图 1-2 骨的构造

2. 短骨（short bone） 短骨多呈立方形，常具有多个关节面（图 1-2），多成群地分布于某些部位，如腕骨和跗骨等。

3. 扁骨（flat bone） 扁骨呈扁宽的板状（图 1-2），常围成腔，支持、保护重要器官，主要分布于头颅、胸部等处。扁骨（如肩胛骨、肋骨）亦为骨骼肌提供了广阔的附着面。

4. 不规则骨（irregular bone） 不规则骨形状不规则，功能多样，如椎骨、颞骨和面颅骨等。有些不规则骨内有含气的腔，称为**含气骨**（pneumatic bone），如上颌骨等。

5. 籽骨（sesamoid bone） 某些肌腱内的籽骨，体积一般甚小，在运动中起减少摩擦和转变骨骼肌牵引方向的作用。髌骨是人体最大的籽骨。

各种形态的骨表面都可能因骨骼肌附着而受到牵拉或因血管和神经在骨的表面经过及某些毗邻器官的压迫等，使骨的表面形成一些突起或凹陷。骨表面的突起依其大小、形态不同，分别称为**结节**（tubercle）、**粗隆**（tuberosity）、**棘**（spine）和**嵴**（crest）等。骨表面的凹陷也依其大小、形状不同，分别称为**窝**（fossa）、**凹**（fovea）、**压迹**（impression）和**沟**（sulcus）等。骨内的腔洞分别称为**腔**（cavity）、**窦**（sinus）或**房**（atrium）等。

（二）骨的构造

骨由骨质、骨膜和骨髓构成（图 1-2），此外尚含有血管、淋巴管和神经等。

1. 骨质（osseous substance） 骨质是骨的主要组成部分，分为骨密质和骨松质。

骨密质（compact bone）构成长骨骨干、骺以及其他类型骨的外层，质地致密，抗压、抗扭曲力强。

骨松质（spongy bone）呈海绵状，由许多片状的**骨小梁**（bone trabecula）交织排列而成。骨小梁的排列方向与各骨所承受的压力及骨骼肌附着所产生的相应张力方向一致，从而形成**压力曲线**（stress line）和**张力曲线**（strain line），使骨具有较大的承重力和抗牵拉力。骨松质分布于长骨的骺及其他类型骨的内部。颅盖各骨内、外板骨密质间的骨松质称为**板障**（diploë）。

2. 骨膜（periosteum） 骨膜被覆于骨内、外面，富有血管、淋巴管和神经，保障了骨的营养、再生及感觉。

衬于骨髓腔内面和骨松质腔隙内的骨膜称为**骨内膜**（endosteum），较薄。

包裹于除关节面以外整个骨外面的骨膜称为**骨外膜**，较厚，即通常所指的骨膜，又可分为内、外两层：外层主要由纤维结缔组织构成，有许多胶原纤维束穿入骨质，使骨膜固着于骨面；内层含有大量成骨细胞和破骨细胞。故在骨手术中应尽量保留骨膜，以免发生骨的坏死或延迟骨愈合。

3. 骨髓（bone marrow） 骨髓存在于骨髓腔和骨松质的间隙内，分为红骨髓和黄骨髓。**红骨髓**有造血功能，含有大量不同发育阶段的红细胞和其他幼稚型血细胞；**黄骨髓**含有大量脂肪组织，失去造血活力。但在慢性失血过多或患重度贫血症时，其可重新转化为具有造血功能的红骨髓。胎儿及幼儿期的骨髓均为红骨髓。约6岁起，长骨髓腔内的红骨髓逐渐被脂肪所代替，成为黄骨髓，红骨髓仅保留于椎骨、肋骨、胸骨、髂骨及长骨骺端的骨松质内。因此，临床上常在髂嵴、髂前上棘等处行骨髓穿刺，检查骨髓象以诊断某些血液系统疾病。

（三）骨的化学成分和物理性质

骨质主要由有机质和无机质构成。有机质主要包括骨胶原纤维和黏多糖蛋白，使骨具有韧性和弹性。无机质主要为碱性磷酸钙等无机盐类，使骨硬度增加。两种化学成分的比例在人的一生中随年龄而发生变化。成年人的有机质约占骨重的1/3，无机质约占2/3。此为最合适的比例，使骨既具有一定的弹性，又具有很大的硬度。幼儿骨有机质相对多，较柔软，易变形；老年人骨则无机质相对较多，较脆，一旦受到外伤，易出现骨折。骨的发育成熟与钙、磷的代谢密切相关。

框1-1 骨髓捐献

造血干细胞捐献（也被称为骨髓捐献）是造血干细胞捐献移植的前提，没有捐献的造血干细胞就不可能实施造血干细胞移植。造血干细胞移植技术是治疗白血病、淋巴瘤和骨髓瘤等血液肿瘤的较为有效和理想的方法，已在临床治疗中得到不断地推广应用。我国血液肿瘤的发病率，仅白血病就约为3/100 000，即每年有近3.6万人被诊断白血病。而在这些患者中，大多数年龄在30岁以下，其中15岁以下的人群占50%以上，因此给社会和家庭带来了很大的痛苦和负担。虽然造血干细胞移植是治疗特发肿瘤的理想方法，但要寻找与患者组织相容性抗原基因相匹配且不被排斥的造血干细胞却并不容易。

捐献造血干细胞对供者的身体健康不会产生不良影响。人体内各类血细胞都来自多能造血干细胞，而人体内的多能造血干细胞数量并不很多，且分布在整个骨髓中。供者捐献骨髓时，只会被抽取其体内的一小部分骨髓，因而只会失去一部分多能造血干细胞，体内剩余的多能造血干细胞会迅速复制，使得造血功能在短期内即可完全恢复正常。因此，捐献造血干细胞并不会影响供者的造血功能。

二、骨连结

骨与骨之间借纤维结缔组织、软骨和骨相连，形成**骨连结**。按骨连结的不同方式可分为直接连结和间接连结两种（图1-3）。

（一）直接连结

直接连结是指骨与骨之间借纤维结缔组织或软骨及骨直接相连，骨与骨之间无腔隙，运动范围极小或完全不能活动。根据连结组织的不同，可分为纤维连结、软骨连结和骨性结合三种类型。

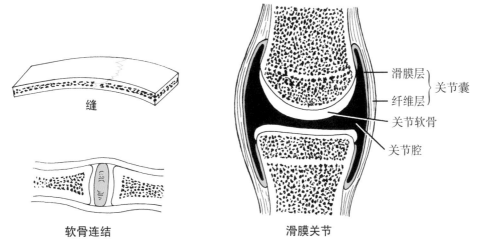

图 1-3　骨连结的分类和关节的基本结构

1. 纤维连结　骨与骨之间借纤维结缔组织相连，其间无腔隙，连结比较牢固，一般无活动性或仅有少许活动，常有两种连结形式。

（1）**韧带连结**（syndesmosis）：连接两骨的纤维结缔组织比较长，呈条索状或膜状，富有弹性，称为**韧带**（ligament）或膜，如椎骨棘突之间的棘间韧带、前臂尺桡骨之间的骨间膜等。

（2）**缝**（suture）：两骨之间借很薄的纤维结缔组织（缝韧带）相连，无活动性。这种连结往往随年龄的增加，可出现结缔组织骨化，如颅骨间的冠状缝、矢状缝等。

2. 软骨连结　骨与骨之间借软骨相连，可缓冲震荡，可分为两种。

软骨（cartilage）是一种特殊分化的结缔组织，由软骨细胞、软骨基质及埋藏于基质中的纤维共同组成。按照基质中纤维成分的含量和性质可将软骨分为透明软骨、弹性软骨和纤维软骨。软骨具有一定的黏弹特性和抗压能力，各关节相关骨的接触面大都有软骨被覆，能减少摩擦，承受负荷及吸收震荡。软骨本身极少有血管分布，具有低抗原特点，是用作移植的较好的组织材料。

（1）**透明软骨结合**（synchondrosis）：两骨间借透明软骨连接，常为暂时性的结合，是胚胎时软骨代替骨的存留部分并作为所连结骨的增长区，如骶软骨、蝶枕软骨结合等。此种连结到一定年龄即骨化形成骨性结合。

（2）**纤维软骨结合**（symphysis）：两骨间借纤维软骨连接，多位于人体中轴承受压力之处，坚固性大而弹性低，如椎间盘、耻骨联合等。

3. 骨性结合　两骨之间借骨组织相连，一般由纤维连结（缝）或透明软骨结合骨化而成。骨性结合使两骨融合为一块，如长骨的体与骺的结合、各骶椎之间的结合等。

（二）间接连结

间接连结又称为**关节**（joint，articulation）或滑膜关节（synovial joint），骨与骨的相对面之间有腔隙，充以滑液，活动度大。关节的结构有基本结构和辅助结构（图 1-3）。

1. 关节的基本结构　有关节面、关节囊和关节腔，这些结构为每一个关节所必备。

（1）**关节面**（articular surface）：是构成关节各相关骨的接触面，每一关节至少包括两个关节面，一般为一凸一凹，凸的部分称为**关节头**（articular head），凹的部分称为**关节窝**（articular fossa）。关节面上覆有关节软骨（articular cartilage）。关节软骨多数由透明软骨构成，少数为纤维软骨。关节软骨具有弹性，能承受压力和吸收震荡。关节软骨表面光滑，覆以少量滑液，可减小摩擦，有利于活动。关节软骨无血管、神经和淋巴管，其营养由滑液和关节囊滑膜层的血管供应。

（2）**关节囊**（articular capsule）：是由致密结缔组织构成的囊，附于关节面周围的骨面并与骨膜融合，将构成关节的各骨连接起来，封闭关节腔。关节囊的松紧和厚薄因关节的不同而异，活动较大的关节，关节囊较松弛而薄。关节囊可分为内、外两层。

外层为纤维层，由致密结缔组织构成，富有血管、淋巴管和神经。在某些部位，纤维层增厚形成韧带，可增强骨与骨之间的连结，并限制关节的过度运动。纤维层的厚薄和韧带强弱与关节的运动和负重大小有关。

内层为滑膜层，由平滑光亮、薄而柔润的疏松结缔组织膜构成，贴衬于纤维层的内面，其边缘附着于关节软骨周缘，包被着关节内除关节软骨、关节唇和关节盘以外的所有结构。滑膜层内表面常有滑膜绒毛和滑膜襞。滑膜富含血管、淋巴管和神经，能产生滑液（synovial fluid），其内富含透明质酸，为关节软骨提供营养，并可增加滑润，减少摩擦，降低软骨的蚀损，提升关节的运动效能。

（3）**关节腔**（articular cavity）：由关节软骨和关节囊滑膜层共同围成的密闭腔隙，腔内有少量滑液，关节腔内呈负压，对维持关节的稳定性有一定的作用。

2. **关节的辅助结构**　某些关节为适应特殊功能的需要而分化出一些特殊结构（图1-4）以增加关节的灵活性，增强关节的稳固性。

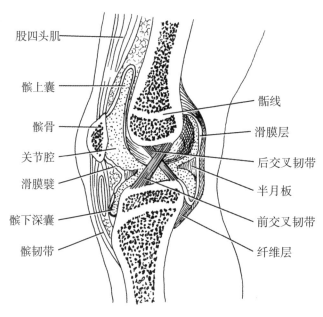

图 1-4　膝关节的辅助结构

（1）**韧带**（ligament）：是连于相邻两骨之间的致密结缔组织束，有加强关节的稳固性或限制其过度运动的作用。位于关节囊外的称为**囊外韧带**（extracapsular ligament），有的囊外韧带为关节囊的局部增厚，如髋关节的髂股韧带；有的独立于关节囊，不与囊相连，如膝关节的腓侧副韧带；有的是关节周围肌腱的延续，如膝关节的髌韧带。位于关节囊内的称为**囊内韧带**（intracapsular ligament），被滑膜包裹，如膝关节的交叉韧带。韧带和关节囊有丰富的感觉神经分布，故关节疾患时患者会出现疼痛。

（2）**关节盘和关节唇**：关节盘（articular disc）是位于两关节面之间的纤维软骨板，其周缘附着于关节囊内面，将关节腔分为两部分。关节盘多呈圆盘状，中央稍薄，周缘略厚。膝关节中的关节盘呈半月形，称为**半月板**。关节盘使两关节面更为适合，减少冲击和震荡，并可增加关节的稳固性。此外，两个腔可产生不同的运动，从而增加运动的形式和范围。**关节唇**（articular labrum）是附着于关节窝周缘的纤维软骨环，可加深关节窝，增大关节面，有增加关节稳固性的作用。

（3）**滑膜襞**和**滑膜囊**：有些关节的滑膜表面积大于纤维层，以致滑膜重叠卷折，并突向关节腔而形成**滑膜襞**（synovial fold），有的其内含有脂肪和血管，则形成滑膜脂垫。滑膜襞和滑膜脂垫扩大了滑膜的面积，有利于滑液的分泌和吸收。在有些关节，滑膜从纤维层缺如或薄弱处膨出，充填于肌腱与骨面之间，则形成**滑膜囊**（synovial bursa），可减少骨骼肌活动时与骨面之间的摩擦。

3.关节的运动　依照关节的三轴分为3组拮抗性运动。

（1）**屈和伸**：是关节沿冠状轴进行的一组运动，运动时组成关节的两骨相互靠拢，角度减小称为**屈**（flexion）；相反，角度增大称为**伸**（extension）。在踝关节，足上抬，足背向小腿前面靠拢为踝关节的伸，亦称背屈（dorsal flexion）；足尖下垂为踝关节的屈，亦称跖屈（plantar flexion）。

（2）**收和展**：是关节沿矢状轴进行的运动，运动时骨向正中矢状面靠拢，称为**收**（adduction）或内收；反之，远离正中矢状面，称为**展**（abduction）或外展。手指的收展是以中指为准的靠拢、散开运动。

（3）**旋转**（rotation）：关节沿垂直轴进行的运动，统称旋转。骨向前内侧旋转，称为**旋内**（medial rotation）；反之，向后外侧旋转，称为**旋外**（lateral rotation）。在前臂，桡骨围绕通过桡骨头和尺骨头的轴旋转，将手背转向前的运动，称为**旋前**（pronation）；将手掌恢复到向前或手背转向后方的运动，称为**旋后**（supination）。

（4）**环转**（circumduction）：指运动骨的上端在原位转动，下端则做圆周运动，运动时全骨描绘出一圆锥形的轨迹。能完成两轴以上运动的关节均可做环转运动，如肩关节、髋关节等。

（5）**移动**（translation）：是最简单的一个骨关节面在另一骨关节面的滑动，如跗跖关节、腕骨间关节等。

4.关节的分类　按关节运动轴的数目，可将关节分为单轴、双轴和多轴关节（图1-5）。

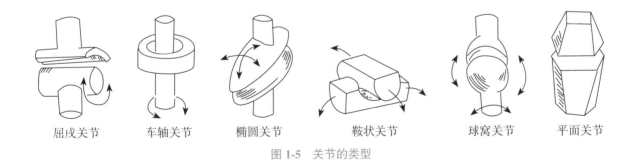

| 屈戌关节 | 车轴关节 | 椭圆关节 | 鞍状关节 | 球窝关节 | 平面关节 |

图1-5　关节的类型

（1）**单轴关节**（uniaxial joint）：具有一个运动轴，关节只能绕一个轴做一组运动，包括两种形式。

1）**屈戌关节**（hinge joint）：又称**滑车关节**（trochlear joint），关节头呈滑车状，另一骨有与其相适应的关节窝，通常只能绕冠状轴做屈、伸运动，如指骨间关节。

2）**车轴关节**（trochoid joint，pivot joint）：关节面呈圆柱状，关节窝常由骨和韧带连成的环构成，可沿垂直轴做旋转运动，如桡尺近侧关节。

（2）**双轴关节**（biaxial joint）：关节有两个互为垂直的运动轴，关节可沿此两轴做两组运动，也可进行环转运动，包括两种形式。

1）**椭圆关节**（ellipsoidal joint）：关节头呈椭圆形，关节窝呈相应凹面，可沿冠状轴做屈、伸运动，沿矢状轴做收、展运动，并可做环转运动，如腕关节。

2）**鞍状关节**（sellar joint，saddle joint）：相对两骨的关节面都呈鞍状，互为关节窝和关节头，可沿冠状、矢状两轴做屈、伸、收、展和环转运动，如拇指腕掌关节。

（3）**多轴关节**（multiaxial joint）：具有 3 个相互垂直的运动轴，可做各种方向的运动，包括两种形式。

1）**球窝关节**：关节头较大，呈球形，关节窝浅而小，其面积为关节头的 1/3。此类关节最灵活，可做屈、伸、收、展、旋转和环转运动，如肩关节。有的关节窝特别深，包绕关节头 1/2 以上，称为杵臼关节，亦属球窝关节，但其运动幅度受到一定限制，如髋关节。

2）**平面关节**（plane joint）：其关节面近似"平面"，实际上是一个很大球面的一小部分，多出现于短骨之间，可做多轴性滑动，但活动范围小，如胸锁关节和腕骨间关节等。

一般的关节只由两块骨构成，称为**单关节**，如肩关节。由两块以上的骨构成的关节为**复关节**，如肘关节。凡可单独进行活动的关节为单动关节，在结构完全独立的两个或两个以上关节，活动必须同时进行，为**联动关节**或**联合关节**，如两侧的颞下颌关节。

三、骨骼肌

在显微镜下可见骨骼肌纤维有横纹，故**骨骼肌**（skeletal muscle）也被称为横纹肌。骨骼肌在神经系统的支配和调节下，可随意志而收缩，因而又称为随意肌。骨骼肌分布于身体各部，约占体重的 40%。每块肌都有一定的形态、结构、位置和辅助装置，并有丰富的血管、淋巴管和神经分布。所以，每块肌都可视为一个器官。全身的肌根据分布部位不同，可分为头颈肌、躯干肌和四肢肌（图 1-6）。

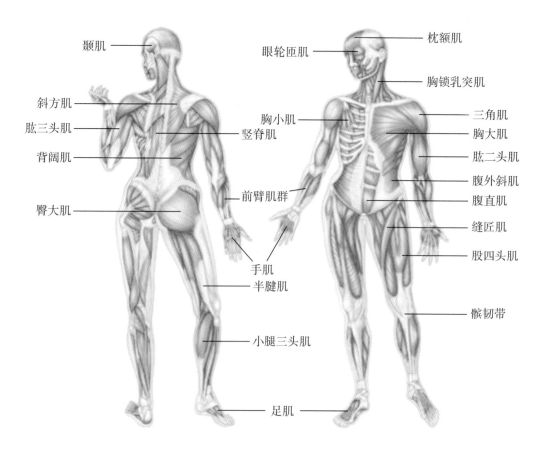

图 1-6　全身的骨骼肌

（一）骨骼肌的形态和结构

骨骼肌一般都由中间的**肌腹**（muscle belly）和两端的**肌腱**（tendon）两部分构成。肌腹主要由横纹肌纤维束组成，色红，柔软，具有收缩能力。肌腱色白，较坚韧而无收缩能力。

肌的外形大致可分为长肌、短肌、扁肌和轮匝肌 4 种。长肌的肌腹呈梭形，两端的肌腱较细小，呈索条状，多分布于四肢。扁肌多分布于胸、腹壁，其腱呈膜状，称为**腱膜**（aponeurosis）。轮匝肌呈环形，分布于口和眼的周围，收缩时能关闭口裂和睑裂。

有的肌纤维与肌的长轴倾斜排列，因其似鸟羽，故称为羽状肌。肌纤维如羽枝，腱如羽柄。羽状肌可分为半羽肌、羽肌和多羽肌。

肌的两端通常附着于两块或两块以上的骨面上，中间跨过一个或多个关节。故根据骨骼肌附着点跨过关节的数目，可将骨骼肌分为单关节肌和多关节肌。

肌收缩时，两块骨互相接近而使关节产生运动。一般而言，运动时两块骨中总有一块骨的位置相对固定，另一块骨相对移动。肌在固定骨上的附着点称为**定点**，也称**起点**（origin），而在移动骨上的附着点则称为**动点**，也称**止点**（insertion）。在一定条件下，肌的定点和动点是相对的，可以相互转换。如单杠引体向上动作向上引体阶段，附着在前臂骨的止点相对固定，是定点；附着在臂骨的起点相对移动，是动点。

在完成某一动作过程中，根据肌肉在运动中所起的作用不同，可以将其分为原动肌、拮抗肌（肌对抗）、中和肌和固定肌 4 种类型。主动收缩发力直接引起关节运动的肌群称为原动肌，抑制原动肌无关作用的肌肉（肌束或肌群）称为中和肌，固定原动肌定点附着骨的肌群称为固定肌。肌在骨骼周围的配布方式与关节的运动轴有关，即在一个运动轴的相对侧配布有两组作用相反的肌，这两组作用相反的肌互称拮抗肌。而在一个运动轴同侧配布具有相同功能的两组或多组肌，其功能互相协同，则称为协同肌。

由于各关节运动轴的数目不同，使其周围配布的肌组数量也不相同。单轴关节通常配备两组肌，如肘关节和膝关节，前、后方分别配有一组屈肌或伸肌。

（二）骨骼肌的辅助装置

肌的辅助装置位于肌的周围，起协助肌活动和保护肌等作用，包括筋膜、滑膜囊、腱鞘和籽骨等。

1. 筋膜（**fascia**）　可分为浅筋膜和深筋膜两种，分布于全身各处。

浅筋膜（superficial fascia）又称**皮下筋膜**（subcutaneous fascia），由疏松结缔组织构成，位于真皮之下，包被整个身体。浅筋膜内大多含有脂肪，但所含脂肪的量因人而异。浅筋膜内还分布着浅动脉、浅静脉、皮神经、淋巴管，有些部位还有乳腺和皮肌等。浅筋膜对位于其深部的肌、血管和神经有一定的保护作用，如手掌和足底的浅筋膜均较发达，能起到缓冲压力的作用。有些部位（如腹前外侧壁下部和会阴部）的浅筋膜，又可分为浅、深两层，深层为膜性层，一般不含脂肪。

深筋膜（deep fascia）又称**固有筋膜**（proper fascia），由致密结缔组织构成，包裹肌、血管和神经等，遍布全身。深筋膜与肌的关系密切，随肌的分层而分层；在四肢，深筋膜还插入肌群之间，并附着于骨，构成肌间隔。**肌间隔**（intermuscular septum）与深筋膜、骨膜共同构成鞘状结构，称为**骨筋膜鞘**（osseofascial compartment），包绕肌群或单块肌以及血管、神经等。深筋膜在某些部位有肌附着；在腕部和踝部又增厚形成**支持带**（retinaculum），对经其深方的肌腱起支持和约束作用；还能分隔肌群和各个肌，保护肌免受摩擦，并保证各肌或肌群能单独进行活动。深筋膜也能改变肌的牵引方向，以调整肌的作用。因此，了解和掌握深筋膜的层次和配布有助于寻找血管和神经，在临床上还可推测炎症和积液蔓延的方向。

2. 滑膜囊（synovial bursa）　为结缔组织形成的封闭的囊，壁薄，略扁，囊内有滑液。其多位于肌腱与骨面的相邻处，以减少两者之间的摩擦。在关节附近的滑膜囊可与关节腔相通。滑膜囊的炎症可影响肢体局部的运动功能。

3. 腱鞘（tendinous sheath）　套在长肌腱表面的鞘管，存在于活动性较大的部位，如腕、踝、手指和足趾等处。

框 1-2　**腱鞘炎**

　　腱鞘环形包绕肌腱组织，起到固定肌腱的作用。当关节运动时，肌腱和腱鞘之间会产生相互摩擦，如果两者摩擦过度，腱鞘组织会发生水肿，甚至出现炎症反应，表现为局部疼痛、压痛、关节活动受限等症状。随着手机和电脑的普及，"鼠标手"日益增多，腱鞘炎已越发常见。

　　腱鞘分为纤维层和滑膜层两部分（图 1-7）。纤维层又称**腱纤维鞘**（fibrous sheath of tendon），位于外层，是深筋膜增厚形成的半环状纤维性管。此管与骨共同构成完整的管道，其中包绕肌腱，对肌腱起滑车和约束作用。

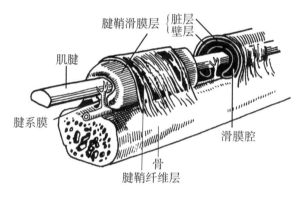

图 1-7　腱鞘示意图

　　滑膜层又称**腱滑膜鞘**（synovia sheath of tendon），位于纤维层的深方，呈双层圆筒状，其内层包在肌腱的表面，称为脏层；外层贴在腱纤维鞘和骨的内面，称为壁层。脏、壁两层相互移行，形成腔隙，腔内含少量滑液。因此，在肌收缩时肌腱能在腱鞘内滑动。腱鞘的作用是使肌腱固定于一定的位置，并在肌活动中减少肌腱与骨面的摩擦。腱滑膜鞘脏、壁两层相互移行的部分，称为**腱系膜**（mesotendon）。腱系膜的大部分因肌腱经常运动而消失，仅保留供应肌腱的血管、神经通过的部分，称为**腱纽**（vincula tendinum）。

　　当手指长期不恰当地用力过度，肌腱或腱鞘受到强烈摩擦而导致损伤产生疼痛等症状时，临床上称为腱鞘炎，此为临床常见的多发病之一。

小　结

　　运动系统是构成人体的形态学基础，包括骨、关节和骨骼肌。骨在运动中作为杠杆，关节作为运动枢纽，骨骼肌则作为运动的动力，三者缺一不可。独立的各块骨通过关节彼此连接，称为骨骼。每块骨均具有独特的形态、构造，关节的基本结构和辅助结构与关节的运动形式相关，骨骼肌群的配布和运动时肌群间的相互配合，共同完成了运动。在临床实践中，骨或骨骼肌可作为内脏位置、血管和神经走行等的定位标志。

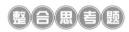

哪些结构使得关节既相对牢固又比较灵活？

参考答案

（张卫光　黄文华）

第二章　软骨和骨的组织结构

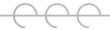 导学目标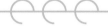

通过本章内容的学习，学生应能够

※ **基本目标**

1. 比较不同软骨的组织结构，并以透明软骨为例，总结软骨组织的构成。
2. 复述骨组织的基本结构，长骨骨干的组织结构。
3. 总结骨发生的模式。

※ **发展目标**

根据长骨骨干的组织结构理解其对应的功能。

L2-2a
案例解析

案例 2-1

　　男，9 岁。1 年前在一次足球比赛中右小腿前侧被踢，局部迅速肿胀、疼痛明显，不能行走。X 线检查显示为胫骨骨干骨折，骨折线呈短斜线，无移位。经夹板固定等治疗，2 个月后复查愈合良好，经逐步恢复锻炼，目前活动正常。

　　问题：

　　试述长骨骨干的组织结构，骨的生长方式和构建。

软骨和骨构成人体支架，具有支持和保护等作用。此外，骨组织还是人体钙、磷的贮存库。

第一节　软骨的组织结构

　　软骨（cartilage）由软骨组织及其周围的软骨膜组成。软骨组织由软骨基质和软骨细胞构成。根据基质中所含纤维成分的不同，可将软骨分为透明软骨、纤维软骨和弹性软骨。

一、透明软骨

　　透明软骨（hyaline cartilage）分布较广，主要构成机体的肋软骨、关节软骨、呼吸道内的软骨等。

（一）软骨细胞

软骨细胞（chondrocyte）包埋在软骨基质内，其占据的软骨基质内的小腔称为软骨陷窝（cartilage lacuna，图 2-1，图 2-2）。软骨细胞形态、大小不一，软骨组织周边部的软骨细胞幼稚，体积较小，呈扁圆形，单个分布。自周边向中央，软骨细胞逐渐长大、成熟，呈椭圆形或圆形，成群分布，每群含有 2 ~ 8 个细胞，由同一个软骨细胞分裂增生形成，称为同源细胞群（isogenous group，图 2-1）。软骨细胞具有合成、分泌纤维和基质的功能。

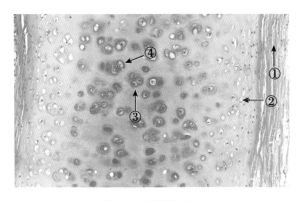

图 2-1　透明软骨 -1
①软骨膜；②靠近软骨膜的软骨细胞；③同源细胞群；
④软骨囊

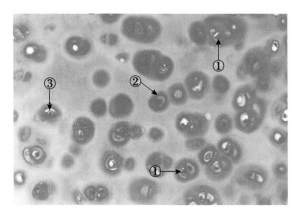

图 2-2　透明软骨 -2
①软骨细胞；②软骨囊；③软骨陷窝

（二）软骨基质

软骨基质（cartilage matrix）即软骨组织的细胞外基质，呈固态，由无定形的基质和纤维组成。无定形基质呈凝胶态，具韧性，除含 70% 的水分外，主要成分是蛋白多糖，形成分子筛结构，并与胶原原纤维结合，共同形成固态结构。软骨组织内无血管，但由于基质富含水分，通透性强，故营养物质可渗透进入软骨组织深部。软骨基质中的硫酸软骨素含量丰富，特别是软骨陷窝周边的部位硫酸软骨素较多，故此处呈强嗜碱性，于 HE 染色切片中，形似囊状包围软骨陷窝，故称为软骨囊（cartilage capsule）。透明软骨中无胶原纤维，而是由 Ⅱ 型胶原蛋白组成的胶原原纤维交织排列而成。

（三）软骨膜

除关节软骨外，软骨表面被覆有薄层致密结缔组织，称为软骨膜（perichondrium）。靠近软骨组织表面的梭形小细胞称为**骨祖细胞**，可以增殖分化为成软骨细胞（图 2-1），在软骨的生长和修复中起重要作用。软骨的营养来自软骨膜内血管，借助通透性很强的基质供应软骨细胞。

二、纤维软骨

纤维软骨（fibrous cartilage）分布于椎间盘、关节盘、耻骨联合及肌腱附着于骨的部位。纤维软骨基质内含有大量平行或交错排列的胶原纤维束，因此具有较强的韧性（图 2-3）。

三、弹性软骨

弹性软骨（elastic cartilage）分布于耳郭、外耳道、咽鼓管、会厌等处。其结构特点是基质内含有大量弹性纤维（图 2-4），有较强的弹性。

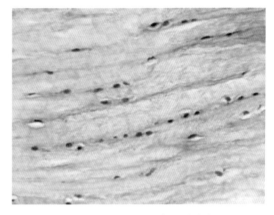 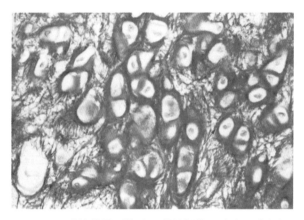

图 2-3 纤维软骨（HE 染色）　　　　图 2-4 弹性软骨（箭头示弹性纤维，地衣红染色）

第二节　骨的组织结构

骨是由骨组织、骨膜、骨髓、血管和神经等组成的器官，在机体中起支持、运动和保护的作用。

一、骨组织

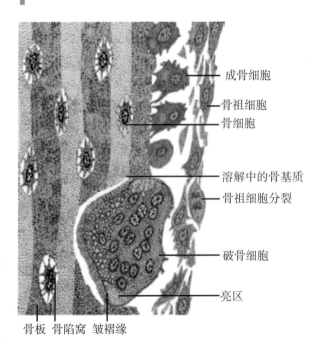

成骨细胞

骨祖细胞

骨细胞

溶解中的骨基质

骨祖细胞分裂

破骨细胞

亮区

骨板　骨陷窝　皱褶缘

图 2-5 骨组织结构模式图

骨组织（osseous tissue）是人体最坚硬的组织之一，由大量钙化的细胞外基质和细胞组成。钙化的细胞外基质称为骨基质（bone matrix）。骨组织的细胞有 4 种：骨祖（原）细胞、成骨细胞、骨细胞和破骨细胞。其中骨细胞最多，位于骨基质内，其余 3 种细胞均位于骨组织表面（图 2-5）。

（一）骨基质

骨基质由有机成分和无机成分组成。有机成分占骨重的 35%，其中主要是胶原纤维（占 95%）以及少量无定形基质（占 5%）。胶原纤维粗大、排列规则，主要由 I 型胶原蛋白构成。无定形基质主要成分是蛋白多糖，具有黏合纤维的作用，还包括骨钙蛋白、**骨桥蛋白**、骨粘连蛋白和钙结合蛋白等糖蛋白，在骨的钙化、细胞与骨基质的黏附、钙离子的传递与平衡等方面起重要作用。无机成分又称为骨盐，占骨重的 65%，主要为羟基磷灰石结晶 $[Ca_{10}(PO_4)_6(OH)_2]$，呈细针状，沿胶原原纤维长轴规则排列并与之紧密结合。

新生骨组织的细胞外基质还没有骨盐的沉积和结合，称为类骨质（osteoid）。无机盐（骨盐）有序地沉积于类骨质的过程称为钙化或矿化。类骨质经钙化后转变为坚硬的骨基质。

成人骨组织，无论是密质骨还是松质骨，都是由骨板成层排列而成的，故又称为板层骨。骨板（bone lamella）系骨基质的结构形式，由胶原纤维平行排列成层，并与骨盐及无定形基质黏合而成，同一层骨板内纤维相互平行，相邻骨板纤维则相互垂直。层层叠合的骨板犹如多层木质胶合板，有效地增强了骨的支持能力。

（二）骨组织的细胞

骨组织的细胞包括骨祖（原）细胞、成骨细胞、骨细胞和破骨细胞。

1. 骨祖细胞（osteoprogenitor cell）又名骨原细胞，位于骨外膜内层和骨内膜（图 2-5，图 2-6），是骨组织中的干细胞。细胞较小，呈梭形，胞质少，核小、染色深。骨祖（原）细胞在骨组织生长、改建及骨折修复时，分裂分化为成骨细胞。

2. 成骨细胞（osteoblast）成骨细胞分布于骨组织表面，形态为矮柱状或不规则性（图2-5，图 2-6），单层排列。分泌活动旺盛时胞质呈嗜碱性，电镜下可见丰富的粗面内质网和发

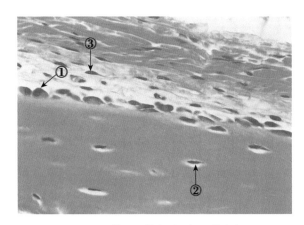

图 2-6　骨组织的细胞（HE 染色）
①成骨细胞；②骨陷窝及骨细胞；③骨祖（原）细胞

达的高尔基体。细胞表面有细小突起，与相邻成骨细胞或骨细胞突起形成缝隙连接。细胞质内还有含钙盐结晶、钙结合蛋白和碱性磷酸酶等成分的基质小泡（matrix vesicle）。成骨时，成骨细胞分泌骨基质有机成分，形成类骨质（osteoid），同时还释放基质小泡，小泡释放的钙盐结晶进一步形成羟基磷灰石结晶沉积于类骨质而形成骨基质。在此过程中，成骨细胞逐渐相互分离，细胞突起增长，最后被骨基质包埋，于是转变为骨细胞，骨陷窝和骨小管也同时形成。在降钙素作用下，成骨细胞功能活跃，促进成骨，同时使血钙浓度下降。

3. 骨细胞（osteocyte）骨细胞单个分散于骨板内或骨板间（图 2-5，图 2-6）。骨细胞表面伸出许多细长突起，相邻骨细胞的突起之间形成缝隙连接。骨细胞胞体所在的腔隙，称为骨陷窝（bone lacuna），突起所在的腔隙，称为骨小管（bone canaliculus，图 2-7），骨小管彼此相通。骨陷窝和骨小管内含组织液，可营养骨细胞并带走代谢产物。骨细胞具有一定的溶骨和成骨作用，参与钙、磷平衡的调节。

4. 破骨细胞（osteoclast）破骨细胞是多细胞核的大细胞，含 6～50 个细胞核，主要分布于骨质的表面，数量较少，形态不规则，胞质丰富，呈强嗜酸性，含丰富的溶酶体和线粒体（图2-5，图 2-8，图 2-9）。破骨细胞有溶解和吸收骨基质的作用。当其功能活跃时，电镜下可见其紧贴骨组织的一侧细胞膜出现许多有分支的突起，称为皱褶缘（ruffled border），围绕在皱褶缘周边的细胞质构成胞质围堤，此处电子密度低，称为亮区（clear zone）。亮区的细胞膜与骨组织表面紧贴，使皱褶缘与对应的骨组织表面凹陷之间形成一个封闭腔隙，破骨细胞在此处释放多种水解酶及乳酸、柠檬酸等有机酸，在酶和酸的作用下，骨基质溶解。细胞可内吞、分解骨基质的有机成分和钙盐结晶。骨基质溶解后释放的 Ca^{2+} 被吸收入血，使血 Ca^{2+} 水平升高。

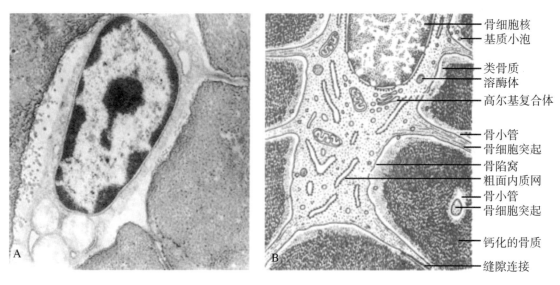

图 2-7　骨细胞
A. 电镜图；B. 模式图

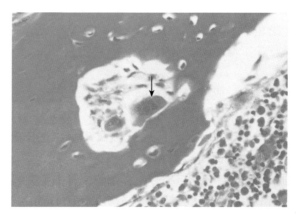

图 2-8　破骨细胞（箭头所示，HE 染色）

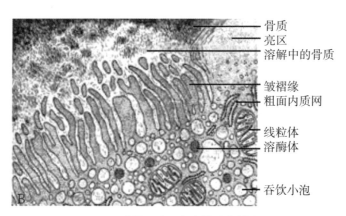

图 2-9　破骨细胞局部电镜结构模式图

框 2-1　**骨质疏松**

　　骨质疏松是由于多种原因导致的骨密度和骨量下降，骨组织微结构被破坏，造成骨脆性增加，从而容易发生骨折的全身性骨病。WHO 对骨质疏松症的定义为双能 X 射线吸收法（DEXA）测定骨密度低于正常值 2.5 个标准差以上，最明显的骨质疏松部位一般是胸椎和腰椎。骨质疏松可分为与绝经和老年有关的原发性骨质疏松及多种疾病引起的继发性骨质疏松。相关统计数据显示，60 岁以上人群骨质疏松发生率近 1/3，而女性接近 50%。雌激素能促进成骨细胞分化，刺激胶原蛋白合成并抑制破骨细胞活性。女性绝经后，雌激素水平降低，破骨细胞功能活跃，加快了骨组织的分解和吸收，而成骨细胞的功能却被抑制，骨组织合成减少，骨量下降，骨间隙增宽，形成骨质疏松。其初期无明显症状，是易被忽视的"寂静的疾病"，后期症状常见有腰背疼痛或周身酸痛，脊柱变形，驼背或身材变矮，易发生脆性骨折且不易愈合，严重影响生活质量。

二、长骨的结构

　　长骨由骨松质、骨密质、骨膜、关节软骨、骨髓（bone marrow）等组成。

（一）骨松质

　　骨松质（spongy bone）分布于长骨的骨骺和骨干内侧，由大量针状或片状骨小梁相互连接，组成多孔的网架结构，孔内充满红骨髓。骨小梁由几层平行排列的骨板和骨细胞组成。

（二）骨密质

　　骨密质（compact bone）分布于长骨骨干和骨骺外侧面。骨干处骨密质较厚，骨板排列紧密有序，分为环骨板、骨单位和间骨板（图 2-10，图 2-11，图 2-12）。

　　1. 环骨板　环骨板（circumferential lamella）为环绕骨干内、外表面排列的骨板，分别称为内环骨板和外环骨板。外环骨板厚，由数层或十余层骨板围绕骨干外侧规则排列组成，而内环骨板薄，仅由数层骨板围绕骨髓腔组成，排列不甚规则。

　　2. 骨单位　骨单位（osteon）又称为哈弗斯系统（Haversian system），位于内、外环骨板之间，是长骨骨干内起主要支持作用的结构单位。骨单位呈长筒形，中轴为纵行的中央管（central canal），又称为哈弗斯管（Haversian canal），内含血管、神经和骨内膜；中央管周围为 4 ~ 20 层同心圆排列的骨单位骨板（bone lamella），又称为哈弗斯骨板（Haversian lamella，图 2-13，图 2-14）。同一骨单位内的骨小管互相通连，不与相邻骨单位内的骨小管相通。最内层的骨小管开口于中央管，形成血管系统与骨细胞物质交换的通路。

　　3. 间骨板　间骨板（interstitial lamella，图 2-12）位于骨单位之间或骨单位与环骨板之间，为半环形或不规则形骨板，无中央管，是原有骨单位或内、外环骨板被吸收后的残留部分。

　　长骨骨干内有横向穿行的管道，称为穿通管（perforating canal），又称为福克曼管（Volkmann's canal），与骨的长轴相互垂直，横向穿越骨密质中的环骨板，与骨单位中间的中央管相通。来自骨膜的结缔组织、血管、神经等经穿通管进入中央管（图 2-10，图 2-11，图 2-12）。

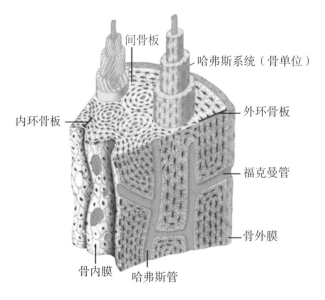

图 2-10　长骨骨干立体结构模式图

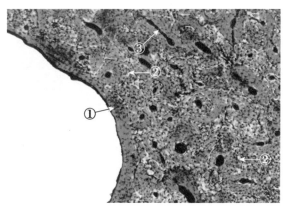

图 2-11　骨磨片 -1（大力紫染色）
①内环骨板；②骨单位；③福克曼管

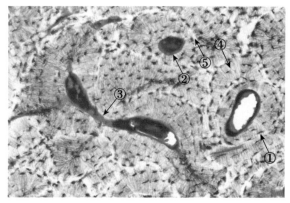

图 2-12　骨磨片 -2（大力紫染色）
①骨陷窝；②哈弗斯管；③福克曼管；④间骨板；
⑤黏合线

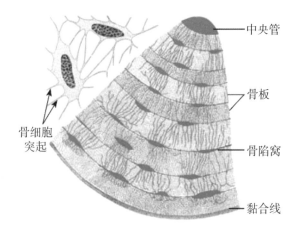

图 2-13　骨细胞与骨板结构模式图

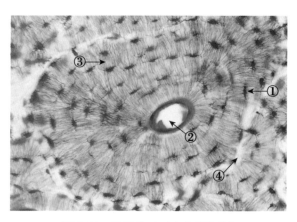

图 2-14　骨磨片 -3（大力紫染色）
①骨陷窝；②哈弗斯管；③骨小管；④黏合线

（三）骨膜

除关节面以外，骨的内、外表面均覆有一层结缔组织膜，分别称为骨外膜和骨内膜。骨外膜（periosteum）分为内、外两层。外层较厚，为致密结缔组织，胶原纤维粗大而密集，细胞较少。有些纤维穿入到外环骨板，称为穿通纤维（perforating fiber）或沙比纤维（Sharpey fiber），具有固定骨膜和韧带的作用。内层较薄，为疏松结缔组织，纤维较少，含有骨祖（原）细胞及丰富的小血管和神经等，这些血管经穿通管进入骨密质，分支形成骨单位中央管内的小血管。骨内膜（endosteum）是贴附于骨髓腔面、骨小梁表面、中央管和穿通管内面的薄层结缔组织，也有小血管由骨髓经穿通管进入骨组织。骨内膜的骨祖（原）细胞在骨表面排列呈单层扁平形，细胞间有缝隙连接，可分化为成骨细胞。此外，由于骨内膜分隔了骨组织和骨髓两种钙、磷浓度不同的组织液，因而可能具有离子屏障功能。

骨膜的主要功能是营养、保护骨组织，并参与骨的生长、改建和修复。

三、骨的发生

骨由胚胎时期的间充质发生，出生后仍继续生长发育，直到成年期才停止加长和增粗，但骨的内部改建持续终身，改建速度随年龄增长而逐渐减缓。骨发生（osteogenesis）的方式有两种，即膜内成骨和软骨内成骨，但其基本过程是一致的，即骨组织形成和骨组织吸收交替进行，相辅相成。

（一）骨组织发生的基本过程

1. 骨组织形成　间充质细胞分裂增殖，分化为骨祖（原）细胞，后者进一步分化为成骨细胞。成骨细胞产生胶原纤维和无定形基质，形成类骨质，细胞之间的距离也同时加大，突起也加长，并被包埋于其中转变为骨细胞。骨盐沉积后，类骨质骨化成为骨基质，即形成骨组织。

2. 骨组织改建　成骨细胞在形成新的骨组织的同时，原有骨组织的某些部位又可能被吸收，即破骨细胞溶解吸收旧的骨组织，使骨组织不断改建，以适应个体的生长和发育。

在骨发生和生长过程中，骨组织的形成和吸收同时存在且处于动态平衡，这不仅见于胚胎时期，也见于出生后的生长发育时期及成年期。成骨细胞与破骨细胞通过相互调控共同完成骨组织的形成与吸收，保证骨的生长发育与个体生长发育相适应。

（二）膜内成骨

膜内成骨（intramembranous ossification）是由间充质先分化成胚性的结缔组织膜，再在此膜内形成骨。顶骨、额骨、锁骨等扁骨均由这种方式发生。在胚性的结缔组织膜将要形成骨的部位先形成骨化中心（ossification center），此处间充质细胞分裂增殖，先分化为骨祖（原）细胞，再增大分化为成骨细胞，成骨细胞在此形成骨组织（图 2-15，图 2-16）。该成骨过程由骨化中心向四周扩展，最初形成针状和片状骨小梁，骨小梁不断增长、增粗，相互连接成网，并向四周发展，形成骨松质。骨松质周围的间充质分化成骨膜。以后骨组织不断生长和改建。以顶骨为例，外表面以成骨为主，内表面以破骨为主，骨的曲度不断改变，以适应脑的发育。

（三）软骨内成骨

软骨内成骨（endochondral ossification）即先由间充质形成透明软骨雏形，并随人体发育不断生长，之后软骨组织逐渐被骨组织取代。人体四肢骨、躯干骨及颅底骨等均以此种方式发生。现以长骨发生为例简述如下（图 2-17，图 2-18）。

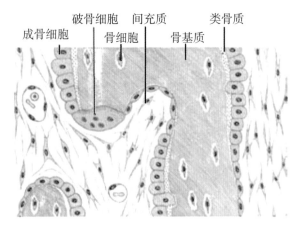

图 2-15 膜内成骨模式图

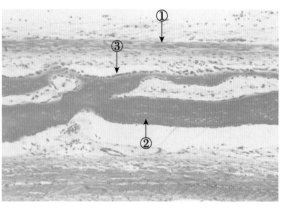

图 2-16 膜内成骨（HE 染色）
①骨膜；②新生骨片；③成骨细胞

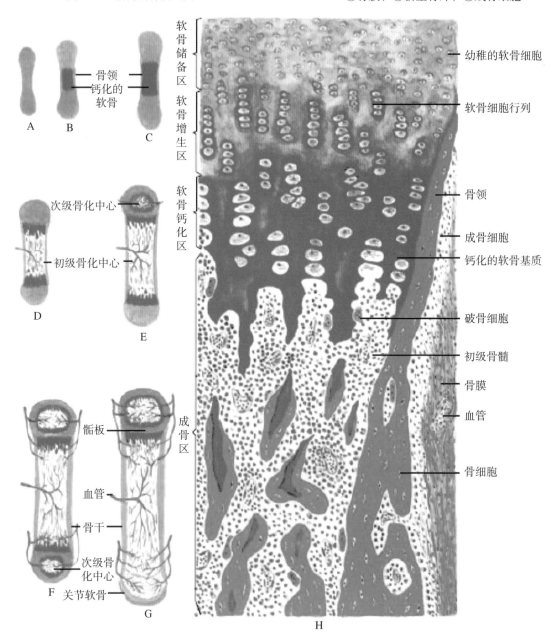

图 2-17 长骨发生与生长示意图

A．软骨雏形；B．骨领形成；C．初级骨化中心出现；D．血管侵入
E．次级骨化中心出现，骨髓腔形成；F．次级骨化中心；G-H．长骨加长和增粗

1. **软骨雏形形成** 在长骨发生部位，由间充质形成透明软骨，表面包有软骨膜，其形状与将要形成的长骨相似，称为软骨雏形（cartilage model）。

2. **软骨周骨化** 在软骨雏形中段，相当于骨干部位的软骨膜以膜内成骨方式形成环状骨组织，这层骨组织犹如领圈包绕软骨雏形中段，称为骨领（bone collar），其外表面软骨膜改称为骨外膜。随着胚胎发育，骨领向两端不断延伸，并形成骨的骨干。

3. **软骨内骨化** 软骨内骨化相对比较复杂，基本过程如下：

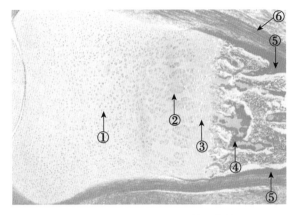

图 2-18　婴儿指纵切面光镜结构像
①软骨储备区；②软骨增生区；③软骨钙化区；④成骨区；⑤骨领；⑥骨外膜

（1）初级骨化中心形成：在骨领形成的同时，软骨雏形中央的软骨细胞肥大，软骨基质钙化，软骨细胞因营养缺乏而退化死亡。骨外膜血管连同破骨细胞及间充质细胞穿越骨领进入该退化的软骨区，溶解吸收钙化的软骨基质形成不规则腔隙，称为初级骨髓腔。来自间充质的**骨祖（原）细胞**分化为成骨细胞，在残存的钙化软骨基质表面成骨，形成过渡性骨小梁（transitional bone trabecula）。出现过渡性骨小梁的部位称为初级骨化中心（primary ossification center）。

（2）骨髓腔的形成与骨的增长：过渡性骨小梁经破骨细胞的骨质溶解作用不断被吸收，初级骨髓腔逐渐融合形成更大的次级骨髓腔，内有血管和骨髓组织。骨领内表面不断被破骨细胞分解吸收，而骨领外表面成骨细胞不断成骨，使骨干不断增粗，骨髓腔也同时增大。由于初级骨化中心两端的软骨不断生长，成骨过程逐渐向两端推移，使骨不断增长，骨髓腔也随之沿纵向扩展。

（3）次级骨化中心出现及骨骺形成：出生前或在出生后数月至数年，干骺端软骨中心出现次级骨化中心（secondary ossification center）。次级骨化中心的形成，同样经历了软骨细胞肥大、基质钙化、血管侵入和成骨细胞在残存软骨基质上形成骨松质的过程，但骨化方向是从中央向四周辐射进行的，结果形成骨骺（epiphysis）。骨松质占据骨骺端大部分，外侧面骨松质改造为骨密质，骨骺末端表面始终保留薄层透明软骨，参与构成关节，称为关节软骨。骨骺与骨干之间早期留有软骨，即骺板（epiphyseal plate）。骺板处软骨细胞保持繁殖能力，在骨干两端以软骨内成骨的方式进行成骨，使长骨继续增长。骨的加长是通过骺板不断生长并替换为骨组织而实现的，其替换过程与初级骨化中心的形成过程相似。从骨骺端到骨干的骨髓腔，替换的顺序性表现为4个连续分区：软骨储备区、软骨增生区、软骨钙化区、成骨区（图2-17，图2-18，图2-19）。到17～20岁，骺板的软骨失去增生能力，被骨组织代替，即在长骨的干骺之间留下一条骨化的线性骺板痕迹，称为骺线（epiphyseal line），此后长骨停止纵向生长。

（4）骨单位的形成与改建：骨干部的骨松质经不断改建变为骨密质，出现环骨板，约在出生后1年，开始建立骨单位。破骨细胞溶解吸收原有骨组织，形成一些纵列的沟或隧道，来自骨外膜的血管及骨祖（原）细胞进入其中，骨祖（原）细胞分化为成骨细胞，紧贴沟或隧道表面，由外向内逐层形成同心圆排列的骨单位骨板，中央留有中央管，第一代骨单位形成。以后在个体生长发育中，骨单位不断地新生与改建，即旧的骨单位逐渐被分解吸收，新一代骨单位不断形成，旧骨单位的残余部分即为间骨板。与此同时，骨外膜和骨内膜的成骨细胞形成环骨板，并不断改建。由于骨单位的不断形成和外环骨板的增厚，骨干逐渐增粗。成年后骨干不再增长、增粗，但其内部的骨单位改建持续终身。

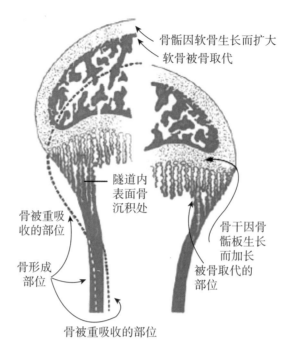

骨骺因软骨生长而扩大
软骨被骨取代

隧道内
表面骨
沉积处

骨被重吸
收的部位

骨形成
部位

骨干因骨
骺板生长
而加长
被骨取代的
部位

骨被重吸收的部位

图 2-19　骨外形变化和骨骺发育模式图

（四）影响骨生长发育的因素

骨的生长发育除受遗传基因的调控外，还受诸多因素的影响。其中维生素 A、维生素 C、维生素 D 与骨的生长和代谢关系密切。维生素 A 对成骨细胞和破骨细胞的活动具有协调和平衡作用，在骨的发育过程中维持成骨和改建的正常进行。当维生素 A 严重缺乏时，成骨和改建失调，导致骨骼生长畸形。维生素 C 对胶原纤维的生成发挥重要作用。若缺乏此种维生素，胶原纤维和基质的生成将受到阻碍，因而导致骨生长停滞，骨折后不易愈合。维生素 D 能促进小肠对钙和磷的吸收，若缺乏维生素 D，体内的钙和磷将减少，骨组织不能钙化，停留在类骨质阶段。在儿童时期，维生素 D 缺乏会导致佝偻病；在成人时期，如果严重缺乏维生素 D，新生成的骨质不能钙化，会导致骨软化症。

骨的生成和代谢还受多种激素的影响，其中影响较显著的是生长激素、甲状腺激素、降钙素、甲状旁腺激素和性激素。生长激素和甲状腺激素可以促进骺软骨细胞增生繁殖，使长骨不断加长。若这两种激素分泌不足，可致身材矮小；若生长激素分泌过多，可导致巨人症。甲状旁腺激素和降钙素参与调节血钙水平。雌激素与雄激素能增强成骨细胞的活动，参与骨的生长和成熟。女性绝经后，雌激素分泌水平低下，骨盐分解吸收过多，可导致骨质疏松。

小　结

软骨和骨构成人体支架，具有支持和保护等功能。软骨组织由软骨基质和软骨细胞构成；根据基质中所含纤维成分的不同，可分为透明软骨、纤维软骨和弹性软骨。骨组织由大量钙化的细胞外基质和细胞组成。骨组织的细胞有 4 种：骨祖（原）细胞、成骨细胞、骨细胞和破骨细胞。成人骨组织，无论是密质骨还是松质骨，都是由骨板成层排列而成的，故又称为板层骨。骨干处骨密质较厚，骨板排列紧密有序，分为环骨板、骨单位和间骨板。骨发生的方式有两种，即膜内成骨和软骨内成骨，但其骨组织形成的基本过程是一致的，即骨组织形成和骨组织吸收交替进行，相辅相成。此外，骨组织还是人体钙、磷的贮存库。

整合思考题

参考答案

1. 简述骨折愈合过程中成骨细胞、破骨细胞的功能。
2. 描述长骨骨干的结构。
3. 以生长发育过程中长骨生长为例，简述软骨内成骨。

（徐 健 贺 军）

第三章 躯干骨及其连结

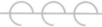

导学目标

通过本章内容的学习，学生应能够
※ **基本目标**
1. 总结各部椎骨的共同特征，并根据各部椎骨的特征区分不同的椎骨。
2. 复述胸骨角在临床应用中的意义，根据肋骨的形态区分不同的肋骨。
3. 概括椎骨间的连结及椎管周围毗邻的韧带，说明椎间盘的意义。
4. 总结胸廓上口和下口的组成，分析胸廓形态变化的原因。
※ **发展目标**
1. 将骨的形态特点与身体重要的骨性标志建立联系。
2. 通过躯干的组成体会脊柱和胸廓的运动形式。

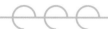

◗◖ **案例 3-1**

男，40 岁。在弯腰搬运重物时，突然感到腰部疼痛，伴下肢放射痛，并逐渐加重。
问题：
该患者可能损伤了何种结构？并总结该部位的连结。

案例解析

第一节 躯干骨

躯干骨包括 24 块椎骨、1 块骶骨、1 块尾骨、1 块胸骨和 12 对肋。它们分别参与脊柱、骨性胸廓和骨盆的构成。

一、椎骨

幼年时有 33 块，分为颈椎 7 块、胸椎 12 块、腰椎 5 块、骶椎 5 块及尾椎 4 块。成年后 5 块骶椎融合成 1 块骶骨，4 块尾椎融合成 1 块尾骨。

（一）椎骨的一般形态

椎骨（vertebrae）一般由椎体和椎弓两部分构成（图 3-1）。**椎体**（vertebral body）位于椎骨的前部，呈短圆柱状，主要由骨松质构成，外包薄层的骨密质。**椎弓**（vertebral arch）位于椎体的后方，椎弓与椎体围成**椎孔**（vertebral foramen），各椎骨的椎孔连成**椎管**（vertebral canal），容纳脊髓、血管、神经根等。椎弓又分椎弓根和椎弓板两部分：椎弓与椎体相连接的部分较细，称为**椎弓根**，其上、下缘各有一切迹，相邻椎骨的上、下切迹围成**椎间孔**（intervertebral foramina），内有脊神经通过；椎弓的后部宽阔，称为**椎弓板**，两侧椎弓板在后正中线愈合，胚胎期因某种因素影响愈合可形成脊柱裂。自椎弓上发出 7 个突起：①**棘突**（spinous process）：1 个，自椎弓后方正中伸向后方和后下方；②**横突**（transverse process）：一对，伸向两侧；③**上关节突和下关节突**：是自椎弓根和椎弓板相接处分别伸向上、下方的一对突起，各关节突上都有关节面，相邻椎骨的上、下关节突构成关节。

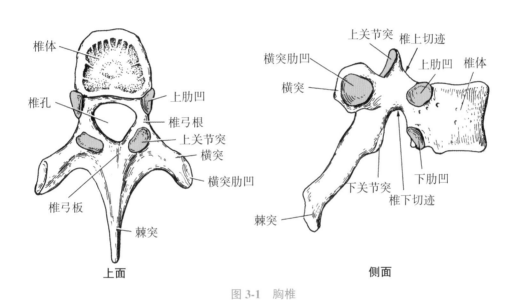

上面　　　　　　　　　　　　　　侧面

图 3-1　胸椎

（二）各部椎骨的主要特征

1．颈椎（cervical vertebrae）　椎体小，呈椭圆形（图 3-2）；椎孔较大，呈三角形。上、下关节突的关节面几乎呈水平位。横突有孔，称为**横突孔**（transverse foramen），内有椎动脉和椎静脉通过。第 2 ～ 6 颈椎的棘突较短，末端分叉。第 7 颈椎又称**隆椎**（图 3-3），棘突长，末端不分叉，皮下易于触及，常作为计数椎骨的标志。

第 1 颈椎又名**寰椎**（atlas），呈环形，无椎体、棘突和关节突（图 3-4）。由前弓、后弓和两个侧块组成。**前弓**较短，后面有一小关节面与枢椎的齿突相关节。**侧块**连接前后两弓，上面有椭圆形关节面，与枕髁相关节，下面为圆形关节面，与枢椎的上关节面相关节。

第 2 颈椎又名**枢椎**（axis），椎体向上有一指状突起称为**齿突**，与寰椎前弓的后面相关节（图 3-5）。

2．胸椎（thoracic vertebrae）　椎体呈心形（图 3-1），其两侧的上、下缘后部各有一半圆形肋凹，与肋头相关节。横突末端前面有与肋结节相关节的**横突肋凹**。上、下关节突的关节面几乎呈冠状位。棘突较长，伸向后下方，呈叠瓦状排列。

3．腰椎（lumbar vertebrae）　椎体粗壮，横断面呈肾形（图 3-6）。椎孔大，呈三角形。上、

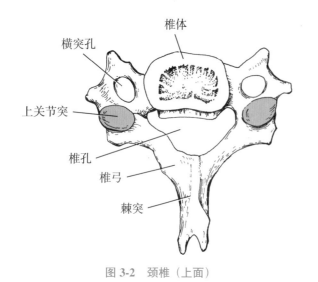

图 3-2　颈椎（上面）　　　　　　　图 3-3　隆椎（上面）

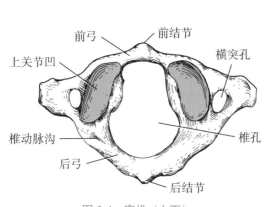

图 3-4　寰椎（上面）

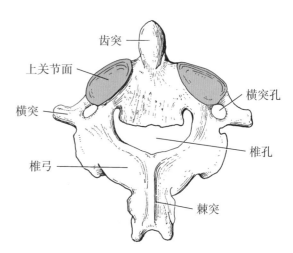

图 3-5　枢椎（上面）

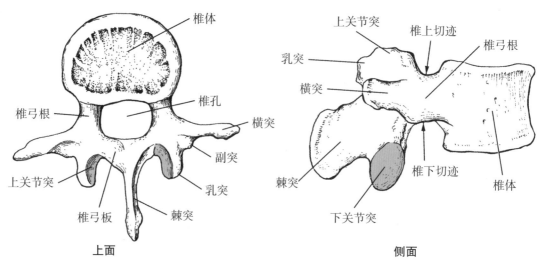

上面　　　　　　　　　　　　　　侧面

图 3-6　腰椎

下关节突的关节面几乎呈矢状位。棘突宽扁，呈板状，几乎水平伸向正后方，各棘突之间的间隙较宽。

4. **骶骨**（sacrum） 由5块骶椎融合而成，呈三角形（图3-7），底向上，与第5腰椎体相连，其前缘向前隆凸为**岬**（promontory），女性骶骨的岬是产科测量骨盆入口的重要标志之一。骶骨尖向下，与尾骨相连接。骶骨前面光滑、凹陷，为盆面，中部有4条横线，为骶椎体愈合的痕迹。横线的两侧有4对骶前孔。骶骨的背面和侧面粗糙、隆凸，沿正中线有骶椎棘突融合而成的**骶正中嵴**。骶正中嵴的外侧有4对骶后孔。骶前、后孔均通骶管，分别有骶神经的前支和后支通过。**骶管**（sacral canal）纵贯骶骨中央，上端连椎管，下端的裂孔称为**骶管裂孔**（sacral hiatus），裂孔两侧有向下突出的**骶角**（sacral horn），临床上行骶管麻醉时，以骶角作为确定骶管裂孔的标志（框3-2）。骶骨的侧部上宽下窄，其上部有**耳状面**，与髋骨相关节。

5. **尾骨**（coccyx） 由4块退化的尾椎融合而成，略呈三角形，上接骶骨，下端游离为尾骨尖（图3-7）。

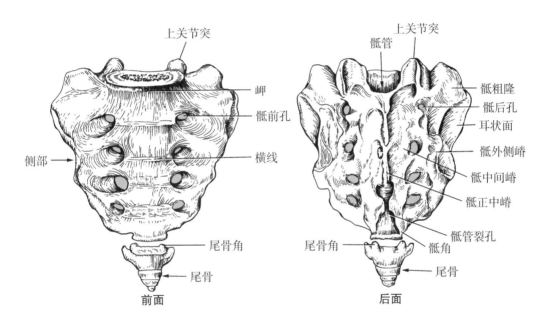

图 3-7 骶骨和尾骨

框3-1 脊柱的演化

　　鱼类是脊椎动物亚门中较低级的一纲，两栖类是最早出现的陆生脊椎动物，从中进化出爬行类，人类由爬行脊椎动物进化而来。

　　硬骨鱼类的脊柱已全部骨化，形成身体强有力的支柱，但它的分化程度很低，仅有躯干椎和尾椎。头骨同脊椎的连接是固定的，因此鱼类的头是无法活动的，运动主要靠尾椎的摆动来进行。两栖类的脊柱开始分区，出现第一颈椎，即寰椎。但外形上还没有明显的颈部特征。从爬行类开始出现第二颈椎，即枢椎。寰椎-枢椎组合显然是对陆地生活的一种适应，保证头部能以齿突为回转轴进行上下及左右运动，使头部的感觉器官获得更充分的利用。在哺乳类，颈椎固定为7个，骶椎和尾椎出现融合的趋势，尾部缩短变细，仅在胸椎中存在肋骨，颈肋和腰肋的残余与横突融合。

　　人类是脊椎动物中唯一能直立行走的，骶椎融合在一起，腰椎由其他脊椎动物的6～7个减少至5个，但增加了运动的灵活性。颈椎与腰椎的分化是低级动物演化成高级脊椎动物的重要基础，为人类的直立进化铺平道路，但也为人类颈部、腰部多发性疾患的产生埋下了隐患。

近一百年内，人类加速了改变生存方式的步伐。坐立位为主的生存、生活及工作方式，使得机体（尤其是脊柱）产生了新的生物力学的种种不适应，导致脊柱疾病的发病率越来越高。因此，人们在享受现代生活的同时也付出了高昂的代价。

框 3-2　骶管麻醉

骶管麻醉即骶管阻滞，指通过骶管裂孔穿刺，将局部麻醉药注入骶管腔内以阻滞骶神经，是硬膜外阻滞的一种方法。骶角是骶管麻醉时的体表标志，临床上行骶管麻醉时，医生会嘱患者取侧卧位、身体屈曲，此时即可在患者体表摸到结节状的骶角，两骶角之间为骶管裂孔，麻醉药物经此被注入骶管。

二、肋

肋（ribs）由肋骨与肋软骨构成，共 12 对。第 1～7 对肋的前端与胸骨相连，称为**真肋**；第 8～10 对肋前端借肋软骨与上位肋软骨连接，形成**肋弓**（costal arch），称为**假肋**。第 11、12 对肋前端游离于腹壁肌层中，称为**浮肋**。肋的后端与胸椎相关节。

肋骨（costal bone）为细长的弓形扁骨，可分为体及前、后端（图 3-8）。中部为**肋体**，扁而长，可分为内、外两面和上、下两缘。内面接近下缘处有**肋沟**（costal groove），肋间神经、血管沿肋沟走行。肋骨前端稍宽，与肋软骨相连；后端膨大，称为**肋头**，有关节面与胸椎的肋凹相关节。肋头外侧稍细的部分称为**肋颈**。肋颈与肋体交界处的后方有一隆起称为**肋结节**，有关节面与胸椎横突肋凹相关节。

第 1 肋骨短宽，分上、下两面，内、外两缘。在上面近内缘处有前斜角肌结节，其前、后各有一浅沟，分别有锁骨下静脉及锁骨下动脉通过。

三、胸骨

胸骨（sternum）是位于胸前壁正中的扁骨，可分为胸骨柄、胸骨体和剑突三部分（图 3-9），两侧接第 1～7 对肋软骨。**胸骨柄**（manubrium sterni）上宽下窄，其上缘正中的凹陷为**颈静脉切迹**（jugular notch），两侧是锁切迹，与锁骨相关节。柄与体连接处，形成微向前突的横嵴，称为**胸骨角**（sternal angle），两侧与第 2 对肋软骨相接，胸骨角位置表浅，为临床上计数肋骨的标志。**胸骨体**（body of sternum）是长方形骨板，外侧缘接第 2～7 肋软骨。**剑突**（xiphoid process）扁而薄，下端游离。

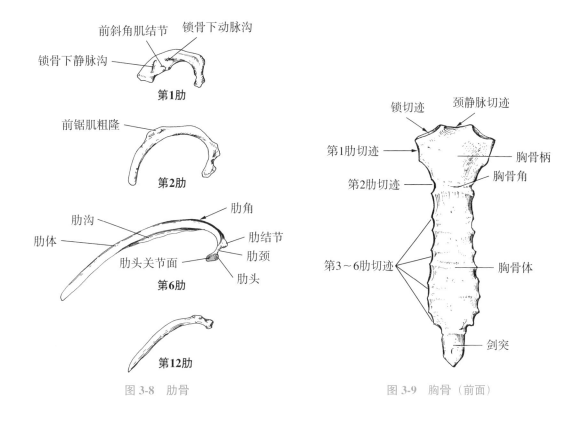

图 3-8　肋骨

图 3-9　胸骨（前面）

第二节　躯干骨的连结

一、椎骨间的连结

（一）椎体间的连结

相邻椎体间借椎间盘、前纵韧带和后纵韧带相连结。

1. 椎间盘（intervertebral discs）是位于相邻两椎体间的纤维软骨盘，由内、外两部分构成（图 3-10，图 3-11）。外部称为**纤维环**（anulus fibrosus），由多层纤维软骨以同心圆紧密排列而成，坚韧而富有弹性；内部为**髓核**（nucleus pulposus），为柔软而富有弹性的胶状物质。椎间盘不仅将相邻椎体牢固地连结，还可承受压力、吸收震荡、减缓冲击，保护脑和内脏，并赋予脊柱一定的运动功能。椎间盘各处厚度不同，胸部中段最薄，向上、向下则逐渐增厚，腰部最厚，故脊柱腰段活动度最大。

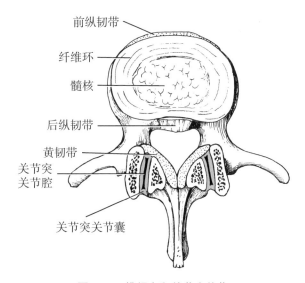

图 3-10　椎间盘和关节突关节

椎间盘的形状可随运动而改变，当脊柱向前弯曲时，椎间盘的前份被挤压变薄，而后份增厚；当脊柱伸直时，椎间盘也恢复原状，随着椎间盘的变形，髓核也向增厚侧稍有移动。成年人由于椎间盘发生退行性改变，在过度劳损、负重、体位骤变或用力不当等情况下，可致纤维环破裂，因纤维环前厚、后薄，髓核易向后或向后外脱出，突入椎管或椎间孔，压迫脊髓或脊神经根，产生腰腿痛等症状，称为椎间盘突出症。该症多发生在运动幅度大、负重大的腰椎间盘。

　　2. 前纵韧带（anterior longitudinal ligament）和后纵韧带（posterior longitudinal ligament）为紧贴于椎体和椎间盘前面和后面的两条纵行、强韧的长韧带（图3-10，图3-11），可限制脊柱过度地伸和屈，也有防止椎间盘脱出的作用，前纵韧带宽而厚，后纵韧带较之薄而窄，故椎间盘易向后或向后外方脱出。

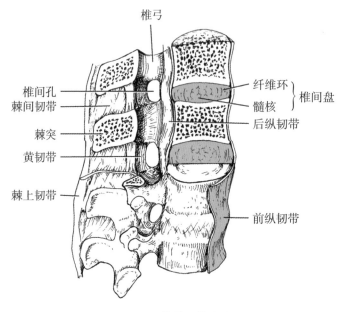

图 3-11　椎骨间的连结

（二）椎弓间的连结

　　椎弓间的连结包括许多韧带和关节突关节。

　　1. 韧带　椎弓间有许多韧带相连结，其中最重要的是**黄韧带**（**ligamenta flava**，图3-10，图3-11），由弹力纤维构成，连接相邻的两椎弓板，故又称为**弓间韧带**，可限制脊柱过度前屈，并参与构成椎管后壁。黄韧带肥厚时也可以压迫脊神经根，产生腰腿痛等症状。此外，在相邻的两横突间有横突间韧带，棘突间有**棘突间韧带**。连结于各椎骨棘突尖端的为**棘上韧带**。

　　2. 关节突关节　相邻椎骨的上、下关节突构成**关节突关节**（zygapophysial joints，图3-10），关节面曲度很小，椎骨之间仅能做微小运动，属微动关节。

二、寰椎与枕骨及枢椎间的连结

（一）寰枕关节

　　寰枕关节（atlantooccipital joint）由寰椎的上关节凹与枕髁构成（图3-12），属联合关节，可使头部做俯、仰、侧屈和环转运动。

（二）寰枢关节

　　寰枢关节（atlantoaxial joints）由寰椎前弓与枢椎齿突以及寰椎两侧块的下关节面与枢椎的上关节面构成三个独立的关节（图3-12），但在机能上它们是联合关节，一起使头部做旋转运动。

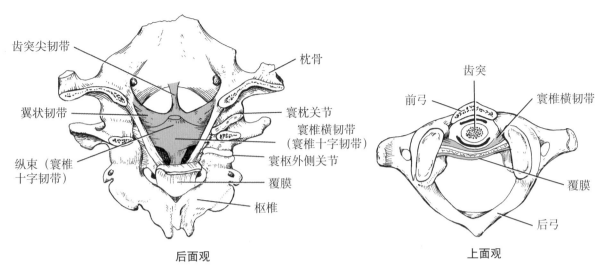

图 3-12　寰枕、寰枢关节

框 3-3　椎间盘突出症

　　椎间盘突出症是临床上较为常见的脊柱退行性疾病之一。主要是因为椎间盘各组成部分（髓核、纤维环、软骨板），尤其是髓核发生不同程度的退行性病变后，在外界因素的作用下，纤维环破裂，髓核组织突出（或脱出）于后方椎管内，从而导致脊神经根和脊髓等受到刺激或压迫，产生颈、肩、腰腿疼痛或麻木等相应临床症状的疾病。

　　在大多数情况下，椎间盘突出本身并不疼痛，而是突出的髓核挤压或刺激邻近神经，引起神经根痛，并向身体其他部位放射的尖锐的刺痛，如从腰部到腿部或从颈部到手臂。神经受压引起的腿痛通常称为坐骨神经痛。

　　椎间盘突出和退变性疾病通常发生在颈椎（颈部）和腰椎（下背部）。脊柱的大部分运动和负重都发生在下背部。胸椎间盘突出症发病率极低，因此临床上的椎间盘突出症主要指颈椎间盘突出症和腰椎间盘突出症。

　　椎间盘突出症治疗的主要目的是帮助缓解椎间盘突出引起的疼痛和其他症状。一般来说，先进行保守治疗，例如药物或其他物理疗法，同时教育患者在日常生活中保持良好的坐姿和搬提重物时采取正确姿势。当患者因椎间盘突出造成神经根挤压而出现四肢进行性严重无力时，应尽早进行手术，为神经恢复创造最佳的条件。

三、脊柱

　　脊柱（vertebral column）由 24 块椎骨、骶骨和尾骨借软骨、韧带和关节连结而成，上承载颅，下接髋骨，构成人体的中轴，除有支持躯干、保护脊髓的作用外，还参与胸腔、腹腔和盆腔的组成。

　　成人脊柱长约 70 cm，女性及老年人的略短。长期卧床与站立后相比，可相差 2～3 cm，这是由于站立时椎间盘被挤压变薄所致。

　　从前方观察脊柱，可见椎体自上而下随所负重量逐渐增加而加宽。自耳状面以下，由于重力转移至下肢，骶骨和尾骨便迅速变小。

　　从后面观察脊柱，可见棘突在背部正中形成纵嵴，两侧为背侧沟，容纳背部的深层肌。颈部棘突短，分叉，近水平位；胸部棘突细长，向后下倾斜并相互重叠；腰椎棘突呈矢状位的宽板状，水平向后。临床上行腰椎穿刺时常选择第3、4腰椎棘突的间隙处进行。

　　从侧面观察，脊柱有4个生理弯曲，颈曲和腰曲凸向前，胸曲和骶曲凸向后（图3-13）。这些弯曲使脊柱更具有弹性，可减轻由于行走和运动而产生的对脑和内脏的震荡，也有利于维持人体重心的平衡。

　　脊柱可做前屈、后伸、侧屈、旋转和环转运动。虽然相邻椎骨间的连结很稳固，运动范围很小，但整个脊柱的运动幅度可很大（框3-1）。

四、肋的连结

（一）肋与椎骨的连结

　　肋后端与胸椎之间以**肋椎关节**（costovertebral joints）相连结（图3-14）。肋椎关节包括由肋头与胸椎肋凹构成的**肋头关节**和由肋结节与横突肋凹构成的**肋横突关节**。两者为联合关节，运动轴为通过肋颈的长轴，肋颈沿此轴旋转，使肋的前部做升降运动。

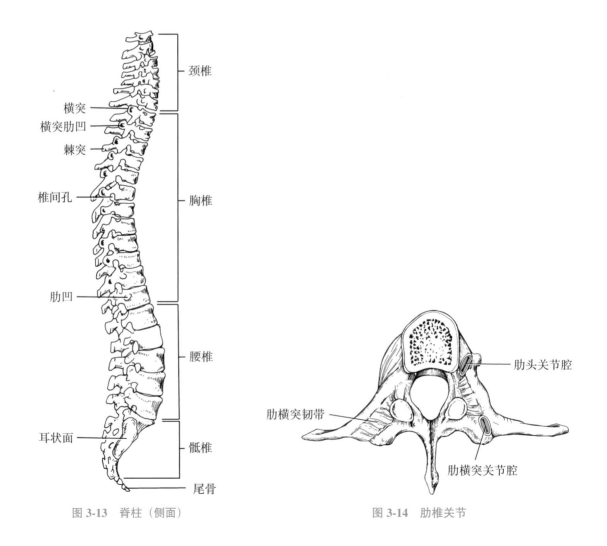

图 3-13　脊柱（侧面）　　　　　　　　　　　图 3-14　肋椎关节

（二）肋与胸骨的连结

每一肋骨前端都接肋软骨。第一肋软骨与胸骨柄形成软骨连结；第 2 ~ 7 肋软骨与胸骨侧缘构成微动的**胸肋关节**（sternocostal joints）；第 8 ~ 10 肋软骨依次附于上位肋软骨，由此形成左、右**肋弓**（图 3-15）；第 11、12 肋很短，前端游离于腹壁肌肉之中，故第 11 肋和第 12 肋也称为**浮肋**。

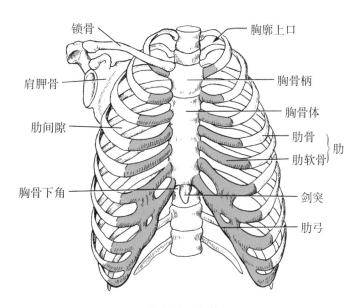

图 3-15　胸廓

五、胸廓

胸廓（thorax）由 12 块胸椎、12 对肋及胸骨连结而成（图 3-15），为上窄下宽、前后略扁的圆锥形。前壁短，侧壁和后壁长。有上、下两口，**胸廓上口**小，是胸腔与颈部的通道，由第 1 胸椎体、第 1 对肋及胸骨柄上缘围成。由于胸廓上口向前下倾斜，故胸骨柄上缘约平对第 2 胸椎体下缘。**胸廓下口**宽大而不整齐，由第 12 胸椎体、下两对肋、肋弓和剑突围成。膈肌封闭胸腔底。两侧肋弓所形成的向下开放的角称为**胸骨下角**。剑突将胸骨下角分成左、右剑肋角。上、下肋间的空隙称为**肋间隙**（intercostal space）。胸廓容纳和保护心、肺、大血管，并覆盖肝、脾等重要器官。

胸廓除有保护和支持的功能外，还参与呼吸运动。吸气时肋前端上提，胸骨向前上移动，胸腔容积扩大。呼气时则相反，胸腔容积缩小。

胸廓的形状和大小与年龄、性别、职业、健康状况等密切相关。儿童患佝偻病时，因缺钙，胸骨向前突出变形，形成鸡胸。肺气肿及哮喘患者，因长期咳喘，胸廓各径增大呈桶状（框 3-4）。

框 3-4 "鸡胸"

当胸壁发育时，连接肋骨的软骨通常沿胸部平展。当该软骨异常生长时，将导致肋骨与胸骨相连的区域生长不均，导致胸骨外推，形成"鸡胸"。

"鸡胸"在男孩的发病率高于女孩。确切的原因尚不清楚，但"鸡胸"在具有特定遗传条件的人中更常见，因此遗传可能是一个危险因素。

多数情况下，"鸡胸"在儿童时期发育形成，并随着儿童进入青春期而变得更加明显，一直持续到骨骼停止生长，通常在 18 岁左右。"鸡胸"通常不会影响内部器官或引起严重的健康问题。但有超过 10% 的患者也可能患有脊柱侧弯。在某些儿童中还会引发一系列其他并发症，包括呼吸急促、哮喘、疼痛、疲劳和心率增加等。随着年龄的增长，诸如脊柱侧弯、心血管和肺部疾病等的次要影响可能会加剧。"鸡胸"作为一种身体的畸形，对人体最大的危害是心理方面的困扰，这一点值得引起重视。

小 结

躯干骨包括椎骨、肋和胸骨，这些骨共同构成脊柱、胸廓和骨盆。椎骨的一般形态包括椎体和椎弓；各部椎骨有其各自的特征，如颈椎的特征性结构是横突孔，胸椎的特征性结构是横突肋凹。骶骨上方向前隆凸的岬可作为骨盆径线测量的标志性结构。椎骨借椎间盘、韧带和小关节的连结形成脊柱，可以做前屈、后伸、侧屈、旋转和环转运动。成人脊柱的 4 个生理弯曲使脊柱更具有弹性，可减轻由于行走和运动而产生的对脑和内脏的震荡。成人胸廓上窄下宽，前后略扁，除具有保护和支持功能外，还参与呼吸运动。

参考答案

整合思考题

如何根据椎骨的结构及连结区分颈椎、胸椎和腰椎？

（栾丽菊　张卫光）

第四章　颅骨及其连结

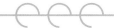

导学目标

通过本章内容的学习，学生应能够

※ **基本目标**

1. 列举颅的组成、各颅骨的位置及名称。
2. 复述颅底内面的主要孔、裂结构，比较骨性口腔、鼻腔、眶的围成及交通。
3. 列举新生儿颅的特点。
4. 概括颞下颌关节的组成、结构特点和运动，比较面肌和咀嚼肌的组成和主要功能。

※ **发展目标**

将颅骨的各部形态特点与颅的整体观建立联系。

○ 案例 4-1

男，36 岁。被石块击中右侧的"太阳穴"部位，急诊入院。X 线检查显示，右侧颅骨骨折。

请从解剖学角度分析：该患者骨折可能损伤的部位及其解剖学特点。

案例 4-1
案例解析

第一节　颅　骨

颅（cranium，skull）位于脊柱上方，由 23 块颅骨组成（不包括 3 对听小骨）。除下颌骨和舌骨外，其余各骨借缝和软骨牢固连结，对脑及感觉器起着支持、保护作用，并且是消化系统和呼吸系统的起始部。颅分为**脑颅**和**面颅**两部分。脑颅位于颅的后上部，围成颅腔。面颅为颅的前下部，形成面部的轮廓，构成眶腔、鼻腔和口腔。二者以眶上缘和外耳门上缘的连线为分界线。

一、脑颅骨

脑颅骨（图 4-1，图 4-2）共 8 块，包括前方 1 块**额骨**（frontal bone），后方 1 块**枕骨**（occipital bone），上方 2 块**顶骨**（parietal bone），两侧各有 1 块**颞骨**（temporal bone），颅底的中部是单一的

蝶骨（sphenoid bone），蝶骨前方为 1 块**筛骨**（ethmoid bone）。脑颅骨中颞骨、蝶骨和筛骨的形态较为复杂。

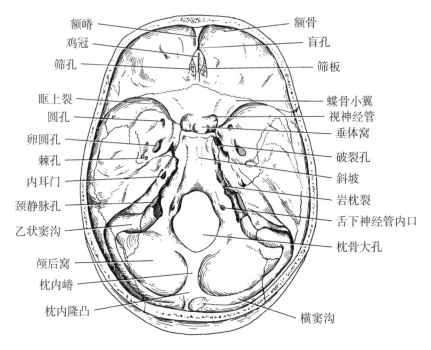

图 4-1 颅底内面观

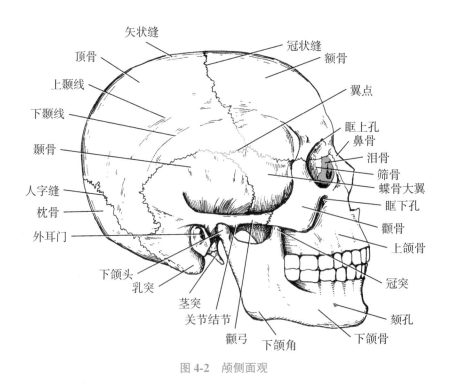

图 4-2 颅侧面观

（一）颞骨

颞骨（图 4-3）形态不规则，可以外耳门为中心分为三部分：其前上方的鳞状骨片为**鳞部**；围成外耳道前、下和后壁的半环形薄骨片为**鼓部**；伸向前内方的三棱锥形骨突为**岩部**（锥体），岩部的后下部在外耳门后方向下突起称为**乳突**。

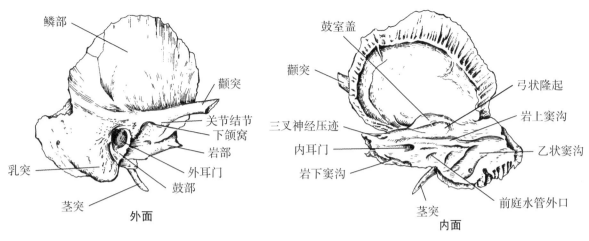

图 4-3　颞骨

（二）蝶骨

蝶骨（图 4-4）形似展翅的蝴蝶，中央为**蝶骨体**，体内有一对空腔为**蝶窦**，自体伸出三对突起，前上方一对称为**小翼**，两侧的一对称为**大翼**，在体和大翼结合处向下伸出一对**翼突**。

（三）筛骨

筛骨（图 4-5）前面观呈"巾"字形。水平位的为**筛板**，分隔颅腔和鼻腔；正中矢状位的为**垂直板**，构成骨鼻中隔的上部；两侧部为**筛骨迷路**，介于鼻腔与眶之间，迷路由菲薄的骨片围成许多含气的小腔，称为**筛窦**。迷路内侧壁具有两个卷曲的小骨片，即**上鼻甲**和**中鼻甲**。

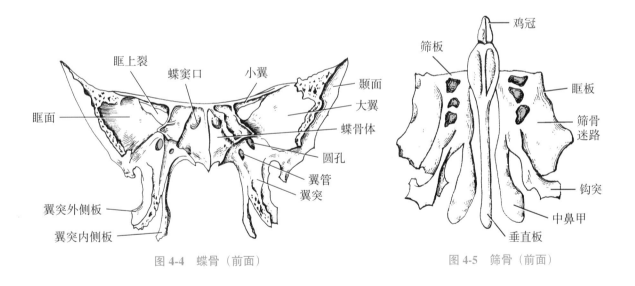

图 4-4　蝶骨（前面）　　　　　图 4-5　筛骨（前面）

框 4-1　颅底交通的临床意义

　　颅骨的沟、管、孔、裂较多，特别是眶腔、骨性鼻腔和固有口腔毗邻关系密切，交通发达。某一部位的感染、肿瘤等，可通过这些交通蔓延到多个相邻部位；同样，其他部位的疾病，也可影响到某一局部。临床上进行诊断治疗时，要注意检查相毗邻的器官。

二、面颅骨

面颅骨（图 4-6）共 15 块，下方为 1 块可活动的呈马蹄铁形并生有牙的**下颌骨**（mandible），其上方为也生有牙的**上颌骨**（maxilla），上颌骨构成颜面的中央部。紧靠两上颌骨后方各有 1 块**腭骨**（palatine bone），两上颌骨之间有形成鼻背的一对**鼻骨**（nasal bone），上颌骨的外上方为一对**颧骨**（zygomatic bone），形成面的颧部。鼻腔正中有 1 块**犁骨**（vomer），构成骨鼻中隔的下部，鼻腔外侧壁下部左、右各有 1 块**下鼻甲**（inferior nasal，concha）。眶内侧壁前部各有 1 块小的**泪骨**（lacrimal bone）。此外，还有位于颈上部游离的 1 块**舌骨**（hyoid bone）。

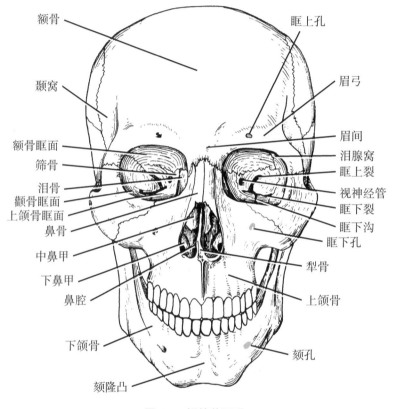

图 4-6 颅的前面观

下颌骨（图 4-7）可分为一体两支：①下颌体：呈向前凸的弓形，为下颌骨的中间部，其下缘为下颌底，上缘构成牙槽弓，有容纳牙根的牙槽。体的前面正中向前隆凸，两侧各有一颏孔。体内面的正中处有几个小突起，称**颏棘**。②下颌支：是由体伸向后上方的方形骨板，末端有两个突起，前方的称为**冠突**，后方的称为**髁突**。髁突的上端膨大为**下颌头**（head of mandible），头下方较细处为**下颌颈**。下颌支内面中央有**下颌孔**。下颌支后缘与下颌底相交处称为**下颌角**。

三、颅的整体观

（一）顶面观

在额骨与顶骨之间有**冠状缝**（coronal suture），左右顶骨之间有**矢状缝**（sagittal suture），两顶骨和枕骨之间是**人字缝**（lambdoid suture）。顶骨的最隆凸处称为顶结节。

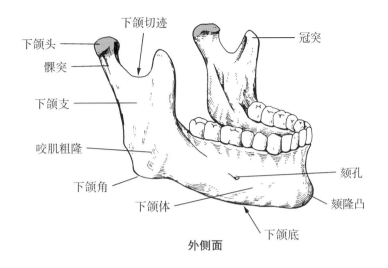

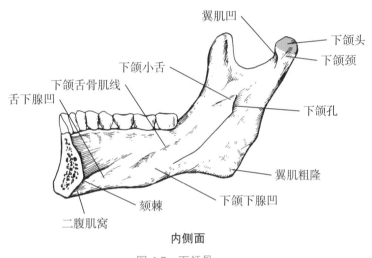

图 4-7　下颌骨

（二）内面观

颅盖内面凹陷，沿中线有一条从前向后的浅沟为**上矢状窦沟**，沟的两侧有许多颗粒小凹。颅底内面（图 4-1）承托脑，与脑底形态相适应，形成颅前窝、颅中窝和颅后窝。

1．颅前窝（anterior cranial fossa）　中央低凹部是筛骨的**筛板**，板上有许多筛孔通鼻腔。

2．颅中窝（middle cranial fossa）　较颅前窝低。中央是蝶骨体，体上面的凹陷为**垂体窝**。窝的前外侧有**视神经管**，管口的外侧有**眶上裂**，两者均通眶。蝶骨体两侧，从前向后有**圆孔、卵圆孔和棘孔**。自棘孔起有**脑膜中动脉沟**行向外上方，并分为前、后支。颞骨岩部尖端与蝶骨体之间围成**破裂孔**。岩部前面近尖端处有一浅凹，称为**三叉神经压迹**。

3．颅后窝（posterior cranial fossa）　最深，中央有枕骨大孔，孔的前外缘上有**舌下神经管**内口。孔的后上方有一隆起，称为**枕内隆凸**。隆凸的两侧有横行的**横窦沟**，此沟转向下内移行为**乙状窦沟**，其末端延续为**颈静脉孔**（jugular foramen）。颞骨岩部后面中央有**内耳门**，由此续为**内耳道**。

（三）颅底外面观

颅底外面（图 4-8）前部为面颅遮盖，后部中央是**枕骨大孔**，孔的后上方有**枕外隆凸**，孔的前外侧有椭圆形关节面，称为**枕髁**，髁前外侧有**舌下神经管外口**。枕髁外侧，枕骨与颞骨岩部交界处有一不规则的孔即**颈静脉孔**。在颞骨岩部下面中央有一圆孔，称为颈动脉管外口，由此向颞骨岩部内延续为**颈动脉管**及**颈动脉管内口**，内口对向破裂孔上方。颈静脉孔的外侧有一细长的茎突，茎突后方有茎乳孔。茎突前方有大而深陷的**下颌窝**，窝前方的横行隆起称为**关节结节**。

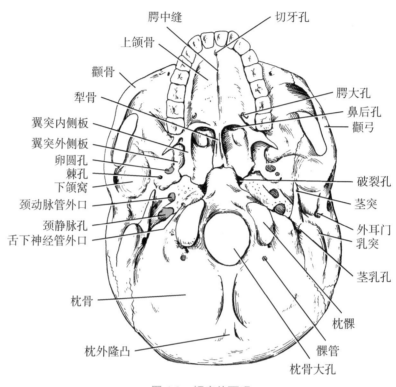

图 4-8　颅底外面观

（四）侧面观

颅的侧面（图 4-2）可见**外耳门**，向内通**外耳道**。外耳门后方为**乳突**，前方是**颧弓**。颧弓平面将颅侧面分为上方的**颞窝**（temporal fossa）和下方的**颞下窝**（infratemporal fossa）。在颞窝，额、顶、颞、蝶四骨会合处，构成"H"形的缝，称为**翼点**（pterion）。此处薄弱，内面紧邻脑膜中动脉，若发生骨折，容易损伤该动脉，出现硬脑膜外血肿。颞下窝的内侧壁，在上颌骨与蝶骨翼突之间有一裂隙，经此裂向内通**翼腭窝**（pterygopalatine fossa，图 4-9）。翼腭窝向下、向内、向前、向后及向外分别与口腔、鼻腔、眶腔、颅腔及颞下窝相交通，是许多血管神经的通道。

（五）前面观

颅的前面（图 4-6）由额骨和面颅骨构成，并围成眶、骨性鼻腔和骨性口腔。

1. 额区　两侧可见显著隆起的额结节，其下方有与眶上缘平行的弓形隆起，称为**眉弓**。

2. 眶（orbit）　眶呈四面锥体形，容纳视器。尖向后内，经视神经管通颅中窝。底朝前外，其上、下缘分别称为**眶上缘**和**眶下缘**。眶上缘中、内 1/3 交界处有**眶上切迹**或眶上孔。眶下缘中点下方有**眶下孔**。眶有四壁，上壁的前外侧部有**泪腺窝**，容纳泪腺。下壁的中部有眶下沟，向前经眶下管开口于眶下孔。内侧壁前下部有长圆形的**泪囊窝**，容纳泪囊。泪囊窝向下经**鼻泪管**通鼻腔。外侧壁与上、下壁后部交界处有**眶上裂**和**眶下裂**。

3. 骨性鼻腔（bony nasal cavity）　位于面颅中央，被**骨鼻中隔**分为左右两部分。前方经**梨状**

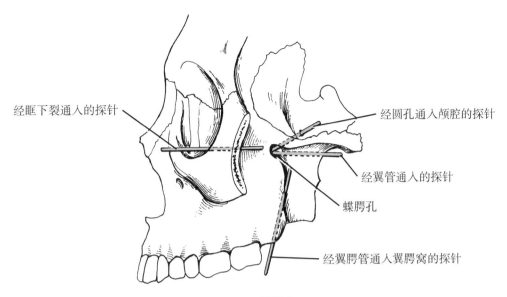

经眶下裂通入的探针
经圆孔通入颅腔的探针
经翼管通入的探针
蝶腭孔
经翼腭管通入翼腭窝的探针

图 4-9 翼腭窝

孔通外界，后方借成对的**鼻后孔**通咽腔。骨性鼻腔的顶为筛板，经筛孔通颅前窝。底为**骨腭**（由
腭骨和上颌骨构成），与骨性口腔相隔。外侧壁（图 4-10）结构复杂，有 3 个向下卷曲的骨片，
由上而下依次称为**上鼻甲**、**中鼻甲**和**下鼻甲**。各鼻甲下方都有相应的腔隙，分别称为**上鼻道**、**中
鼻道**和**下鼻道**。下鼻道的前部有鼻泪管的开口。上鼻甲后上方与蝶骨之间的间隙为**蝶筛隐窝**。

4．鼻旁窦（paranasal sinuses，图 4-11） 鼻旁窦是指鼻腔周围某些颅骨内与鼻腔相通
的含气空腔，也称副鼻窦。鼻旁窦包括额窦（frontal sinus）、**上颌窦**（maxillary sinus）、筛窦
（ethmoidal sinus）和**蝶窦**（sphenoidal sinus），各窦均位于同名骨内。筛窦由许多蜂窝状小房组成，
可分为前、中、后三群。额窦、上颌窦及筛窦的前、中群开口于中鼻道，筛窦的后群开口于上鼻
道，蝶窦开口于蝶筛隐窝。

5．骨性口腔（bony oral cavity） 由上颌骨、腭骨及下颌骨构成。顶为骨腭，其前方正中有

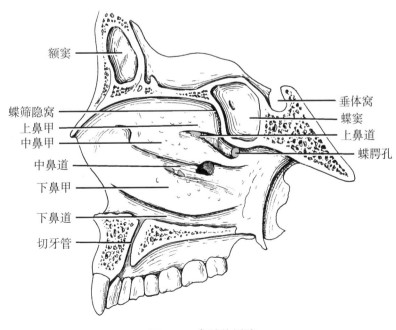

额窦
蝶筛隐窝
上鼻甲
中鼻甲
中鼻道
下鼻甲
下鼻道
切牙管
垂体窝
蝶窦
上鼻道
蝶腭孔

图 4-10 鼻腔外侧壁

切牙孔，由此向上通鼻腔。骨腭后部两侧各有一个**腭大孔**，向上可通翼腭窝。前壁及两侧壁由上颌骨向下呈弧形突起的牙槽突、上颌骨和牙围成。向后通咽。骨性口腔的底缺如，由软组织封闭。

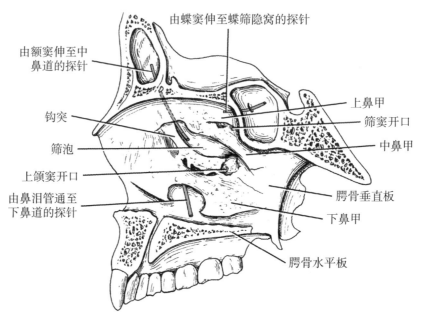

图 4-11　鼻旁窦及其开口

四、新生儿颅的特征和生后变化

胎儿的脑和感觉器比咀嚼器官发育早，鼻旁窦和上、下颌骨均不发达，没有牙和牙槽，所以，新生儿脑颅比面颅大，其比例为 8：1（成人为 4：1），且口、鼻显得很小。

新生儿颅骨尚未发育完全，颅盖骨之间留有明显的间隙，被结缔组织膜所封闭，称为**颅囟**（cranial fontanelles，图 4-12）。**前囟**（额囟）最大，呈菱形，位于矢状缝和冠状缝相接处，在 1～2 岁闭合。前囟闭合的早晚可作为婴儿发育的标志和颅内压变化的触诊部位。**后囟**（枕囟）呈三角形，位于矢状缝与人字缝相接处，生后不久即闭合。

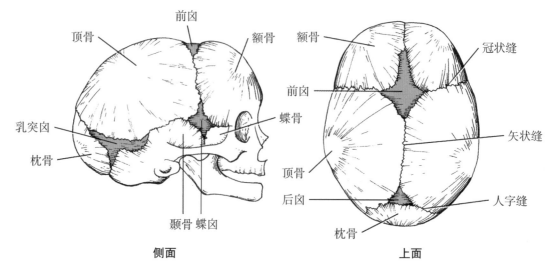

图 4-12　新生儿颅

第二节　颅骨的连结

颅骨的连结分为纤维连结、软骨连结和关节3种。

一、颅骨的纤维连结和软骨连结

各颅骨之间多借缝、软骨或骨性结合相连接，连接较为牢固。颅盖骨是膜化骨成骨，在发育过程中，骨与骨之间遗留有薄层结缔组织膜，称为缝，有冠状缝、矢状缝、人字缝和蝶顶缝等。随着年龄的增长，缝可发生骨化而形成骨性结合。颅底骨是软骨化成骨，骨与骨之间是软骨连结，如蝶枕结合、蝶岩、岩枕软骨结合等。随着年龄的增长，软骨结合也可骨化为骨性结合，但破裂孔处软骨终生不骨化。舌骨与颞骨茎突之间则以茎突舌骨韧带相连。

二、颞下颌关节

颅骨的关节为**颞下颌关节**（temporomandibular joint，图4-13）也称**下颌关节**，由下颌头与颞骨的下颌窝及关节结节构成。关节囊松弛，包于上述结构的边缘，囊前部薄，后部厚，外侧有起于颧弓根部、止于下颌颈的**外侧韧带**加强。关节内有纤维软骨构成的**关节盘**，其周缘附着于关节囊，将关节腔分为上、下两部分。

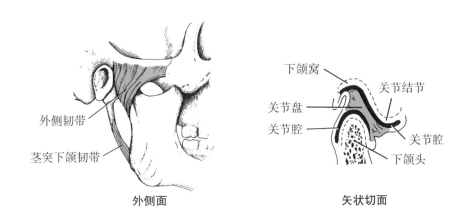

图4-13　颞下颌关节

颞下颌关节属联合关节，两侧同时运动，可使下颌骨上提与下降（闭口与张口）、前伸与后退以及侧方运动。由于关节囊前部薄弱，如张口过大时，下颌头和关节盘可一起滑到关节结节的前方，不能退回关节窝，患者不能闭口，造成下颌关节脱位。

小　结

颅骨主要分为脑颅骨和面颅骨两部分。脑颅骨围成颅腔，颅底内面由前至后分为颅前、颅中和颅后窝 3 个部分，脑神经等结构通过颅底相应的孔和裂进出颅。面颅骨主要形成眶、骨性鼻腔、骨性口腔，颅的侧面有颞窝、颞下窝和翼腭窝。颅骨之间除了直接连结外，下颌骨与颞骨之间形成活动的颞下颌关节，参与咀嚼等功能。

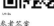
参考答案

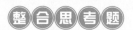

颅底的孔和裂都穿行了哪些结构？

（石献忠　张卫光）

第五章　四肢骨及其连结

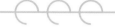

通过本章内容的学习，学生应能够

※ **基本目标**

1. 概括肩关节、肘关节、髋关节、膝关节和踝关节的组成、结构特点和运动。
2. 列举腕掌关节的组成、结构特点和运动。
3. 描述骨盆的组成、分部和结构特点。

※ **发展目标**

综合运用各关节的组成、结构特点，比较身体不同部位的运动形式。

案例 5-1

男，36 岁。在搬运货物时，被掉下的货箱砸伤右侧膝盖，感到剧烈疼痛，不能站立，急诊入院。右膝部 X 线检查显示，腓骨颈骨折。

请从解剖学角度分析：该患者骨折可能损伤的神经，试述该神经的分支分布及损伤后可能出现的功能障碍。

L5-3a
案例解析

四肢骨包括上肢骨和下肢骨。

上、下肢骨的数目和排列方式大致相同。由于人类直立行走，上肢成为劳动器官，故上肢骨细小、轻巧；下肢起支持和移动人体的作用，因而下肢骨粗大、坚固。四肢的主要功能是支持和运动，故四肢骨的连结以滑膜关节为主。人类由于直立，上肢获得了极大的活动度，成为劳动的器官，因而上肢关节以运动的灵活性为主；下肢仍有支撑身体的作用，所以下肢关节以运动的稳定性为主。

第一节　上肢骨及其连结

上肢骨由上肢带骨和自由上肢骨组成。自由上肢骨借上肢带骨连于躯干。

一、上肢带骨

（一）锁骨

锁骨（clavicle）呈"～"状，位于胸廓前上部（图 5-1）。锁骨全长于皮下均可触及，是重要的骨性标志。锁骨内侧 2/3 凸向前，外侧 1/3 凸向后。内侧端粗大，为胸骨端，有关节面与胸骨柄相关节；外侧端扁平，为肩峰端，有小关节面与肩胛骨的肩峰相关节。锁骨上面光滑，下面粗糙。锁骨支撑肩胛骨，使上肢骨与胸廓保持一定距离，利于上肢的灵活运动。锁骨骨折多见于锁骨中、外 1/3 交界处。

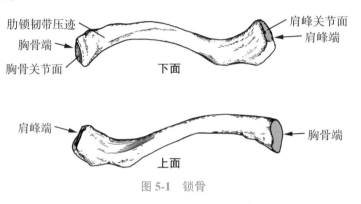

图 5-1　锁骨

（二）肩胛骨

肩胛骨（scapula）是三角形的扁骨（图 5-2），位于胸廓后部的外上方，介于第 2 ～ 7 肋骨之间，可分为 3 个缘、3 个角和 2 个面。**上缘**短而薄，其外侧部有一呈屈指状的突起，称为**喙突**（coracoid process）；**内侧缘**长而薄；**外侧缘**肥厚。**上角**和**下角**位于内侧缘的上端和下端，分别平对第 2 和第 7 肋骨，可作为计数肋的标志；**外侧角**肥厚，有一朝向外侧微凹的关节面，称为**关节盂**（glenoid cavity），与肱骨头相关节。**前面**为一大的浅窝，称为**肩胛下窝**。**后面**有一横行的骨嵴，称为**肩胛冈**（spine of scapula），它把后面分成上、下两个浅窝，分别称为**冈上窝**和**冈下窝**。肩胛冈的外侧端扁宽，伸向外上方，称为**肩峰**（acromion）。肩胛冈、内侧缘、肩胛骨下角、肩峰和喙突均可在皮下触及。

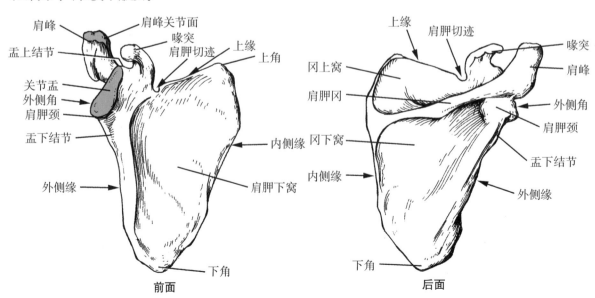

图 5-2　肩胛骨

二、自由上肢骨

（一）肱骨

肱骨（humerus）（图5-3）位于臂部，属长骨，可分为一体和两端。上端有半球形的**肱骨头**（head of humerus），与肩胛骨关节盂相关节。肱骨头外侧的隆起为**大结节**（great tubercle），前方的隆起为**小结节**（lesser tubercle），两者之间有**结节间沟**。大、小结节向下延伸为粗长的骨嵴。两结节下方，与体交界处稍细处为**外科颈**（surgical neck），是易发生骨折之处。

肱骨体中部外侧骨面粗糙而隆起，称为**三角肌粗隆**（deltoid tuberosity），在体的后面有自内上斜向外下的浅沟，称为**桡神经沟**（sulcus for radial nerve）。

下端前后扁，外侧部为半球形的**肱骨小头**（capitulum of humerus），内侧部为滑车状的**肱骨滑车**（trochlea of humerus）。滑车后上方的深窝为**鹰嘴窝**。下端向内、外侧各有一突起，分别称为**内上髁**（medial epicondyle）和**外上髁**（lateral epicondyle），在体表均可触及。内上髁后下方的浅沟称为**尺神经沟**。肱骨髁上骨折常发生在肱骨下端内、外上髁稍上方，此处骨质较薄弱，以小儿最多见。

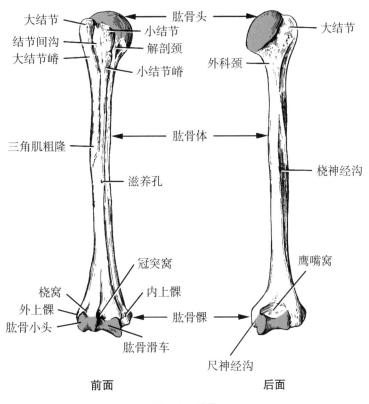

图 5-3　肱骨

（二）桡骨

桡骨（radius）（图5-4）位于前臂的外侧部，上端细小，下端粗大，体为三棱柱形。上端有圆盘状的**桡骨头**（head of radius）。头上面的关节凹与肱骨小头相关节。头周围的**环状关节面**与尺骨的桡切迹相关节。头的下方较细，称为**桡骨颈**。颈下方的后内侧有一粗糙的突起，称为**桡骨粗**

隆。**桡骨体**的内侧缘锐利，下端前面凹，后面凸，其内侧面有与尺骨头相关节的**尺切迹**，外侧有向下的突起，称为茎突（styloid process），在腕部桡侧皮下可触及。下端下面有凹陷的**腕关节面**，与腕骨相关节。

（三）尺骨

尺骨（ulna）（图 5-4）位于前臂内侧部，上端粗大，下端细小，体亦为三棱柱形。上端前面有凹陷的关节面，称为**滑车切迹**（trochlear notch），与肱骨滑车相关节。切迹后上方的突起称为**鹰嘴**（olecranon），为肘后部重要的体表标志；切迹前下方的突起称为**冠突**。冠突外侧的关节面为**桡切迹**，与桡骨头相关节。冠突前下方的粗糙突起为**尺骨粗隆**。**尺骨体**的外侧缘锐利。下端称为**尺骨头**（head of ulna），与桡骨的尺切迹相关节。尺骨头的后内侧有向下的突起即**茎突**，也可在皮下触及。

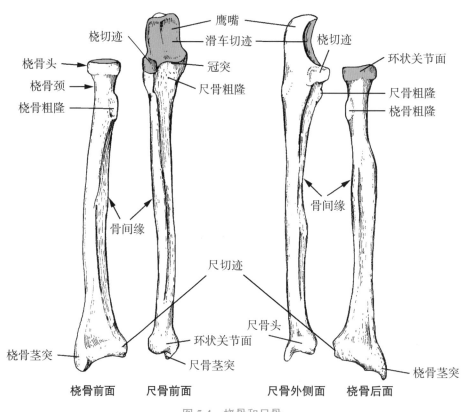

图 5-4 桡骨和尺骨

（四）手骨

手骨由腕骨、掌骨和指骨构成（图 5-5）。

1. 腕骨（carpal bones） 属短骨，共 8 块，排成两列。近侧列由桡侧向尺侧依次为：**手舟骨**（scaphoid bone）、**月骨**（lunate bone）、**三角骨**（triquetral bone）和**豌豆骨**（pisiform bone）。前 3 块骨的近侧面共同形成椭圆形、隆凸的关节面，参与桡腕关节的组成。远侧列由桡侧向尺侧依次为：**大多角骨**（trapezium bone）、**小多角骨**（trapezoid bone）、**头状骨**（capitate bone）和**钩骨**（hamate bone）。全部腕骨相互连结，掌面凹陷形成腕骨沟。

2. 掌骨（metacarpal bones） 有 5 块，由桡侧向尺侧分别称为第 1~5 掌骨。掌骨属于长骨，近侧端为**底**，与腕骨相关节；中部为**体**；远侧端为**头**，与指骨相关节。

3. 指骨（phalanges of fingers）　有 14 块，拇指有 2 节指骨，其余 4 指均为 3 节。由近侧向远侧依次为**近节指骨**、**中节指骨**和**远节指骨**。指骨属长骨，近侧端为**底**，中部为**体**，远侧端为**滑车**。远节指骨远侧端无滑车，其掌面粗糙，称为**远节指骨粗隆**。

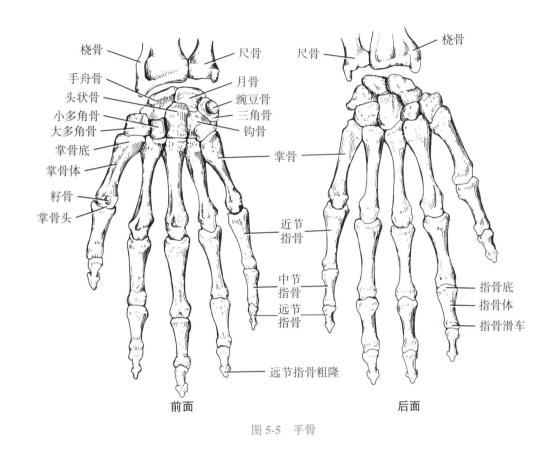

图 5-5　手骨

三、上肢带骨的连结

（一）胸锁关节

胸锁关节（sternoclavicular joint）是上肢骨与躯干骨连结的唯一关节，由锁骨的胸骨端与胸骨柄的锁切迹构成。关节囊紧张坚韧，周围有韧带加强（图 5-6）。关节内有纤维软骨构成的关节盘，使关节面更相适应。通过胸锁关节，锁骨外侧端及整个肩部可做上、下、前、后以及环转运动。

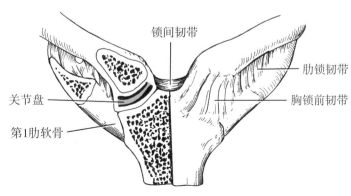

图 5-6　胸锁关节

（二）肩锁关节

肩锁关节（acromioclavicular joint）是由锁骨肩峰端与肩胛骨的肩峰构成的微动关节，是肩胛骨活动的支点。关节的上、下方有韧带加强。四肢的主要功能是支持和运动，故四肢骨的连结以滑膜关节为主。

四、自由上肢骨的连结

（一）肩关节

肩关节（shoulder joint）由肱骨头与肩胛骨的关节盂构成（图 5-7）。关节盂周缘附有纤维软骨构成的**盂唇**，使关节窝略有加深，但仍然只能容纳关节头的小部分。关节囊薄而松弛，上附于关节盂周缘，下附于肱骨头周围的环状浅沟。囊的上壁有**喙肱韧带**及肌腱纤维编入加强，前壁和后壁也有腱纤维编入，唯下壁无韧带和肌腱，最为薄弱。故肩关节脱位时，肱骨头常从关节的下部脱出。肩关节的上方还有一条附于肩胛骨喙突和肩峰之间厚而强韧的**喙肩韧带**，从上方保护肩关节，防止肱骨向上脱位。肩关节囊内有肱二头肌的长头腱（包有滑膜）从肱骨头上方跨过，经结节间沟穿出关节囊。

肩关节是人体活动范围最大、最灵活的关节，可做屈、伸、收、展、旋内、旋外及环转运动。

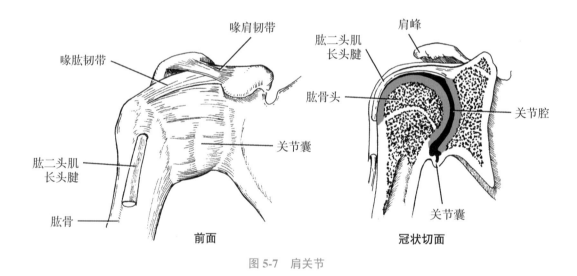

图 5-7　肩关节

（二）肘关节

肘关节（elbow joint）是由肱骨下端与桡、尺骨上端构成的一个复关节（图 5-8），其中包括三个关节：①**肱尺关节**（humeroulnar joint）：由肱骨滑车与尺骨滑车切迹构成；②**肱桡关节**（humeroradial joint）：由肱骨小头与桡骨头关节凹构成；③**桡尺近侧关节**（proximal radioulnar joint）：由桡骨的环状关节面与尺骨的桡切迹构成。三个关节共同包裹在一个关节囊内。囊的前、后壁薄而松弛，两侧壁厚而紧张，并有侧副韧带加强。临床上常见的肘关节脱位是桡、尺两骨同时滑向后上方。桡骨环状关节面周围的**桡骨环状韧带**环抱桡骨头，上口宽、下口紧，可防止桡骨头滑脱。幼儿由于桡骨头尚在发育，环状韧带松弛，又缺乏肌力保护，在猛力牵拉前臂时，很容易造成桡骨头半脱位。

肘关节可沿冠状轴做屈、伸运动，桡尺近侧关节可沿垂直轴做旋前和旋后运动。

（三）前臂骨间的连结

除上端的桡尺近侧关节参与构成肘关节的一部分外，还有连于桡、尺两骨相对缘间的**前臂骨间膜**（图 5-9）以及下端的桡尺远侧关节。

桡尺远侧关节（distal radioulnar joint）由桡骨的尺切迹与尺骨头以及尺骨头下面的关节盘共同构成。关节盘将桡尺远侧关节与桡腕关节分开。桡尺远侧与近侧关节在功能上是联合关节，运动时桡骨头在原位旋转，而桡骨远端则携带手围绕尺骨头旋转。当桡骨转至尺骨前面时，两骨交叉，手背向前，称为**旋前**；当桡骨转至尺骨外侧时，两骨并列，手背向后，称为**旋后**。

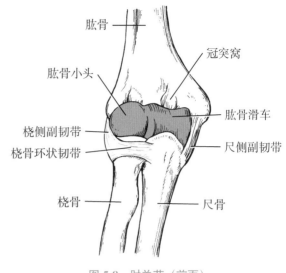

图 5-8　肘关节（前面）

（四）手骨的连结

手关节包括桡腕关节、腕骨间关节、腕掌关节、掌指关节及手指骨间关节（图 5-10）。

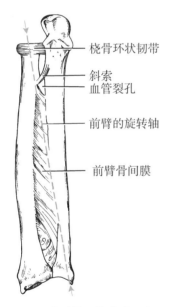

图 5-9　前臂骨间的连结示意图

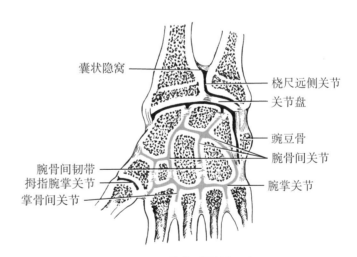

图 5-10　手关节（冠状切面）

1. 桡腕关节（radiocarpal joint）　又称**腕关节**（wrist joint），由桡骨腕关节面和尺骨头下方关节盘形成的关节窝，与近侧列腕骨（豌豆骨除外）形成的关节头共同构成。尺骨头不参与桡腕关节的构成。关节囊松弛，周围有韧带加强。桡腕关节可做屈、伸、收、展和环转运动。

2. 腕骨间关节（intercarpal joint）　包括各腕骨之间以及近侧列腕骨与远侧列腕骨之间的关节，属微动关节。

3. 腕掌关节（carpometacarpal joint）　由远侧列腕骨与 5 块掌骨的底构成。其中**拇指腕掌关节**最重要，由大多角骨与第 1 掌骨底构成，活动度较大，可使拇指做屈、伸、收、展和环转运动。此外，还能做对掌运动，使拇指与其余四指的掌面相接触，这是人类进行握持、操作工具、完成精细动作所不可缺少的重要运动。拇指损伤将严重影响手的正常功能。

4．掌指关节（metacarpophalangeal joint）　由掌骨头与近节指骨底构成，可做屈、伸、收、展和环转运动。

5．指骨间关节（interphalangeal joints of hand）　为相邻两节指骨间的关节，只能做屈、伸运动。

第二节　下肢骨及其连结

下肢骨由下肢带骨和自由下肢骨组成。自由下肢骨借下肢带骨连于躯干。

一、下肢带骨

髋骨（hip bone）为不规则的扁骨（图 5-11），由髂骨、坐骨和耻骨在 16 岁左右由软骨结合转变为骨性结合而构成。髋骨外侧面有一深窝，为三块骨的骨体融合处，称为**髋臼**，其关节面与股骨头相关节。

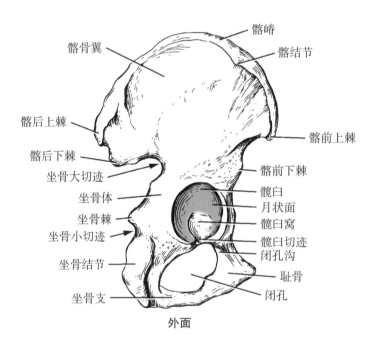

图 5-11　髋骨

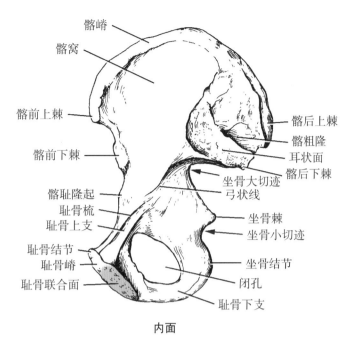

髂嵴
髂窝
髂前上棘
髂前下棘
髂耻隆起
耻骨梳
耻骨上支
耻骨结节
耻骨嵴
耻骨联合面

髂后上棘
髂粗隆
耳状面
髂后下棘
坐骨大切迹
弓状线
坐骨棘
坐骨小切迹
坐骨结节
闭孔
耻骨下支

内面

图 5-11（续）　髋骨

（一）髂骨

髂骨（ilium）位于髋骨的上部，分为体和翼两部分。**髂骨体**肥厚，构成髋臼的上 2/5，髂骨翼扁而宽，上缘称为**髂嵴**（iliac crest），两侧髂嵴最高点连线约平第 4 腰椎棘突，髂嵴的前、后端分别称为**髂前上棘**（anterior superior iliac spine）和髂后上棘（posterior superior iliac spine），髂嵴外侧缘距髂前上棘 5 ~ 7 cm 处有向外突出的**髂结节**，它们都是重要的体表标志。髂骨翼内面的浅窝称为**髂窝**，窝的下界为**弓状线**。髂窝的后下方有粗糙的**耳状面**，与骶骨相关节。耳状面下方的骨缘凹陷，称为**坐骨大切迹**。

（二）坐骨

坐骨（ischium）位于髋骨的后下部，分体和支两部分。**坐骨体**的上部构成髋臼的后下 2/5，其下部的粗大隆起称为**坐骨结节**（ischial tuberosity），可在体表触及。体的后缘有三角形的锐棘，称为**坐骨棘**（ischial spine）。坐骨棘的下方有**坐骨小切迹**。自坐骨结节伸向前、内、上方的骨板，称为**坐骨支**，其末端与耻骨下支结合。

（三）耻骨

耻骨（**pubis**）位于髋骨的前下部，可分为体、上支和下支三部分。耻骨体构成髋臼的前下 1/5，其上面与髂骨体结合处有粗糙的隆起，称为**髂耻隆起**。自体向前内方伸出**耻骨上支**，其末端急转向下为**耻骨下支**。耻骨上支的上缘为一锐嵴，称为**耻骨梳**，其向后与弓状线相续，向前终于**耻骨结节**（pubic tubercle），后者是重要的体表标志。耻骨结节向内移行的粗钝骨缘为**耻骨嵴**。耻骨上、下支移行处的内侧，有卵圆形的粗糙面，称为**耻骨联合面**。耻骨下支与坐骨支相结合，两骨共同围成**闭孔**。

二、自由下肢骨

（一）股骨

股骨（femur）位于大腿部，是人体最长的骨，可分为一体和上、下两端（图 5-12）。上端有球形的**股骨头**（femoral head），与髋臼相关节。头下外侧的狭细部分称为**股骨颈**（neck of femur）。颈与体交界处外上的方形隆起，称为**大转子**（greater trochanter），可在体表触及。内下方的隆起称为**小转子**（lesser trochanter）。

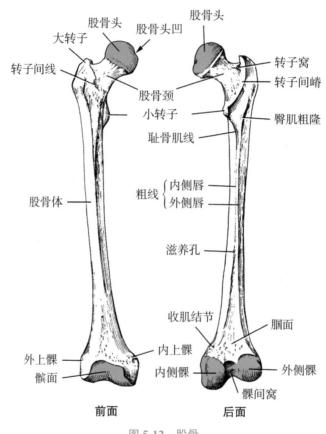

图 5-12　股骨

股骨体微向前弓，后面有纵行的骨嵴，其上端向外延续为粗糙的**臀肌粗隆**。下端有两个突向下后方的膨大，分别称为**内侧髁**（medial condyle）和**外侧髁**（lateral condyle），两髁之间为**髁间窝**。两髁的前、下和后面都是光滑的关节面，与髌骨和胫骨相关节。内侧髁内侧面和外侧髁外侧面上的粗糙隆起分别称为**内上髁**和**外上髁**，都是重要的体表标志。

（二）髌骨

髌骨（patella）位于股四头肌腱内，是全身最大的籽骨（图 5-13）。上宽下尖，前面粗糙，后面有关节面，与股骨两侧髁前面的关节面相关节，参与膝关节的构成。髌骨可在皮下触及。

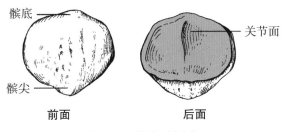

髌底 关节面 髌尖

前面　　　　　后面

图 5-13　髌骨（右侧）

框 5-1　股骨颈不同部位骨折的临床意义

头下型骨折：骨折线位于股骨头与股骨颈的交界处。骨折后股骨头游离，同时股骨头血供大部分中断，因此骨折愈合困难，最易发生股骨头坏死。

经颈型骨折：这类骨折由于剪力大、骨折不稳，远折端通常向上移位，骨折移位和移位造成的关节囊、滑膜扭曲、牵拉，会引起股骨头的血供受损，从而导致骨折不易愈合和股骨头坏死。

基底部骨折：骨折线位于股骨颈与大、小转子之间，由于骨折两端的血液循环良好，骨折容易愈合，不易发生股骨头坏死。

（三）胫骨

胫骨（tibia）位于小腿内侧部，可分为一体和两端（图 5-14）。上端粗大，向两侧突出，分别称为**内侧髁**和**外侧髁**。两髁上面各有**上关节面**，与股骨两侧髁相关节。两髁上关节面之间的隆起称为**髁间隆起**。外侧髁的后下方有小关节面，与腓骨头相关节。上端前面的隆起称为**胫骨粗隆**（tibial tuberosity），内、外侧髁和胫骨粗隆于体表均可触及。**胫骨体**呈三棱柱状，前缘锐利和平滑的内侧面直接位于皮下，外侧缘有小腿骨间膜附着，称为骨间缘。后面上份有斜向内下的比目鱼肌线。体上、中 1/3 交界处附近，有向上开口的滋养孔。下端的内侧有向下的扁突，称为**内踝**（medial malleolus），是重要的体表标志；外侧面呈切迹状与腓骨相接。下端的下面及内踝的外侧面都有关节面与距骨相关节。

（四）腓骨

腓骨（fibula）位于小腿的外侧部，细长，可分为一体和两端（图 5-14）。上端略膨大，称为**腓骨头**，有关节面与胫骨相关节。头下方缩细部称为**腓骨颈**。**腓骨体**的内侧缘锐利。下端膨大为**外踝**（lateral malleolus），其内侧面有关节面与距骨相关节。外踝和腓骨头都是重要的体表标志。

（五）足骨

足骨由跗骨、跖骨和趾骨组成（图 5-15）。

1. **跗骨**（tarsal bones）　属短骨，共 7 块，可分为三列。后列有位于上方的**距骨**（talus）和下方的**跟骨**（calcaneus）。距骨上面有前宽后窄的关节面，称为**距骨滑车**，与胫、腓骨下端相关节。跟骨后端的隆突为**跟骨结节**。中列为位于距骨前方的**足舟骨**（navicular bone）。前列由内侧向外侧依次为**内侧楔骨**（medial cuneiform bone）、**中间楔骨**（intermediate cuneiform bone）、**外侧楔骨**（lateral cuneiform bone）和**骰骨**（cuboid bone）。

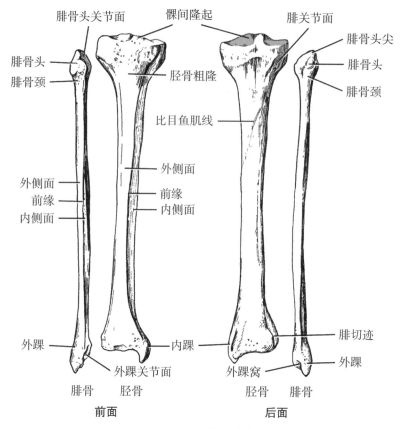

图 5-14 胫骨和腓骨（右侧）

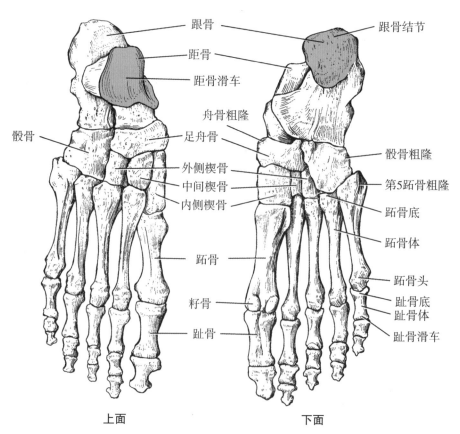

图 5-15 足骨

2．跖骨（metatarsal bones）　属长骨，共 5 块，由内侧向外侧依次称为第 1～5 跖骨。跖骨近侧为**底**，与前列跗骨相关节；中部为**体**；远侧端为**头**，与近节趾骨相关节。第 5 跖骨底的外侧份突向后，称为**第 5 跖骨粗隆**。

3．趾骨（phalanges of toes）　共 14 块。蹈趾为 2 节，其余各趾均为 3 节。形态和名称同指骨。

三、下肢带骨的连结

（一）耻骨联合

耻骨联合（pubic symphysis）由两侧耻骨联合面借纤维软骨性的**耻骨间盘**连结而成，上、下均有韧带加强（图 5-16）。软骨盘内常有一矢状位的裂隙。女性的耻骨间盘较厚，裂隙也较大，对分娩时盆腔的扩大、胎儿的娩出有利。

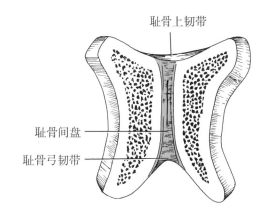

图 5-16　耻骨联合（冠状切面）

框 5-2　**骨性关节炎**

骨性关节炎又称为骨性关节病、增生性关节炎或退行性关节病，本质上是一种非炎性的退行性病变，以关节软骨损伤及骨增生为特点。多发生于中年及老年人；以负重关节和多动关节发生率高，如脊柱、髋、膝、指间关节等，但以膝关节骨性关节炎最为常见；主要临床表现为缓慢发展的关节疼痛、僵硬、关节肿大伴活动受限，严重者可致膝关节明显变形。X 线检查往往仅在关节的受压部位有关节间隙变狭窄的表现，而非受压部位有骨赘增生。临床外科治疗可有"关节镜清创"和"关节置换"等方案供酌情选择。

（二）骶髂关节

骶髂关节（sacroiliac joint）由骶骨和髂骨的耳状面构成（图 5-17）。关节面凹凸不平，相互嵌合甚为紧密，活动幅度极小。关节囊紧张，周围有韧带加强。通过骶髂关节，身体的重量由脊柱传至下肢。

（三）骶骨与髋骨间的韧带

1．骶结节韧带（sacrotuberous ligament）　由骶、尾骨侧缘连至坐骨结节，呈扇形（图 5-17）。

2．骶棘韧带（sacrospinous ligament）　位于骶结节韧带的前方，较细小，由骶、尾骨侧缘连至坐骨棘（图 5-17）。

上述两韧带与坐骨大、小切迹分别围成**坐骨大孔**和**坐骨小孔**（图 5-17），两孔均有血管、神经通过。

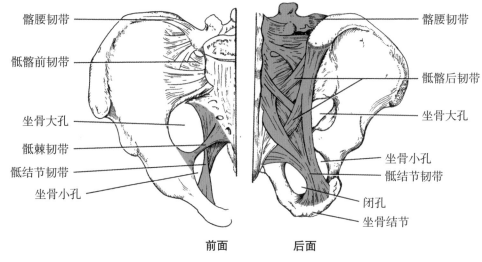

图 5-17 骨盆的韧带

（四）骨盆

骨盆（pelvis）由骶骨、尾骨及两侧髋骨连结而成（图 5-18）。骨盆由骶骨的岬、弓状线、耻骨梳、耻骨嵴和耻骨联合上缘构成的环形**界线**分为前上方的**大骨盆**和后下方的**小骨盆**，临床上通常所说的骨盆是指小骨盆。小骨盆有上、下两口。骨盆上口又称为骨盆入口，由界线围成，整齐而光滑；骨盆下口即骨盆出口，由尾骨尖、骶结节韧带、坐骨结节、坐骨支、耻骨下支和耻骨联合下缘围成，不整齐，呈弯向上的菱形。上、下两口之间的腔称为**骨盆腔**（pelvic cavity），为前壁短、侧壁和后壁长的弯曲的骨性管道。两侧坐骨支和耻骨下支构成**耻骨弓**，其间的夹角称为**耻骨下角**。骨盆的重要作用为传递重力、承托和保护盆腔脏器。在女性，骨盆又是胎儿娩出的产道，故成年男、女性骨盆具有明显差别。

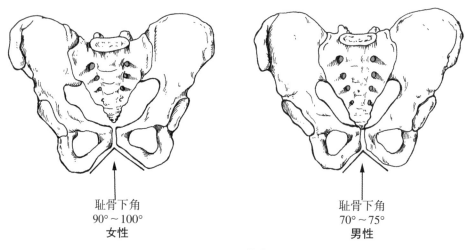

图 5-18 骨盆

　　骨盆的正常位置为稍向前倾斜。直立位时骨盆入口平面与地平面形成向后开放的角度，称为骨盆倾斜度。

四、自由下肢骨的连结

（一）髋关节

髋关节（hip joint）由髋臼和股骨头构成（图5-19，图5-20）。髋臼的周缘附有纤维软骨构成的**髋臼唇**，以加深关节窝，使股骨头关节面几乎全部纳入髋臼内。关节囊紧张而坚韧，上起自髋臼周缘，向下、前面止于大、小转子间的连线处，后面仅包容股骨颈的内侧2/3。故股骨颈骨折有囊内、囊外和混合性骨折三种。关节囊纤维层增厚，形成韧带，由前、后、上三方加固连结，其中最强韧的为位于关节囊前方的**髂股韧带**，该韧带可限制髋关节过伸并有利于维持人体直立姿势。关节囊后下方较薄弱，故髋关节脱位时，股骨头常从下方脱出。囊内有**股骨头韧带**，内含营养股骨头的血管。

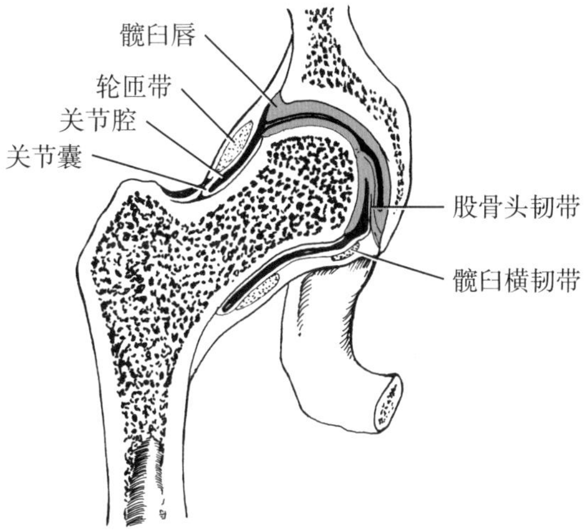

髋关节可做屈、伸、收、展、旋转和环转运动，但不如肩关节灵活。髋关节稳固性大，适于负重和行走。

图 5-19　髋关节（冠状切面）

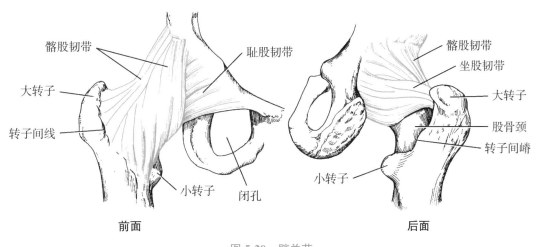

前面　　　　　　　　　　后面

图 5-20　髋关节

（二）膝关节

膝关节（knee joint）是人体最大、最复杂的关节（图1-4，图5-21，图5-22），由股骨内、外侧髁，胫骨内、外侧髁及髌骨构成，关节囊宽阔而松弛，附着于各骨关节面的周缘，其前壁有股四头肌腱、髌骨和髌韧带加强，内侧壁有**胫侧副韧带**加强，外侧有独立于囊外的**腓侧副韧带**。关节囊内有**前交叉韧带**和**后交叉韧带**，连于股骨内、外侧髁的相对面与胫骨的髁间隆起之间，可防止胫骨向前、后移位。在股骨与胫骨两关节面之间，还有两个纤维软骨板，称为半月板：**内侧半月板**较大，呈"C"形；**外侧半月板**较小，近似"O"形。两半月板均周缘厚，内缘薄，下面较平，上面较凹，可略加深关节窝，使两关节面相适应。半月板增加了膝关节稳固性及运动的灵活性，并可减缓冲击。膝关节的部分滑膜层突向关节腔，形成一对**翼状襞**，襞内含有脂肪组织，充填于关节腔内的空隙；部分滑膜层在纤维层薄弱处向外突出，形成滑膜囊，其中最大的为**髌上囊**，位于股四头肌腱与股骨之间，可减少运动时的摩擦。

膝关节主要做屈、伸运动，在半屈膝位时，由于侧副韧带处于松弛状态，小腿还可做轻微的旋内和旋外运动。

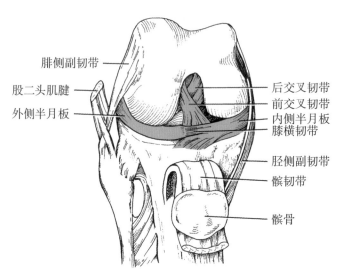

图 5-21 膝关节（内部结构）

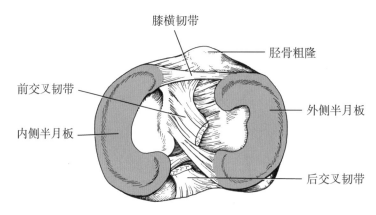

图 5-22 右膝关节半月板（上面）

（三）小腿骨间的连结

胫、腓骨间的连结包括上端由胫骨外侧髁和腓骨头构成的微动的**胫腓关节**（tibiofibular joint）、下端的韧带连结以及两骨干间的**小腿骨间膜**。连结稳固，几乎不能运动。

（四）足骨的连结

足骨的连结包括距小腿、跗骨间、跗跖、跖趾及趾骨间关节（图 5-23）。

1. 距小腿关节（talocrural joint） 又称**踝关节**（ankle joint），由胫、腓骨下端与距骨构成。关节囊前、后壁薄而松弛，内、外侧均有韧带加强。踝关节可使足做屈（跖屈）和伸（背屈）运动，当踝关节高度跖屈时，还可做轻度的侧方运动。

2. 跗骨间关节（intertarsal joints） 为 7 块跗骨之间的多个微动关节。主要包括**距跟关节**、**距跟舟关节**和**跟骰关节**。前两关节联合运动可使足做**内翻**和**外翻**运动；后两关节常合称为**跗横关节**，关节腔呈横位的"S"形，临床上可经此关节进行足的离断术。

3. 跗跖关节（tarsometatarsal joints）　由 3 块楔骨及骰骨的前端与 5 块跖骨的底构成的微动关节。

4. 跖趾关节（metatarsophalangeal joints）由跖骨头与近节趾骨底构成，可做屈、伸、收、展运动。

5. 趾骨间关节（interphalangeal joints of foot）相邻两节趾骨间的关节，只能做屈、伸运动。

6. 足弓（arches of foot）　跗骨和跖骨借许多韧带牢固地连结在一起，形成向上凸的足弓（图 5-24）。足弓分前后方向的**足纵弓**和内外方向的**足横弓**。站立时主要以跟骨结节、第 1 和第 5 跖骨头着地，犹如弹性"三脚架"，使身体稳立于地面，并有利于行走和跑跳，缓冲运动时产生的震荡，也能保护足底的血管、神经免受压迫。足弓的维持除依靠骨连结的韧带外，足底短肌和小腿长肌腱的牵拉也起着重要的作用。如果维持足弓的软组织过度劳损、先天发育不良或受到损伤，均可导致足弓下塌，出现扁平足。扁平足患者在站立或行走时容易发生疲劳。

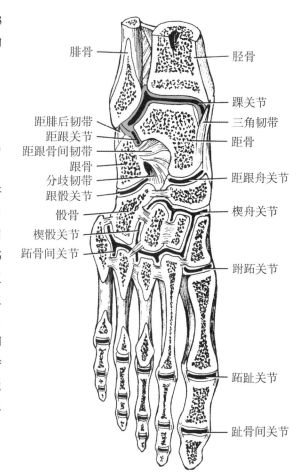

图 5-23　足关节（水平切面）

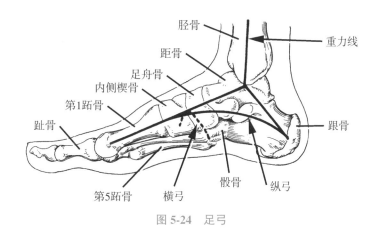

图 5-24　足弓

小　结

四肢骨包括上肢骨和下肢骨，由与躯干相连的肢带骨和自由活动的游离肢骨组成。上肢骨轻巧灵活，下肢骨粗大坚实，起支持和移动身体的作用，这与人类直立行走密切相关。上肢骨由锁骨、肩胛骨和肱骨、桡骨、尺骨、手骨构成，构成的关节有肩关节、肘关节、手关节等，这些关节使人进行劳动时更加灵巧。下肢骨由髋骨、股骨、胫骨、腓骨、髌骨、足骨组成，髋骨与躯干骨中的骶骨、尾骨共同连接构成骨盆，主要关节有髋关节、膝关节等。膝关节是人体最大、最复杂的关节，关节囊内有交叉韧带和半月板，这些结构增加了膝关节的稳固性和灵活性。

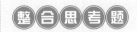

整 合 思 考 题

从骨盆的组成及功能意义上总结男女性骨盆的差异。

（石献忠　张卫光）

第六章 骨 骼 肌

导学目标

通过本节内容的学习，学生应能够

※ **基本目标**

1. 复述骨骼肌的基本组织结构。

2. 描述骨骼肌神经-肌肉接头兴奋传递以及骨骼肌细胞的兴奋-收缩耦联，总结骨骼肌收缩的基本形式。

3. 复述背肌、胸肌和颈肌的名称、位置和作用。解释膈的位置、形态及作用，膈的裂孔及其通过的结构。

4. 复述腹肌的名称及分布层次，腹直肌鞘、腹白线及腹股沟管的解剖构成。

5. 概括面肌和咀嚼肌的组成和主要功能。

6. 概括上肢、下肢各部肌的组成、配布和主要功能。

7. 总结骨骼肌的工作条件、性质、协作关系以及单关节肌和多关节肌的工作特点。

※ **发展目标**

1. 从骨骼肌肌原纤维粗细肌丝的分子结构理解其收缩功能，进一步拓展影响骨骼肌收缩的因素。

2. 分析人体各部肌的组成、配布，并与其主要功能建立联系。

3. 将骨骼肌工作的相关原理应用于指导肌肉力量训练和柔韧性训练的实践中。

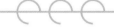

案例 6-1

　　男，36岁，既往无特殊疾病史。近两年出现双侧眼睑下垂，视物成双。后逐渐感到四肢肌肉无力、全身乏力，劳累及傍晚时最明显，清晨及休息后有所缓解。曾做新斯的明试验（+）。近日出现发热、咳嗽无力、言语声低，并伴有呼吸和吞咽困难。入院查体：T 38℃，P 72次/分，R 30次/分，BP 90/120 mmHg。神志清楚，双侧眼睑下垂，睁目困难。伸舌居中，颈软，抬头无力，四肢肌张力减低，四肢肌力Ⅲ级，双侧下肢巴宾斯基征（−），深、浅感觉正常，深吸气后连续报数到"13"。患者音语声低，但尚清晰。呼吸急促、浅弱，口唇及四肢末端有发绀征象。血常规：白细胞（WBC）15.6×10^9/L，中性粒细胞（N）87%，淋巴细胞（L）11%。滕喜龙试验：注射滕喜龙4 mg后，患者呼吸好转。胸部X线检查：两侧肺纹理增多，膈右侧略抬高，心影大小正常，余未见异常征象。诊断：

重症肌无力（全身型），重症肌无力危象，肺部感染。

问题：
1. 该病变诊断的依据，分析其发病机制。
2. 讨论新斯的明试验和滕喜龙试验的机制。

第一节 骨骼肌的结构

大多数骨骼肌借肌腱附着于骨骼。分布于躯干和四肢的每块骨骼肌均由许多平行排列的骨骼肌纤维组成，它们的周围包裹着结缔组织。包在整块肌外面的结缔组织，称为肌外膜（epimysium），这是一层致密结缔组织膜，含有血管和神经。肌外膜的结缔组织以及血管和神经的分支伸入骨骼肌内，将后者分隔形成肌束，包裹肌束的结缔组织，称为肌束膜（perimysium）。分布在每条骨骼肌纤维周围的少量结缔组织，称为肌内膜（endomysium），肌内膜含有丰富的毛细血管。各层结缔组织膜除有支持、连接、营养和保护肌组织的作用外，对单条骨骼肌纤维的活动及肌束和整块骨骼肌的肌纤维群体活动也起着调节作用。

一、骨骼肌纤维的光镜结构

骨骼肌（skeletal muscle）纤维呈长圆柱形，有明显横纹，一条肌纤维内含有几十甚至几百个细胞核，位于肌质的周边即肌膜下方。肌质内含有许多与细胞长轴平行排列的细丝状肌原纤维（myofibril）（图 6-1，图 6-2）。

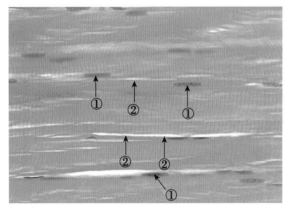

图 6-1 骨骼肌纵断面（HE 染色）
①骨骼肌细胞核；②骨骼肌纤维横纹

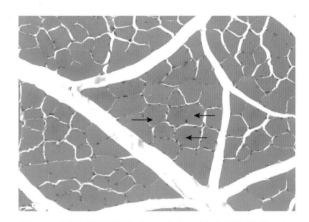

图 6-2 骨骼肌横断面（HE 染色，箭头示肌纤维，细胞核呈蓝色）

肌原纤维直径为 1 ~ 2 μm，沿肌纤维长轴平行排列，每条肌原纤维上都有明暗相间的带，由于各条肌原纤维的明带和暗带都相应地排列在同一平面上，从而构成了骨骼肌纤维明暗交替的周期性横纹（cross striation）。在偏振光显微镜下，明带（light band）呈单折光，为各向同性（isotropic），又称为 I 带；暗带（dark band）呈双折光，为各向异性（anisotropic），又称为 A 带。暗带中央有一条浅色的窄带，称为 H 带，H 带中央还有一条深色的 M 线。明带中央则有一条深色的细线，称为 Z 线。相邻两条 Z 线之间的一段肌原纤维称为肌节（sarcomere）。每个肌节都由

1/2 I 带 +A 带 +1/2 I 带组成。暗带的长度恒定，为 1.5 μm；明带的长度依骨骼肌纤维的收缩和舒张状态而异，最长可达 2 μm；肌节长 1.5 ~ 3.5 μm，在一般安静状态下约为 2 μm，肌节递次排列构成肌原纤维。肌节是肌原纤维结构和功能的基本单位，构成骨骼肌纤维收缩和舒张运动的结构基础（图 6-3，图 6-4）。在骨骼肌纤维肌膜（骨骼肌细胞膜）与基膜之间有一种扁平有突起的细胞，称为肌卫星细胞（muscle satellite cell），排列在肌纤维的表面，当肌纤维受损伤后，此种细胞可分化形成肌纤维。

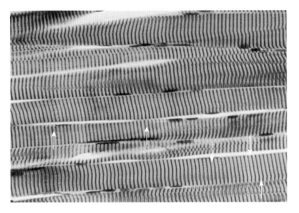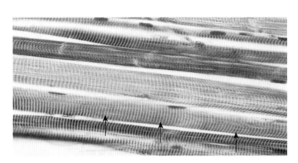

图 6-3 骨骼肌纵断面（铁苏木精染色）
箭头所示为明带中央的 Z 线

图 6-4 骨骼肌纵断面（铁苏木精染色）
箭头所示为暗带中央的 H 带

二、骨骼肌纤维的电镜结构

（一）肌原纤维

肌原纤维（myofibril）由粗、细两种肌丝构成，沿肌原纤维的长轴排列。粗肌丝（thick myofilament）位于肌节 A 带，中央借 M 线固定，两端游离于细肌丝之间，末端止于明带和暗带交界处。细肌丝（thin myofilament）一端固定在 Z 线上，另一端插入粗肌丝之间，止于 H 带外侧。因此，明带仅由细肌丝构成，H 带仅有粗肌丝，而 H 带两侧的暗带内既有粗肌丝又有细肌丝。在横切面上可见 1 条粗肌丝周围有 6 条细肌丝，而 1 条细肌丝周围有 3 条粗肌丝（图 6-5，图 6-6）。

粗肌丝的分子结构：粗肌丝长约 1.5 μm，直径为 15 nm，由肌球蛋白（myosin）分子组成。肌球蛋白分子形如豆芽，分为头和杆两部分，在头和杆的连接点及杆上有两处类似关节的结构，可以屈动。若干肌球蛋白分子平行排列，集结成束，组成一条粗肌丝。M 线两侧的肌球蛋白对称排列，杆部均朝向粗肌丝的中段，头部则朝向粗肌丝两端并露出表面，称为横桥（cross bridge）。紧邻 M 线两侧的粗肌丝只有肌球蛋白杆部而没有头部，所以表面光滑。肌球蛋白头部含有 ATP酶，可与 ATP 结合。当肌球蛋白分子头部与细肌丝的肌动蛋白接触时，ATP 酶才被激活，分解ATP，释放能量，使横桥向 M 线方向屈动。

细肌丝的分子结构：细肌丝长约 1 μm，直径为 5 nm，细肌丝由肌动蛋白（actin）、原肌球蛋白（tropomyosin）和肌钙蛋白（troponin）组成。肌动蛋白由球形的肌动蛋白单体连接成串珠状，并形成双股螺旋链。每个球形的肌动蛋白单体上都有一个可以与粗肌丝的肌球蛋白头部相结合的位点，但在肌纤维处于非收缩状态时，该位点被原肌球蛋白掩盖。原肌球蛋白是由两条双股螺旋多肽链组成的，首尾相连，嵌于肌动蛋白双股螺旋链的浅沟内，每一个原肌球蛋白跨越 7 个肌动蛋白单体。肌钙蛋白由 3 个球形亚单位组成，分别简称为 TnT、TnI 和 TnC。肌钙蛋白借 TnT 附于原肌球蛋白分子上，TnI 是抑制肌动蛋白与肌球蛋白相互作用的亚单位，TnC 则是能与 Ca^{2+} 结合的亚单位（图 6-7）。

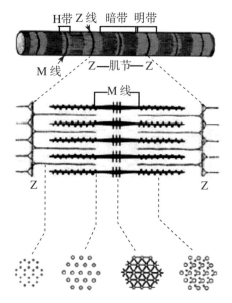

图 6-5　骨骼肌纤维电镜结构模式图

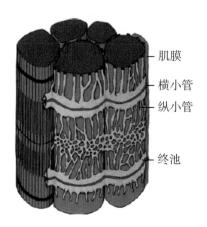

图 6-6　骨骼肌肌原纤维电镜结构模式图

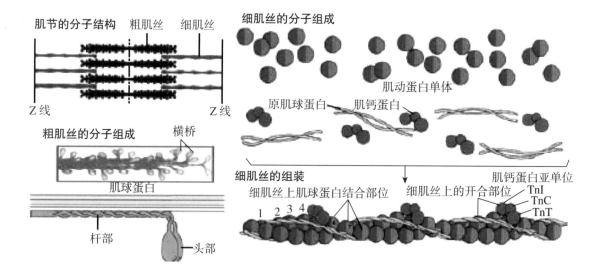

图 6-7　骨骼肌粗细肌丝分子结构模式图

（二）横小管

横小管（transverse tubule）或称为 T 小管，是肌膜向肌质内凹陷形成的管状结构，其走向与肌纤维长轴垂直。人与哺乳动物的横小管位于 A 带与 I 带交界处，同一水平的横小管分支吻合，环绕在每条肌原纤维周围（图 6-6）。横小管可将肌膜的兴奋迅速传到每个肌节附近。

（三）肌质网

肌质网（sarcoplasmic reticulum）又称为肌浆网，是肌纤维内特化的滑面内质网，在相邻的两个横小管之间形成互相通连的小管网，纵行包绕在每条肌原纤维周围，故又称为纵小管（图6-6）。肌质网的膜上有丰富的钙泵和钙释放通道。钙泵能逆浓度差将肌质中的 Ca^{2+} 泵入肌质网内贮存，使其内的 Ca^{2+} 浓度为肌质中的上千倍。位于横小管两侧的肌质网扩大呈环形的扁囊，称为终池（terminal cisternae），终池之间则是相互吻合的纵行小管网。每条横小管与其两侧的终池共同组成三联体（triad，图6-6），在此处，横小管膜上富含电压敏感的 L 型钙通道，对应的终池膜上富含雷诺丁受体钙释放通道（Ryanodine receptor calcium release channel）。细胞膜动作电位经横小管传递到此部位时将激活雷诺丁受体钙释放通道，导致大量 Ca^{2+} 涌入肌质。此外，肌原纤维之间还有大量线粒体、糖原以及少量脂滴，肌质内还有可与氧结合的肌红蛋白。

三、骨骼肌纤维的收缩原理

骨骼肌收缩的机制目前被广泛接受的是肌丝滑动学说（sliding filament hypothesis）。其过程大致如下：①运动神经末梢将神经冲动传递给肌膜；②肌膜的兴奋性经横小管传递到肌质网三联体部位，雷诺丁受体钙释放通道开放，大量 Ca^{2+} 涌入肌质；③ Ca^{2+} 与肌钙蛋白结合，引起肌钙蛋白、原肌球蛋白发生构型或位置变化，暴露出肌动蛋白上与肌球蛋白分子头部结合的位点，两者迅速结合；④ ATP 分解并释放能量，肌球蛋白的头及杆发生屈动，将肌动蛋白链向 M 线牵引（图6-7）；⑤细肌丝在粗肌丝之间向 M 线滑动，I 带变窄，A 带长度不变，但 H 带因细肌丝的插入而变窄甚至消失，肌节缩短，肌纤维收缩；⑥收缩结束后，肌质内的 Ca^{2+} 被泵入肌质网，肌钙蛋白等恢复原来的构型，原肌球蛋白恢复原位又掩盖肌动蛋白位点，一个新的 ATP 与肌球蛋白分子的头部结合，肌球蛋白分子头部与肌动蛋白脱离接触，细肌丝退回原处，肌节恢复原来舒张时的长度，肌纤维处于松弛状态（图6-8，图6-9）。

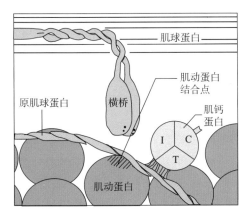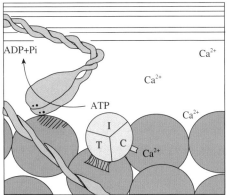

图 6-8　骨骼肌纤维收缩的分子结构模式图

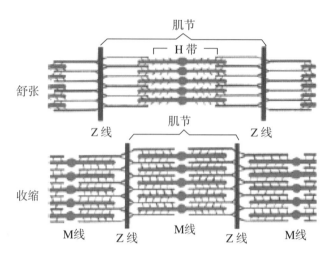

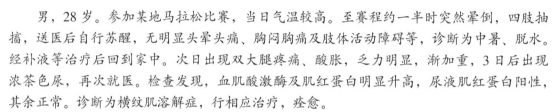

图 6-9　骨骼肌肌节收缩的结构模式图

案例 6-2

案例解析

男，28 岁。参加某地马拉松比赛，当日气温较高。至赛程约一半时突然晕倒，四肢抽搐，送医后自行苏醒，无明显头晕头痛、胸闷胸痛及肢体活动障碍等，诊断为中暑、脱水。经补液等治疗后回到家中。次日出现双大腿疼痛、酸胀，乏力明显，渐加重，3 日后出现浓茶色尿，再次就医。检查发现，血肌酸激酶及肌红蛋白明显升高，尿液肌红蛋白阳性，其余正常。诊断为横纹肌溶解症，行相应治疗，痊愈。

分析： 骨骼肌纤维周期性横纹的组织结构。

框 6-1　骨骼肌细胞

　　骨骼肌细胞来源于生肌节、体壁中胚层及鳃弓的间充质细胞。间充质细胞首先分化为单核、梭形、有突起的成肌细胞（myoblast），然后快速分裂增殖，排列成束，并相互融合形成长柱状的多核细胞，称为"肌管（myotube）"。肌管细胞内出现肌原纤维，细胞形态也逐渐变长，多个细胞核排列在细胞中央，而周围的成肌细胞继续加入肌管。随着肌管细胞内肌原纤维增多，原本居中的细胞核移向周边，肌管逐渐发育成为骨骼肌细胞。微管在骨骼肌细胞发育为长纤维状的过程中起着关键性的作用。早期成肌细胞含少量与细胞长轴平行的微管，当肌管细胞形成时，微管增多。若在细胞培养液中加入可破坏微管的秋水仙碱，就不能形成长纤维状的肌细胞，而出现球形肌细胞。

　　一般认为骨骼肌细胞在出生后不再增多，但其直径和长度随着机体发育而增加。肌细胞可合成新的肌丝附加到原有的肌原纤维，而肌原纤维的直径增加到一定程度时，可纵向分离产生新的肌原纤维。在骨骼肌纤维表面，有一种扁平形、有突起的肌卫星细胞（muscle satellite cell），在骨骼肌发育或当肌纤维受损伤时，肌卫星细胞可增殖分化为类似胚胎时期的成肌细胞，与原有肌纤维融合，不但增加肌细胞直径，而且增加肌细胞核数量，参与肌纤维的修复。目前认为肌卫星细胞是骨骼肌中的干细胞。

（徐　健　贺　军）

第二节　骨骼肌的收缩机制

人体各种形式的运动都是靠肌肉收缩完成的。肌细胞（肌纤维）收缩的实现是粗、细肌丝滑行的结果。收缩速度及力量的大小受负荷等因素的影响。骨骼肌是随意肌，其兴奋是由支配其的运动神经传递而来的。

一、骨骼肌神经－肌肉接头的传递

骨骼肌的活动受运动神经支配，当支配骨骼肌的神经兴奋时，通过神经 - 肌肉接头传递，使骨骼肌兴奋而发生收缩。

（一）骨骼肌神经－肌肉接头的结构

每一个骨骼肌细胞上都有神经 - 肌肉接头（neuromuscular junction，图 6-10），由躯体运动神经纤维以裸露的轴突末梢嵌入到肌细胞终板膜凹陷中而形成。神经 - 肌肉接头可分为三部分：①接头前膜：即与终板膜最接近的神经纤维末梢膜；②接头后膜：即肌细胞的终板膜；③接头间隙：接头前膜与接头后膜不直接接触，二者的间隙即为接头间隙，间隙内为细胞外液。神经末梢内含有大量囊泡，囊泡内为乙酰胆碱，可在神经冲动到达时通过胞吐方式，以囊泡为单位"倾囊"释放；接头后膜分布着乙酰胆碱（acetylcholine，ACh）特异性受体，即化学门控的乙酰胆碱受体通道。通道开放时可允许 Na^+、K^+ 甚至少量 Ca^{2+} 通过。

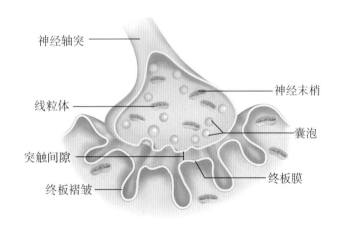

神经轴突

线粒体

突触间隙

终板褶皱

神经末梢

囊泡

终板膜

图 6-10　骨骼肌神经 - 肌肉接头的结构

（二）骨骼肌神经－肌肉接头的传递过程

当神经冲动沿轴突传导到神经末梢时，神经末梢去极化，膜上的电压门控 Ca^{2+} 通道开放，Ca^{2+} 进入膜内（胞外 Ca^{2+} 浓度大于胞内），促使囊泡向突触前膜内侧移动，并与其融合。再通过出胞作用将囊泡中的 ACh 分子以量子式释放（每个囊泡中的 ACh 量被看作 1 个量子，其中的量通常是相当恒定的。释放时以囊泡为单位，倾囊释放）进入突触间隙。当 ACh 通过突触间隙扩散到达终板膜时，与集中于该处的 ACh 门控的离子通道结合，引起蛋白质构象变化，通道开放，引起 Na^+ 内流和 K^+ 外流。由于 Na^+ 的驱动力大于 K^+ 外流，故主要是 Na^+ 内流和少量 K^+ 外流，总的结果是使终板膜处原有的静息电位绝对值减小，终板膜出现去极化，这一去极化电位称为终板电位（endplate potential，EPP），约 60 mV。终板电位以电紧张的形式影响邻近的肌细胞膜，使其去极化而达到阈电位时，引起膜上电压门控 Na^+ 通道激活，诱发肌细胞膜产生动作电位，从而完成神经纤维和肌细胞之间的信息传递。

上述传递过程可简述如下：神经冲动沿轴突传导到神经末梢→突触前膜去极化→电压门控 Ca^{2+} 通道开放→ Ca^{2+} 内流→ ACh 释放→通过接头间隙扩散到终板膜→与终板膜化学门控离子通道（ACh 受体）结合→终板膜处 Na^+ 内流大于 K^+ 外流→终板电位（去极化电位）→使周围肌细胞膜上的钠通道去极化达到阈电位→肌细胞膜产生动作电位。

在安静情况下，即神经末梢没有动作电位到达时，也可以有极少量的 ACh 小泡释放，但这种释放属于自发释放，只能使终板膜产生 0.4 mV 的微终板电位，与神经 - 肌肉接头传递无关。当神经末梢动作电位到达时，一个神经冲动可以使 100 ～ 300 个囊泡（每个囊泡中有 5000 ～ 10 000 个 ACh 分子）几乎同时将其中的 ACh 分子释放到接头间隙，使终板膜产生约 60 mV 的终板电位，超过引起 Na^+ 通道兴奋所需电位的 3 ～ 4 倍，从而产生动作电位。

框 6-2　骨骼肌神经 - 肌肉接头处的兴奋传递

骨骼肌神经 - 肌肉接头处的兴奋传递通常是一对一的，即运动纤维每出现一次神经冲动到达末梢，都能"可靠地"使肌细胞兴奋一次，诱发一次收缩。但 ACh 在刺激终板膜产生终板电位的同时，可被终板膜表面的胆碱酯酶迅速分解，故终板电位的持续时间是很短暂的。

（三）骨骼肌神经 – 肌肉接头传递的特点

与神经纤维动作电位传导相比较，骨骼肌神经 - 肌肉接头传递有以下特点：①化学传递：神经与肌细胞之间的信息传递，是通过神经末梢释放化学物质 ACh 进行的，是以化学物质为中介的传递；②单向传递：兴奋只能由运动神经末梢传向肌肉，而不能进行相反方向的传递；③时间延搁：兴奋通过神经 - 肌肉接头处至少需要 0.5 ～ 1.0 ms，比兴奋在同一细胞上传导同样距离所用时间要长得多，因为神经 - 肌肉接头处的传递过程包括乙酰胆碱的释放、扩散以及与终板膜上通道蛋白质分子的结合等；④易受药物或其他环境因素变化的影响：如细胞外液的 pH 值、温度、药物和细菌毒素等均可影响骨骼肌神经 - 肌肉接头的兴奋传递。

二、骨骼肌细胞的兴奋 – 收缩耦联

骨骼肌细胞膜的动作电位通过兴奋 - 收缩耦联（excitation-contraction coupling）触发肌丝滑行，从而实现肌肉的收缩。

兴奋 - 收缩耦联是指动作电位引起胞质内 Ca^{2+} 浓度的变化，进而触发肌肉收缩的过程。包括以下 3 个步骤：①肌膜的动作电位沿着凹入肌细胞内部的横管膜传播，激活邻近终池的 Ca^{2+} 释放通道（图 6-11）；② Ca^{2+} 释放通道开放后，终池内高浓度的 Ca^{2+} 进入胞质，胞质内的 Ca^{2+} 浓度由静息时的 0.1 mol/L 升高至 1 ～ 10 mol/L（10 ～ 100 倍）；③胞质内的 Ca^{2+} 浓度升高，促使 Ca^{2+} 与肌钙蛋白结合并引发肌丝滑行。

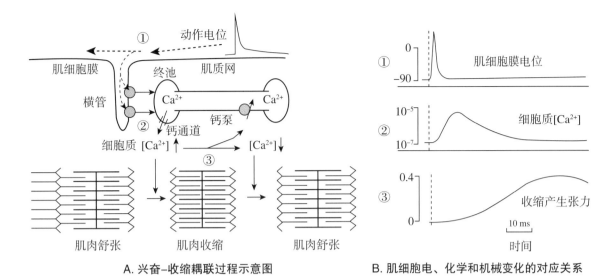

图 6-11 骨骼肌的兴奋 - 收缩耦联

①肌细胞膜动作电位传导到横管，激活邻近终池的 Ca^{2+} 通道；②终池中的 Ca^{2+} 进入胞质；③触发肌丝滑行，出现肌肉收缩。最后，终池的钙泵被胞质中的高 Ca^{2+} 浓度激活，Ca^{2+} 回到终池，胞质中 Ca^{2+} 浓度下降，肌肉舒张

三、骨骼肌的收缩形式

（一）等长收缩和等张收缩

肌肉收缩的效能表现为收缩时产生的张力和（或）收缩，以及它们变化的速度。

如果肌肉收缩时，没有长度的变化，只有张力的变化，称为等长收缩（isometric contraction），如维持站立姿势的肌肉（颈后部肌肉、小腿的比目鱼肌等）活动以及用手提重物时，因重量太重提不起来，手臂仍处于伸直的收缩过程。而一些与肢体运动和关节屈曲有关的肌肉，则主要表现为肌肉的长度变化，在这个过程中肌肉产生的张力不变（因在这一过程中阻碍其收缩的阻力不变），称为等张收缩（isotonic contraction）。如用手从地面提起一个很轻（几乎无重量）的物体时，前臂从伸直拿起物体到屈肘至 90° 的过程中，肌肉明显缩短了，但其产生的张力均与物体重量相等（张力不变）。

人体骨骼肌的收缩大多数情况下是既有张力的变化又有长度的变化，是混合式的。

（二）单收缩与强直收缩

肌肉受到一次阈上刺激，引起一个单收缩（twitch），包括先出现的收缩期和随后出现的完全舒张期。骨骼肌收缩的形式可因其刺激频率不同，从而引起动作电位的频率不同（兴奋的程度不同），因而具有单收缩、不完全强直收缩（incomplete tetanus）和完全强直收缩（complete tetanus）。一次动作电位可以引起一个单收缩；如果连续给予两个刺激，第二个刺激引起的动作电位出现在第一个刺激引起收缩的舒张期内，则会在此基础上引起新的收缩，称为不完全强直收缩；此时收缩曲线呈锯齿状；如果提高刺激频率，下一次兴奋落在前一次收缩过程的收缩期，则可出现收缩曲线呈圆滑的完全性强直收缩（图 6-12）。通常所说的强直收缩是指完全强直收缩。不完全强直收缩与完全强直收缩均属于复合收缩。完全强直收缩产生的张力较大（在等长收缩时，可以达到单收缩的 3 ～ 4 倍）。

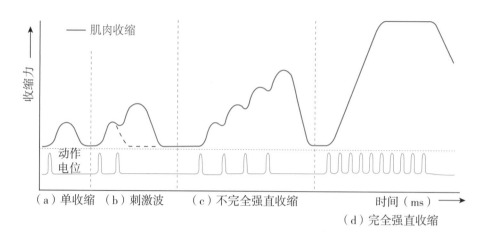

图 6-12　不同频率刺激引起的肌肉收缩形式
下线表示肌肉的动作电位；上线表示肌肉收缩的机械变化（曲线向上为收缩，向下为舒张）

　　在体内，从躯体运动神经传导到骨骼肌的神经冲动一般都不是单个的，而是成串的，并且其频率足以引起骨骼肌强直收缩，故在体的骨骼肌收缩的形式一般都是完全强直收缩。

四、影响骨骼肌收缩的主要因素

　　骨骼肌收缩效能受到一些肌肉以外因素（如前负荷或后负荷）以及肌肉内部因素（如肌肉收缩能力）的影响。

（一）前负荷

　　骨骼肌的前负荷指肌肉收缩前承受的负荷。在一定范围内肌肉的前负荷与初长度呈正比。以收缩前的初长度表示前负荷而得出的长度 - 张力关系曲线（图 6-13）表明，骨骼肌存在一个最适初长度（optimal initial length），即在这一长度时，肌肉收缩可以产生最大的主动张力；如大于或小于这个初长度，肌肉收缩时产生的张力就会下降。其原因为：初长度不同时，肌小节中粗、细肌丝相互作用的长度也不同。肌小节在最适初长度（2.0 ~ 2.2 μm）时，粗、细肌丝处于最适重叠状态，所有的横桥都处于能与细肌丝重叠并可能相互作用的位置，所以肌肉等长收缩时产生的主动张力可达最大值。最适初长度也称为最适前负荷。

（二）后负荷

　　后负荷（afterload）指肌肉收缩时所承受的负荷。肌肉收缩时要克服后负荷的阻力，故产生的张力总是与后负荷大小相等。实验证明，当进行等张收缩时，随着后负荷的增加（肌肉收缩张力增加），肌肉缩短速度减慢（图 6-14）。当后负荷为 0 时（几乎不需克服阻力），肌肉缩短可达最大速度（V_{max}）；而当后负荷增大到使肌肉产生最大收缩张力（P_0）时，则不能再缩短。
　　后负荷不仅影响张力和收缩速度，还影响肌肉等张收缩开始时间（等长收缩的时间）及缩短程度。后负荷过大时，虽然肌肉的张力增大，但等张收缩开始的时间推迟（至少要等待收缩产生的张力超过后负荷时），缩短程度和速度将明显减小，不利于做功；而后负荷过小时，虽然等张收缩开始时间提前，缩短程度和速度大，但产生的张力小，也不利于做功。

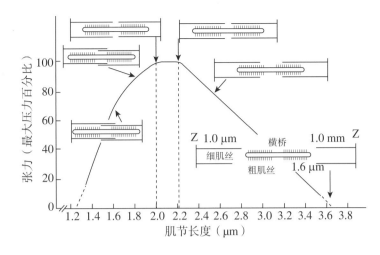

图 6-13　骨骼肌的长度张力曲线
图示为不同初长度对肌肉收缩张力的影响

（三）骨骼肌的收缩能力

骨骼肌的收缩能力（contractility）指与负荷无关的、决定肌肉收缩效能的内在特性。肌肉收缩能力提高后，收缩时产生的张力和（或）等张收缩的程度和速度都会提高。这种内在的特性主要取决于兴奋 - 收缩耦联过程中胞质内 Ca^{2+} 的水平和粗肌丝的 ATP 酶活性等。许多神经递质、体液物质、病理因素和药物都可对其进行调节，从而影响肌肉的收缩能力。

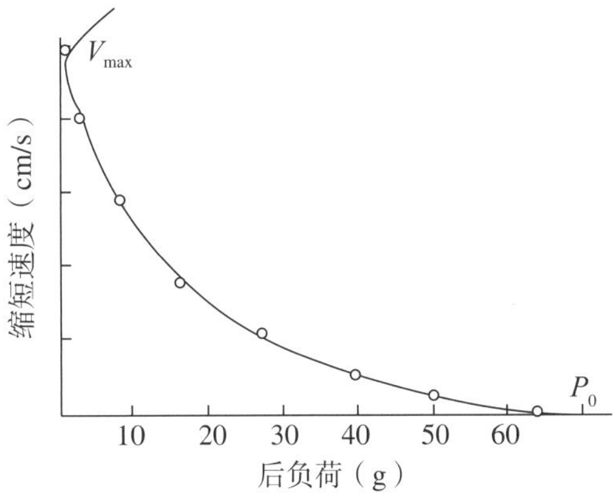

（四）骨骼肌收缩的总和

图 6-14　骨骼肌的张力 - 速度曲线
图示肌肉后负荷与缩短速度呈反变关系

骨骼肌收缩的总和是中枢神经系统调节骨骼肌收缩效能的方式，包括多纤维总和（multiple fiber summation）和频率总和（frequency summation）两种形式。多纤维总和也称空间总和，是指运动神经元通过改变参与同步收缩运动单位的数目，进而调节骨骼肌收缩效能的方式。一个 α 运动神经元及其轴突所支配的全部肌纤维是骨骼肌收缩的基本运动单位（motor unit）。运动单位的大小取决于 α 运动神经元轴突末梢分支的数量。多纤维总和调节方式依照大小原则进行，即当骨骼肌收缩强度较弱时，仅有小的运动单位参与，随着收缩强度逐渐加强，较大的运动单位也开始参与收缩，参与的运动单位数目亦逐渐增多；而当骨骼肌舒张时，最大的运动单位优先停止收缩，最小的运动单位则最后停止收缩。这种方式不仅能有效地调控骨骼肌的收缩强度，也有利于对精细活动的调节。频率总和也称为时间总和，是指运动神经元通过改变动作电位发放频率调节骨骼肌收缩形式和效能的方式（详见上文"单收缩与强直收缩"）。

（宋德懋　刘建新）

第三节　躯　干　肌

躯干肌主要包括颈肌、背肌、胸肌、膈、腹肌和盆底肌。

一、颈肌

颈肌依其位置由浅入深可分为颈浅肌群、舌骨上肌群、舌骨下肌群和颈深肌群。

（一）颈浅肌群

1. 颈阔肌（platysma） 为扁薄的皮肌（图 6-15），位于颈前部两侧的浅筋膜内。收缩时拉口角向下，并使颈部皮肤出现皱褶。

2. 胸锁乳突肌（sternocleidomastoid） 位于颈侧部、颈阔肌深面（图 6-16），起于胸骨柄和锁骨内侧端，向后上止于乳突。一侧收缩使头向同侧倾斜，脸转向对侧；两侧收缩使头后仰。

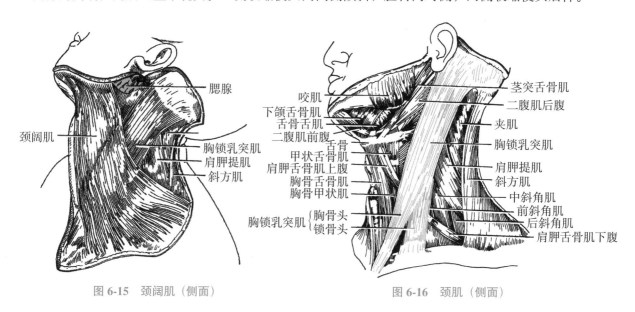

图 6-15　颈阔肌（侧面）　　　　　　　图 6-16　颈肌（侧面）

（二）舌骨上、下肌群

1. 舌骨上肌群 位于舌骨与下颌骨及颅底之间（图 6-16，图 6-17）。每侧有 4 块肌，包括：二腹肌、下颌舌骨肌、颏舌骨肌和茎突舌骨肌。其作用为参与构成口腔底和上提舌骨。如舌骨固定可拉下颌骨向下。

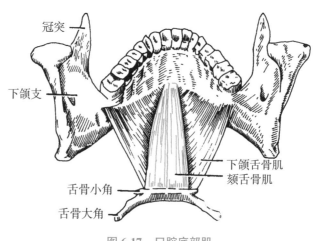

图 6-17　口腔底部肌

2. 舌骨下肌群 位于舌骨下方、颈前正中线两侧（图 6-16，图 6-17）。每侧各有 4 块肌，包括：胸骨舌骨肌、肩胛舌骨肌、胸骨甲状肌和甲状舌骨肌。它们的共同作用是下降舌骨和喉，其中甲状舌骨肌在吞咽时可提喉向上。

（三）颈深肌群

颈深肌群主要包括前、中、后斜角肌（图 6-18），位于脊柱颈段两侧，均起自颈椎横突，前斜角肌和中斜角肌止于第 1 肋，后斜角肌止于第 2 肋。收缩时可上提第 1、2 肋，助深吸气。前、中斜角肌与第 1 肋之间的空隙称为**斜角肌间隙**，有锁骨下动脉和臂丛神经通过。

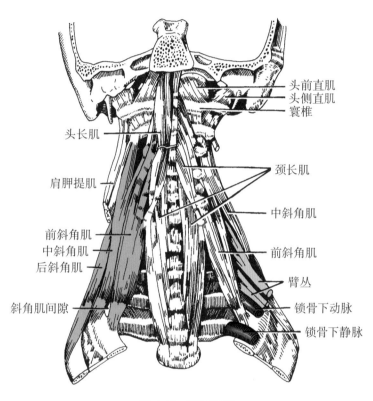

图 6-18 颈深肌群

二、背肌

背肌位于躯干的后面，分浅、深两群。

（一）浅群

背肌浅群主要是斜方肌和背阔肌，它们均起于脊柱，止于上肢带骨和肱骨（图 6-19）。

1. 斜方肌（trapezius） 位于项部和背上部，呈三角形，两侧合在一起为斜方形，起点很广，从枕外隆凸直达第 12 胸椎的棘突，肌束向外集中，止于锁骨外侧 1/3、肩峰和肩胛冈。该肌上部肌束收缩可上提肩胛骨，下部肌束可使肩胛骨下降，中部肌束或全肌收缩可拉肩胛骨向脊柱靠拢。

2. 背阔肌（latissimus dorsi） 为全身最大的阔肌，位于背的下部和胸的后外侧，以腱膜起于下 6 个胸椎和全部腰椎的棘突、骶正中嵴和髂嵴后部，肌束向外上方集中，止于肱骨小结节下方。收缩时可使臂内收、内旋和后伸，如背手姿势。当上肢上举固定时，可引体向上。

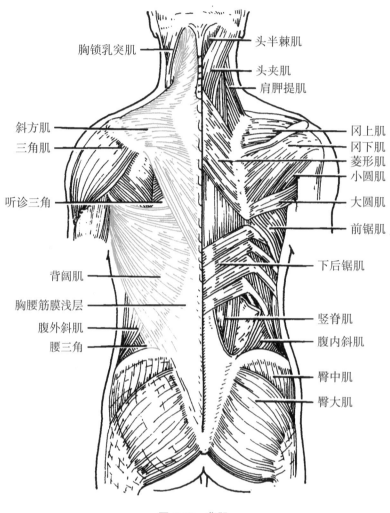

图 6-19　背肌

（二）深群

背肌深群位于脊柱两侧的纵沟内，为数众多，其浅层主要是竖脊肌，深层为节段性明显的许多短肌（图 6-19）。

竖脊肌（erector，spinae）又称骶棘肌，位于浅层肌的深面、脊柱两侧的沟中，为背肌中最长、最强大者。起于骶骨背面和髂嵴后部，向上分出很多肌束沿途止于椎骨、肋骨和颞骨乳突。一侧收缩可使脊柱侧屈，两侧收缩使脊柱后伸并仰头。

胸腰筋膜包绕竖脊肌，形成该肌的鞘，分前、后两层，后层在腰部显著增厚，并与背阔肌的腱膜紧密结合。

▎三、胸肌

胸肌分为胸上肢肌和胸固有肌。

（一）胸上肢肌

胸上肢肌均起自胸廓外面，止于上肢带骨和肱骨（图 6-20，图 6-21）。

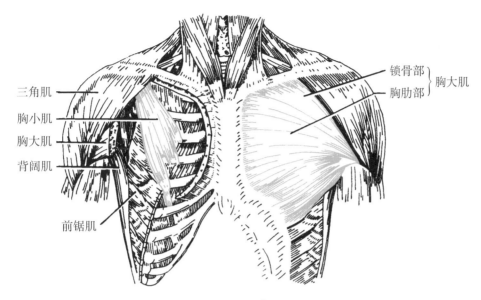

图 6-20　胸肌

1. 胸大肌（pectoralis major）　位于胸前壁上部，呈扇形。起于锁骨内侧半、胸骨和上部肋软骨。肌束向外聚合以扁腱止于肱骨大结节下方。作用为使臂内收、旋内和前屈。如上肢上举固定，则可引体向上，并可提肋助吸气。

2. 胸小肌（pectoralis minor）　位于胸大肌深面，呈三角形，起于第 3 ～ 5 肋，止于肩胛骨喙突。作用为拉肩胛骨向前下方。肩胛骨固定时，可提肋助吸气。

3. 前锯肌（serratus anterior）　位于胸廓侧面，以肌齿起于第 1 ～ 8（或 9）肋，肌束斜向后上内方，经肩胛骨前面，止于肩胛骨内侧缘和下角。作用为拉肩胛骨向前，并使肩胛骨紧贴胸廓；其下部肌束可使肩胛骨旋外，协助举臂。

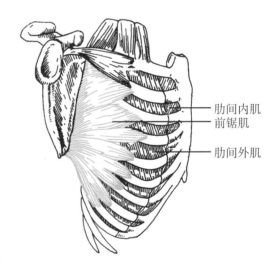

图 6-21　前锯肌

（二）胸固有肌

胸固有肌参与构成胸壁，主要包括肋间外肌和肋间内肌（图 6-21）。

1. 肋间外肌（intercostales externi）　位于各肋间隙的浅层，肌束斜向前下，止于下一肋骨的上缘，作用为提肋助吸气。

2. 肋间内肌（intercostales interni）　位于肋间外肌的深面，肌束起于下位肋骨的上缘，斜向前上，止于上位肋骨的下缘；走行方向与肋间外肌垂直，作用为降肋助呼气。

四、膈

膈（diaphragm）位于胸、腹腔之间，构成胸腔的底和腹腔的顶（图 6-22）。膈为凸向上、穹窿形的扁薄阔肌。其周围部分为肌性部，起自胸廓下口，即剑突后面、下 6 对肋的内面以及以左、右膈脚起于上位的第 2、3 腰椎体前面，肌束向中央会聚，移行为肌腱，称为中心腱。

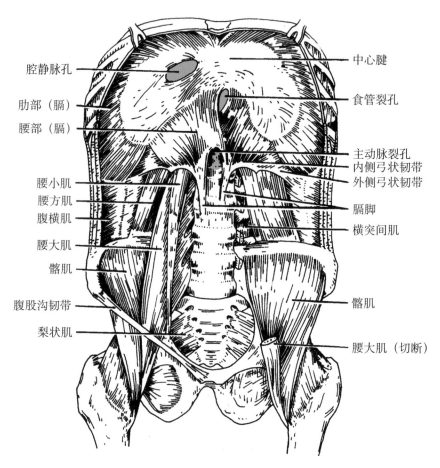

左侧标注（自上而下）：
腔静脉孔
肋部（膈）
腰部（膈）
腰小肌
腰方肌
腹横肌
腰大肌
髂肌
腹股沟韧带
梨状肌

右侧标注（自上而下）：
中心腱
食管裂孔
主动脉裂孔
内侧弓状韧带
外侧弓状韧带
膈脚
横突间肌
髂肌
腰大肌（切断）

图 6-22　膈和腹后壁肌

膈有 3 个裂孔：在第 12 胸椎前方，左右膈脚之间为**主动脉裂孔**（aortic hiatus），有降主动脉和胸导管通过；在主动脉裂孔的左前方，约平第 10 胸椎高度有**食管裂孔**（esophageal hiatus），有食管和迷走神经通过；在食管裂孔的右前方，约平第 8 胸椎高度的中心腱上有**腔静脉孔**（vena caval foramen），有下腔静脉通过。

膈为主要的呼吸肌，收缩时膈穹窿下降，增大胸腔容积以助吸气；松弛时穹窿上升恢复原位，胸腔容积减小以助呼气。膈与腹肌同时收缩，可增加腹压，以协助排便、分娩及呕吐等活动。

框 6-3　胸肋三角和腰肋三角

膈的肌纤维三部起点之间通常有三角形小区，无肌纤维，仅覆以结缔组织，为薄弱区。其中胸骨部与肋部之间为胸肋三角。腹部脏器可能经此突入胸腔形成膈疝。腰肋三角是膈肌腰部即外侧脚与肋部之间的三角形空隙。仅隔以膈上、下筋膜及膈胸膜及壁腹膜，是膈的薄弱点，易致膈疝，也是胸、腹腔感染蔓延的通道之一。

五、腹肌

腹肌参与构成腹壁，分为前外侧群和后群。

（一）前外侧群

前外侧群构成腹腔的前外侧壁，包括腹外斜肌、腹内斜肌、腹横肌和腹直肌（图6-23，图6-24）。

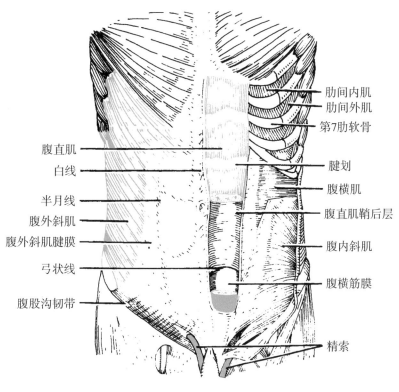

图 6-23 腹前壁肌

1. 腹直肌（rectus abdominis） 位于腹前正中线两侧，为一对长带状肌，表面被腹直肌鞘包裹。腹直肌起于耻骨嵴，向上止于剑突和第 5 ~ 7 肋软骨的前面，全长被 3 ~ 4 个腱划分成数个肌腹。腱划与腹直肌鞘的前层愈着紧密。

2. 腹外斜肌（obliquus externus abdominis） 为宽阔的扁肌，位居腹前外侧壁最浅层，以肌齿起于下 8 个肋骨外面，纤维向前内下走行，后下部肌束止于髂嵴前部，余部肌束移行为腱膜，经腹直肌前面至腹前正中线处的白线。腹外斜肌腱膜的下缘增厚卷曲，附于髂前上棘和耻骨结节之间，称为**腹股沟韧带**（inguinal ligament），该韧带的内侧端有部分腱纤维转向后下，止于耻骨梳，称为**腔隙韧带**（陷窝韧带）。在耻骨结节外上方，腱膜形成一个近似三角形的裂孔，为腹股沟管**浅环**（皮下环）。

3. 腹内斜肌（obliquus internus abdominis） 在腹外斜肌深面。起于胸腰筋膜、髂嵴和腹股沟韧带外侧半，大部分肌束斜向内上并移行为腱膜。在腹直肌外侧缘处，腹内斜肌腱膜分为前、后两层包裹腹直肌至腹前正中线，止于白线。腹内斜肌下部肌束形成弓状下缘，越过男性精索（女性子宫圆韧带）向内移行为腱膜，与腹横肌腱膜的下部会合，形成腹股沟镰（inguinal falx），又称**联合腱**（conjoined tendon），止于耻骨梳内侧端。男性腹内斜肌最下部的少量肌纤维包绕精索和睾丸入阴囊，称为**提睾肌**（cremaster），收缩时可上提睾丸。

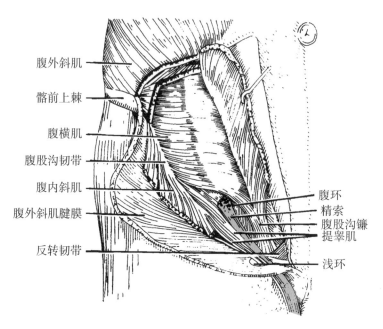

腹外斜肌
髂前上棘
腹横肌
腹股沟韧带
腹内斜肌
腹外斜肌腱膜
反转韧带

腹环
精索
腹股沟镰
提睾肌
浅环

图 6-24　腹前壁下部肌

4. 腹横肌（transversus abdominis） 位于腹内斜肌深面。起于下 6 肋内面、胸腰筋膜、髂嵴和腹股沟韧带外侧 1/3，纤维横行向内，移行为腱膜，经腹直肌后面止于白线。其下部肌束和腱膜也分别参与提睾肌和腹股沟镰的构成。

腹前外侧群肌的作用为保护腹腔脏器，维持腹内压，保持腹腔脏器位置的固定。腹肌收缩时可增加腹压，协助排便、呕吐及分娩等；也可降肋以助深呼气和咳嗽；腹肌的协调收缩可使脊柱前屈、侧屈和旋转。

（二）后群

腰方肌（quadratus lumborum）位于腹后壁、脊柱两侧，呈长方形（图 6-22）。起于髂嵴，止于第 12 肋和腰椎横突。作用为降第 12 肋，单侧收缩可使脊柱侧屈。

（三）腹壁的肌间结构

1. 腹直肌鞘（sheath of rectus abdominis） 由腹外侧壁 3 层阔肌的腱膜构成（图 6-23，图 6-25），分前、后两层：前层由腹外斜肌腱膜与腹内斜肌腱膜的前层构成；后层由腹内斜肌腱膜后层和腹横肌腱膜构成。在脐下 4 ~ 5 cm 处以下，鞘的后层全部转至腹直肌的前面，后层缺如，这样腹直肌鞘后层下缘游离，称为弓状线或半环线，此线以下腹直肌后面直接与腹横筋膜相贴。

2. 白线（white line） 位于腹前壁正中线上，由两侧的腹直肌鞘纤维相互交织而成，张于剑突与耻骨联合之间。白线上宽下窄，坚韧而少血管，常作为腹部手术入路。白线中部在脐周围形成脐环，此处为腹壁的一个薄弱点，如腹腔脏器由此膨出，即形成脐疝。

3. 腹股沟管（inguinal canal） 位于腹股沟韧带内侧半的上方，为腹前壁下部肌和腱膜之间的潜在裂隙，长 4 ~ 5 cm，由外上斜向内下。管有两口四壁：内口称为腹股沟管深（腹）环（deep in-urinal ring），在腹股沟韧带中点上方约 1.5 cm 处，是由腹横筋膜向外形成的凸口；外口称腹股沟管浅（皮下）环（superficial inguinal ring），在耻骨结节外上方，为腹外斜肌腱膜的裂孔；前壁为腹外斜肌腱膜，后壁为腹横筋膜和腹股沟镰，上壁为腹内斜肌和腹横肌的弓状下缘，下壁为腹股沟韧带。通过管的结构：男性为精索，女性为子宫圆韧带。腹股沟管是腹壁的薄弱区，是疝的好发部位。

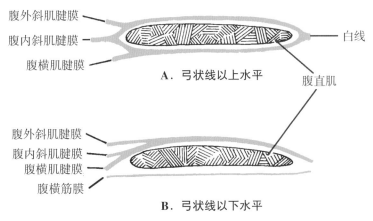

图 6-25 腹前壁横断面示腹直肌鞘

案例 6-3

男童，6 岁。每当运动之后，便在阴囊附近发现一个肿块，休息一晚后自行消失。

请从解剖学角度分析：

1. 该患儿可能患有哪（些）种疾病？
2. 患儿的疾病是何种结构异常所致？
3. 如何进行鉴别诊断？

案例解析

六、盆底肌

盆底肌及其筋膜分别组成盆膈和尿生殖膈，共同参与封闭骨盆下口；其境界似菱形，分为前部的尿生殖三角和后部的肛门三角，分别有尿道、阴道和肛管通过。

（一）肛门三角肌和盆膈

肛门三角肌主要有肛提肌和肛门外括约肌（图 6-26，图 6-27）。

1. 肛提肌（levator ani） 为一对宽的扁肌，起自骨盆侧壁，止于直肠壁及会阴中心腱至尾骨尖的连线上，呈漏斗状封闭骨盆下口。其主要作用是加强和提起盆底，承托盆腔脏器。

2. 肛门外括约肌（sphincter ani externus） 为环绕肛门的骨骼肌，可随意括约肛门。

肛门三角区的深筋膜中，覆盖于肛提肌上、下面的部分，分别称为盆膈上、下筋膜。盆膈上、下筋膜及其间的肛提肌共同构成**盆膈**（pelvic diaphragm，图 6-28，图 6-29），作为盆腔的底，中央有肛管通过。

（二）尿生殖三角肌和尿生殖膈

尿生殖三角肌可分为浅、深两层。浅层肌包括会阴浅横肌、球海绵体肌和坐骨海绵体肌。深层肌包括会阴深横肌和尿道膜部括约肌（图 6-26，图 6-27）。

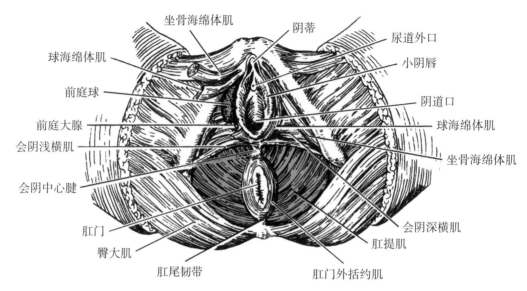

图 6-26 女性会阴肌

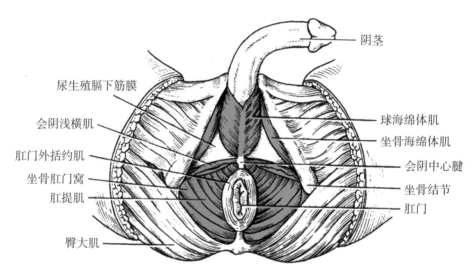

图 6-27 男性会阴肌

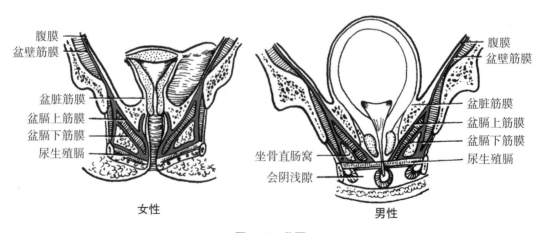

图 6-28 盆膈

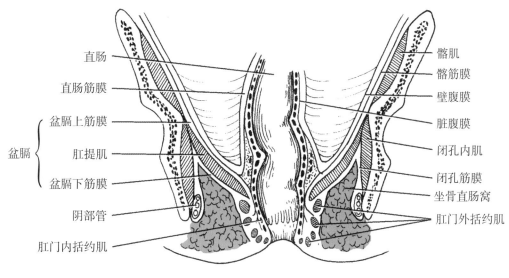

图 6-29　坐骨肛门窝

左侧标注（从上到下）：直肠、直肠筋膜、盆膈上筋膜、肛提肌、盆膈下筋膜、阴部管、肛门内括约肌

"盆膈"标注于：盆膈上筋膜、肛提肌、盆膈下筋膜

右侧标注（从上到下）：髂肌、髂筋膜、壁腹膜、脏腹膜、闭孔内肌、闭孔筋膜、坐骨直肠窝、肛门外括约肌

在尿生殖三角区的深筋膜中，覆盖于会阴深横肌和尿道膜部括约肌上、下面的筋膜，分别称为尿生殖膈上、下筋膜。尿生殖膈上、下筋膜与其间的肌共同构成**尿生殖膈**（urogenital diaphragm），中央有尿道通过，在女性还有阴道通过。

（石献忠　潘爱华）

第四节　头　肌

头肌分为面肌和咀嚼肌两部分。

一、面肌

面肌（facial muscles）又称表情肌，属于皮肌，大多起于颅骨，止于头面部皮肤，呈环形或辐射状排列于眼、耳、鼻、口周围（图 6-30，图 6-31），收缩时牵拉皮肤，开大或关闭孔裂，并可做出喜、怒、哀、乐等各种表情。

（一）颅顶肌

颅顶肌主要指枕额肌，包括位于额部皮下的额腹和位于枕部皮下的枕腹，以及连于两者间的帽状腱膜。额腹收缩可提眉、皱额（框 6-4）。

框 6-4　帽状腱膜

帽状腱膜为坚韧的致密腱膜，前连额肌，后连枕肌。额肌止于眉部浅筋膜和皮肤，枕肌止于上项线。在两侧，腱膜逐渐变薄，延续为附于颞区的颞筋膜浅层。头皮裂伤时，若未伤及腱膜，创口裂开不明显；如横向伤及腱膜，由于枕额肌收缩，则创口较大，缝合头皮时，必须先将腱膜缝好，以减少头皮的张力，利于创口愈合。

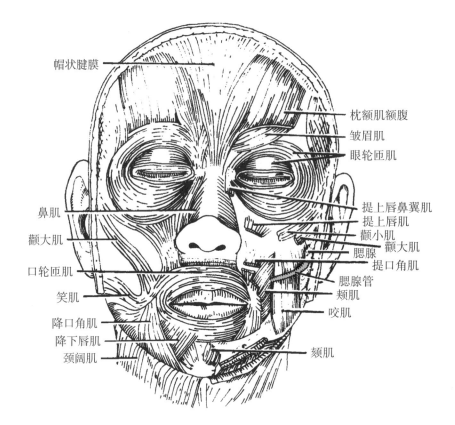

帽状腱膜

枕额肌额腹

皱眉肌

眼轮匝肌

提上唇鼻翼肌

提上唇肌

颧小肌

颧大肌

腮腺

提口角肌

腮腺管

颊肌

咬肌

颏肌

鼻肌

颧大肌

口轮匝肌

笑肌

降口角肌

降下唇肌

颈阔肌

图 6-30 头肌（前面观）

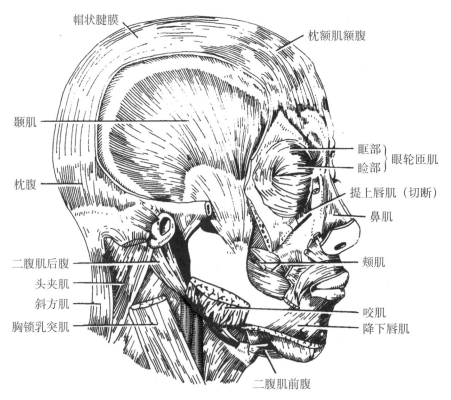

帽状腱膜

枕额肌额腹

颞肌

眶部
睑部　眼轮匝肌

提上唇肌（切断）

鼻肌

颊肌

咬肌

降下唇肌

枕腹

二腹肌后腹

头夹肌

斜方肌

胸锁乳突肌

二腹肌前腹

图 6-31 头肌（侧面观）

（二）眼轮匝肌

眼轮匝肌呈环形，位于眼裂周围，收缩时主要可闭合眼裂。

（三）口周围肌

口周围肌包括环形肌和辐射状肌。环形肌为口轮匝肌，环绕口裂，收缩时可闭口；辐射状肌数目较多，以口裂为中心呈辐射状排列，收缩时可提上唇，降下唇，牵拉口角向上、向下或向外。其中颊肌还有协助咀嚼和吸吮的功能。

二、咀嚼肌

咀嚼肌都止于下颌骨，参加咀嚼运动。包括以下几种（图6-31，图6-32）。

（一）咬肌

咬肌（masseter）呈长方形，起自颧弓，向下止于下颌支和下颌角的外面。

（二）颞肌

颞肌（temporalis）起自颞窝，肌束呈扇形向下会聚，经颧弓深方止于下颌骨的冠突。

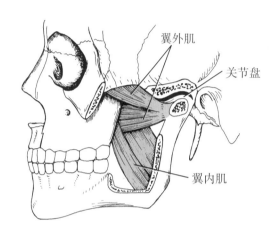

图6-32 翼内肌和翼外肌

（三）翼内肌

翼内肌（medial pterygoid）位于下颌支深面。起自蝶骨的翼突，向下外止于下颌支和下颌角的内面。

（四）翼外肌

翼外肌（lateral pterygoid）在颞下窝内。起自蝶骨大翼下面及翼突外侧面，向后向外，止于下颌颈。

咀嚼肌的作用：咬肌、颞肌、翼内肌都可上提下颌骨（闭口）；两侧翼外肌收缩，使下颌骨前伸；颞肌后部纤维可拉下颌骨向后；一侧翼外肌收缩，可使下颌骨向对侧做侧方运动。

（石献忠　潘爱华）

第五节　上　肢　肌

上肢肌按其所在位置分为上肢带肌、臂肌、前臂肌和手肌。

一、上肢带肌

上肢带肌配布于肩关节周围，均起自上肢带骨，止于肱骨，能运动肩关节，并增强肩关节的稳固性（图 6-33）。

（一）三角肌

三角肌（deltoid）呈三角形，位于肩部。起自锁骨外侧段、肩峰及肩胛冈，肌束从前、外、后包绕肩关节，向外下集中止于肱骨体外侧面的三角肌粗隆。主要作用为使臂外展，其前部纤维可使肩关节屈和旋内，而后部纤维能使肩关节伸和旋外。

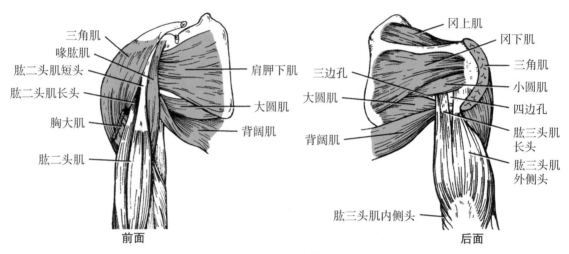

图 6-33　上肢带肌

（二）冈上肌

冈上肌（supraspinatus）被斜方肌覆盖，起于冈上窝，从上方跨过肩关节，止于肱骨大结节。作用：外展肩关节。

（三）冈下肌

冈下肌（infraspinatus）起自冈下窝，部分被斜方肌和三角肌覆盖，经肩关节后方止于肱骨大结节。作用：外旋肩关节。

（四）小圆肌

小圆肌（teres minor）位于冈下肌下方，起自肩胛骨外侧缘背面，经肩关节后方止于肱骨大结节。作用：外旋肩关节。

（五）大圆肌

大圆肌（teres major）位于小圆肌下方，起自肩胛骨下角背面，向外上经肩关节下方绕向前，止于肱骨小结节下方。作用：内收、内旋肩关节。

（六）肩胛下肌

肩胛下肌（subscapularis）起自肩胛下窝，肌束向外上经肩关节前方，止于肱骨小结节。作用：内收、内旋肩关节。

　　肩胛下肌、冈上肌、冈下肌和小圆肌在经过肩关节前方、上方和后方时，有许多腱纤维编入关节囊壁（形成"肌腱袖"），对加固肩关节起重要作用。

二、臂肌

　　臂肌覆盖肱骨，分前、后两群。

（一）前群

　　1. 肱二头肌（biceps brachii）　位于前群肌浅层（图 6-34），起端有长、短二头，长头起于肩胛骨关节盂的上方，短头起于肩胛骨喙突，向下两头合为一个肌腹，经肘关节前方止于桡骨粗隆。作用为屈肘、屈肩。当前臂处于旋前位时，尚能使前臂旋后。

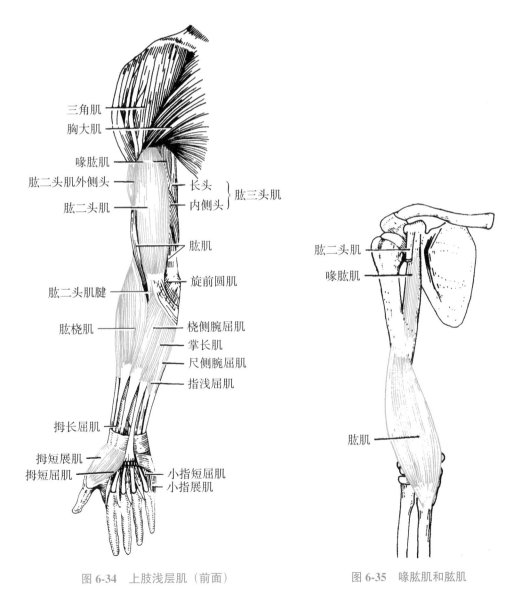

图 6-34　上肢浅层肌（前面）　　　　图 6-35　喙肱肌和肱肌

　　2. 喙肱肌（coracobrachialis）　较弱小，起自肩胛骨喙突（图 6-35），止于肱骨中段内侧，

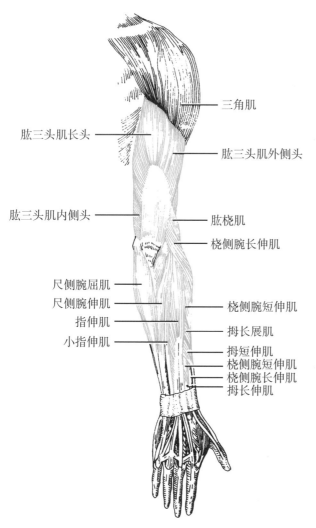

三角肌

肱三头肌长头

肱三头肌外侧头

肱三头肌内侧头

肱桡肌

桡侧腕长伸肌

尺侧腕屈肌

尺侧腕伸肌

指伸肌

小指伸肌

桡侧腕短伸肌

拇长展肌

拇短伸肌
桡侧腕短伸肌
桡侧腕长伸肌
拇长伸肌

图 6-36 上肢浅层肌（后面）

使肩关节内收、前屈。

3. **肱肌**（brachialis） 位于肱二头肌下半部的深面（图 6-35）。起于肱骨体下半部前面，止于尺骨粗隆。作用为屈肘。

（二）后群

后群只有一块肌，即**肱三头肌**（triceps brachii），该肌起端有三个头（图 6-36），长头起于肩胛骨关节盂的下方，外侧头和内侧头均起于肱骨背面。三头合为一个肌腹，以肌腱止于尺骨鹰嘴。肱三头肌的主要作用为伸肘关节；（其）长头收缩可助臂后伸和内收。

三、前臂肌

前臂肌为包绕桡、尺骨的肌肉，可分为前群和后群。

（一）前群

前群肌位于前臂的前面和内侧，共 9 块，由浅至深分 3 层。

1. 浅层（图 6-34） 有 5 块肌，由桡侧向尺侧依次为：**肱桡肌**（brachioradialis）、**旋前圆肌**（pronator teres）、**桡侧腕屈肌**（flexor carpi radialis）、**掌长肌**（palmaris longus）和**尺侧腕屈肌**（flexor carpi ulnaris）。除肱桡肌起于肱骨外上髁上方外，其余均起于肱骨内上髁，多以长腱下行，依次分别止于桡骨茎突、桡骨中部外侧面、掌骨、掌腱膜（手掌深筋膜）和腕骨。肱桡肌可屈肘，掌长肌能屈腕，另三块肌作用与名称相同。

2. 中层（图 6-37） 只有 1 块肌，即**指浅屈肌**（flexor digitorum superficialis）。起于肱骨内上髁及尺、桡骨前面，肌腹向下移行为 4 条肌腱，经腕管（由腕骨沟及架于其上的韧带构成）至手掌，分别止于第 2～5 指中节指骨体的两侧。作用为屈肘、屈腕、屈第 2～5 指掌指关节及近侧指骨间关节。

3. 深层（图 6-37） 有 3 块肌，位于尺侧半的是**指深屈肌**（flexor digitorum profundus），位于桡侧半的是**拇长屈肌**（flexor pollicis longus），两肌均起于前臂骨前面和骨间膜，通过腕管，后者止于拇指远节指骨，作用为屈拇指；前者向下分为 4 个腱，分别止于第 2～5 指远节指骨，作用为屈第 2～5 指，并兼有屈腕和屈掌指关节的作用。在上述两肌的深面，还有一块薄而方形的**旋前方肌**（pronator quadratus），位于尺、桡骨远段前面，起于尺骨，止于桡骨，可使前臂旋前。

（二）后群

后群肌位于前臂后面及外侧，共 10 块肌，分浅、深两层。

1. 浅层（图 6-36） 有 5 块肌，由桡侧向尺侧依次为**桡侧腕长伸肌**、**桡侧腕短伸肌**、**指伸肌**、**小指伸肌**和**尺侧腕伸肌**，各肌共同起于肱骨外上髁，伸腕的 3 块肌止于掌骨，伸指肌向下移行为 4 条长腱，分别止于第 2～5 指的中节和远节指骨后面。各肌作用均与名称相同。

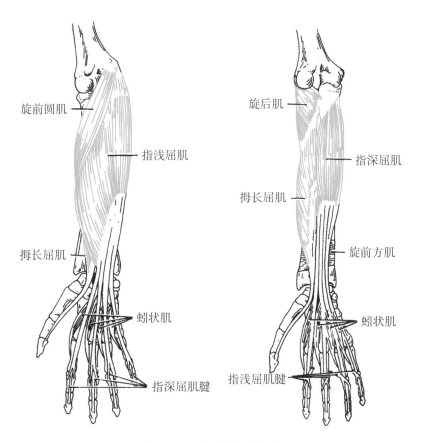

图 6-37　前臂前群深层肌

2. 深层（图 6-38）　有 5 块肌，**旋后肌**（supinator）位置较深，起于肱骨外上髁和尺骨背面，止于桡骨上段前面，作用为使前臂旋后。其余 4 块肌均起自桡、尺骨后面及骨间膜，由桡侧向尺侧依次为：**拇长展肌**、**拇短伸肌**、**拇长伸肌**、**示指伸肌**。以上 4 肌止于拇指或示指，其作用与名称一致。

四、手肌

手肌是一些短小的肌，集中配布于手的掌面，主要运动手指，分为外侧群、内侧群和中间群三群（图 6-39，图 6-40）。

（一）外侧群

在拇指侧形成一个隆起，称为鱼际，共 4 块肌，浅层外侧为**拇短展肌**，内侧为**拇短屈肌**；深层外侧为**拇对掌肌**，内侧为**拇收肌**。各肌作用与名称一致。

（二）内侧群

在小指侧也形成一个隆起，称为小鱼际，为 3 块小肌，浅层内侧为**小指展肌**，外侧为**小指短屈肌**；深层为**小指对掌肌**。各肌作用与名称一致。

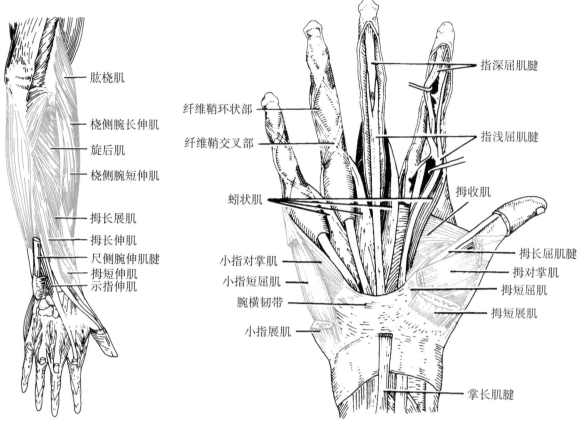

肱桡肌

桡侧腕长伸肌

旋后肌

桡侧腕短伸肌

拇长展肌

拇长伸肌

尺侧腕伸肌腱

拇短伸肌

示指伸肌

指深屈肌腱

纤维鞘环状部

纤维鞘交叉部

指浅屈肌腱

蚓状肌

拇收肌

小指对掌肌

小指短屈肌

拇长屈肌腱

腕横韧带

拇对掌肌

拇短屈肌

拇短展肌

小指展肌

掌长肌腱

图 6-38 前臂后群深层肌

图 6-39 手肌（前面观）

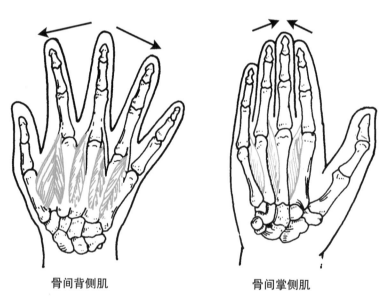

骨间背侧肌

骨间掌侧肌

图 6-40 骨间肌及其作用示意图

（三）中间群

中间群位于手掌中间部分，共 11 块小肌。**蚓状肌** 4 块，可屈第 2 ~ 5 掌指关节、伸指间关节；**骨间掌侧肌** 3 块，可使第 2、4、5 指内收（向中指靠拢）；**骨间背侧肌** 4 块，可使第 2、4 指外展（远离中指）。

　　腋窝（axillary fossa）是位于臂上部内侧和胸外侧壁之间的锥体形腔隙，分为顶、底和前、后、内侧及外侧 4 个壁。前壁为胸大肌、胸小肌等结构；后壁为肩胛下肌、大圆肌、背阔肌和肩胛骨；内侧壁为上胸部和前锯肌；外侧壁为喙肱肌、肱二头肌短头和肱骨。顶即上口，是由锁骨、肩胛骨的上缘和第 1 肋外侧缘围成的三角形腔隙，由颈部通向上肢的腋动、静脉和臂丛等经过此口进入腋窝。其底由腋筋膜和皮肤构成。此外，窝内还有大量的脂肪、淋巴结和淋巴管等。

　　三角胸肌间沟（deltopectoral groove）位于三角肌和胸大肌的锁骨起点之间，为一下部狭窄的裂隙，其中有头静脉穿过。

　　三边孔（trilateral foramen）由上方的肩胛下肌（或小圆肌）、下方的大圆肌和外侧的肱三头肌长头围成，其中有旋肩胛动脉通过。

　　四边孔（quadrilateral foramen）由上方的肩胛下肌（或小圆肌）、下方的大圆肌、外侧的肱骨上端和内侧的肱三头肌长头围成，其中走行旋肱后血管和腋神经。

　　肘窝（cubital fossa）位于肘关节的前方，呈三角形。内侧界为旋前圆肌，外侧界为肱桡肌，上界为肱骨内、外上髁之间的连线。肘窝内通过的结构主要有肱二头肌腱、肱动脉及其分支和正中神经。

　　腕管（carpal canal）位于腕掌侧，由前臂深筋膜在腕部增厚形成的屈肌支持带（腕横韧带）和腕骨沟围成。管内有指浅屈肌腱和指深屈肌腱、拇长屈肌腱和正中神经通过。

（石献忠　潘爱华）

第六节　下　肢　肌

　　下肢肌包括髋肌、大腿肌、小腿肌和足肌。

一、髋肌

　　髋肌位于髋关节周围，分前、后两群。

（一）前群

　　1. 髂腰肌（iliopsoas）　由**髂肌**（iliacus）和**腰大肌**（psoas major）组成（图 6-41），分别起自髂窝和腰椎，向下会合后，经腹股沟韧带深面和髋关节前内侧，止于股骨小转子。可使髋关节前屈和旋外；当下肢固定时可使躯干和骨盆前屈。

　　2. 阔筋膜张肌（tensor fasciae latae）　位于股上部前外侧（图 6-42），起于髂前上棘，向下肌腹被阔筋膜（大腿深筋膜）包裹，以髂胫束止于胫骨外侧髁。作用为紧张阔筋膜并屈髋关节。

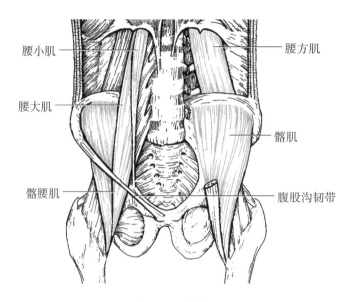

图 6-41 髂腰肌

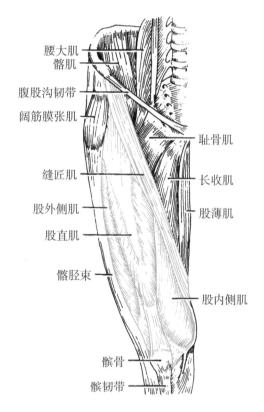

腰大肌
髂肌
腹股沟韧带
阔筋膜张肌
缝匠肌
股外侧肌
股直肌
髂胫束
髌骨
髌韧带

耻骨肌
长收肌
股薄肌
股内侧肌

图 6-42 髋肌和大腿肌前群

（二）后群

后群肌位于臀部，故又称臀肌（图 6-43，图 6-44）。

1. 臀大肌（gluteus maximus） 位于臀部浅层，肥厚、强大，形成臀部膨隆的外形。起于髂骨翼外面和骶骨背面，肌束向外下集中，经髋关节后方止于股骨臀肌粗隆及髂胫束。作用为使髋关节后伸和旋外。

2. 臀中肌（gluteus medius）和臀小肌（gluteus minimus） 后者居前者深方，臀中肌位于臀大肌深方。两肌均起自髂骨外面，向外下止于股骨大转子。二者均能使髋关节外展；两肌的前部和后部纤维还分别可使髋关节旋内和旋外。

3. 梨状肌（piriformis） 起于骶骨前面（图 6-45），水平向外出坐骨大孔，经髋关节后方止于大转子，可使髋关节旋外。梨状肌将坐骨大孔分为梨状肌上孔和梨状肌下孔，均有神经血管通过。

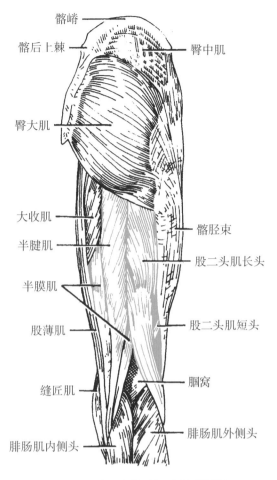

图 6-43　髋肌和大腿肌后群（浅层）

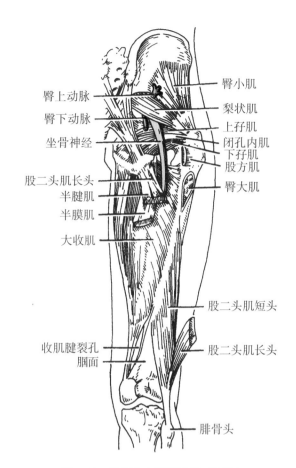

图 6-44　髋肌和大腿肌后群（深层）

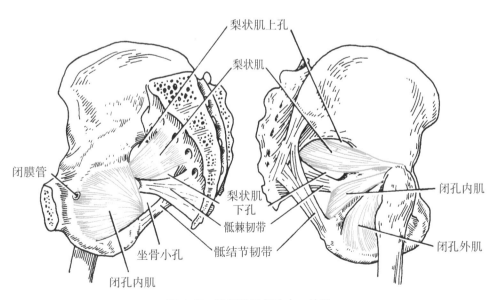

图 6-45　梨状肌和闭孔内、外肌

二、大腿肌

大腿肌位于股骨周围，分前群、内侧群和后群。

（一）前群

大腿肌前群位于股骨前面（图6-42）。

1. **缝匠肌**（sartorius） 为带状长肌，起于髂前上棘，肌束斜向内下，止于胫骨上端内侧，作用为屈髋关节和膝关节。

2. **股四头肌**（quadriceps femoris） 为全身最强大的骨骼肌，有4个头：股直肌起于髂前下棘；股内侧肌和股外侧肌起于股骨体后面；股中间肌位于股直肌深面，起于股骨体前面。四肌向下会拢，移行为股四头肌腱，包绕髌骨，自髌骨下缘以下，以髌韧带止于胫骨粗隆。作用为伸膝关节。股直肌还有屈髋关节的作用。

（二）内侧群

大腿肌内侧群位于股骨内侧面，包括5块肌（图6-42，图6-46）。浅层由外向内依次为**耻骨肌**（pectineus）、**长收肌**（adductor longus）和**股薄肌**（gracilis）；中层为**短收肌**（adductor brevis），深层为**大收肌**（adductor magnus）。它们均起自闭孔周围及坐骨结节的骨面，除股薄肌止于胫骨上端外，其余4肌均止于股骨后面。内侧肌群的主要作用是内收和外旋大腿。

大收肌下部肌束移行为一条长腱，止于股骨，该腱与股骨骨面间形成一裂孔，称为收肌腱裂孔，内有股血管通过。

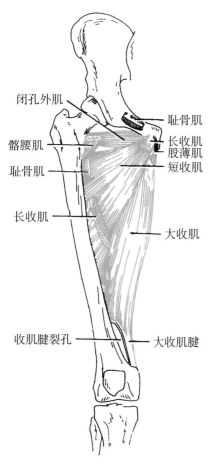

图6-46 大腿肌内侧群（深层）

[图中标注：闭孔外肌、髂腰肌、耻骨肌、长收肌、收肌腱裂孔、耻骨肌、长收肌、股薄肌、短收肌、大收肌、大收肌腱]

（三）后群

大腿肌后群位于股骨后面，包括3块肌（图6-43，图6-44）。

1. **股二头肌**（biceps femoris） 位于股后外侧，有长、短两头。长头起于坐骨结节，短头起于股骨后面，两头合并后止于腓骨头。

2. **半腱肌**（semitendinosus）**和半膜肌**（semimembranosus） 位于股后内侧，后者居前者深方，半腱肌止腱细长，几乎占肌全长的一半；半膜肌起腱呈膜状，也几乎占全肌长的一半。两肌共同起自坐骨结节，向下分别止于胫骨上端的内侧和后面。

上述三肌的作用主要是伸髋关节、屈膝关节。另外，当屈膝时，股二头肌还可使小腿旋外，而半腱肌和半膜肌可使小腿旋内。

三、小腿肌

小腿肌位于胫、腓骨周围，分前群、外侧群和后群。

（一）前群

小腿前群肌有3块（图6-47），位于小腿前面，由胫侧向腓侧依次为**胫骨前肌**（tibialis

anterior）、**蹈长伸肌**和**趾长伸肌**。三肌均起于胫、腓骨上端及骨间膜，下行至足背，胫骨前肌绕足内侧止于内侧楔骨和第 1 跖骨底，使足背屈和内翻；蹈长伸肌止于蹈指远节趾骨，趾长伸肌分为 4 条长腱止于第 2～5 趾，此两肌作用与名称相同，并可使足背屈。

（二）外侧群

小腿肌外侧群位于腓骨外侧（图 6-47）。有浅层的腓骨长肌（peroneus longus）和深层的腓骨短肌（peroneus brevis）。两肌均起自腓骨外侧面，向下移行为长腱，经外踝后方至足底，腓骨长肌腱斜向前内，止于内侧楔骨和第 1 跖骨底，腓骨短肌止于第 5 跖骨粗隆。两者均使足跖屈和外翻。

（三）后群

小腿肌后群位于小腿后方，分浅、深两层（图 6-48）。

1. **浅层**　为小腿三头肌（triceps surae），由表浅的腓肠肌（gastrocnemius）及其深面的比目鱼肌（soleus）组成。腓肠肌有内、外侧两头，分别起于股骨内、外侧髁；比目鱼肌起于胫、腓骨上端的后面，三头会合，肌腹向下移行为一条粗大的**跟腱**（tendo calcaneus），止于跟骨结节。作用为屈踝关节（跖屈），并可屈膝关节。小腿三头肌对于稳定踝关节、防止身体前倾、维持直立姿势具有重要作用。

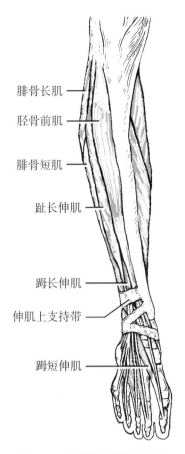

图 6-47　小腿肌前群和外侧群

腓骨长肌
胫骨前肌
腓骨短肌
趾长伸肌
蹈长伸肌
伸肌上支持带
蹈短伸肌

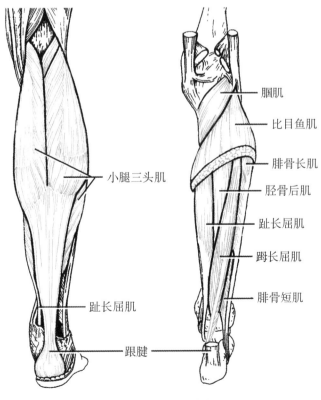

腘肌
比目鱼肌
腓骨长肌
胫骨后肌
趾长屈肌
蹈长屈肌
腓骨短肌

小腿三头肌
趾长屈肌
跟腱

图 6-48　小腿肌后群

2. **深层** 主要有 3 块肌，自胫侧向腓侧依次为趾长屈肌 (flexor digitorum longus)、胫骨后肌 (tibialis posterior) 和蹭长屈肌 (flexor hallucis longus)。上述三肌都起于胫、腓骨后面及骨间膜，向下移行为肌腱，经内踝后方转至足底，胫骨后肌止于足舟骨，可使足跖屈和内翻；趾长屈肌和蹭长屈肌分别止于第 2～5 趾和蹭趾，此两肌的作用是屈趾，并可使足跖屈。

四、足肌

足肌（图 6-47，图 6-49）可分为足背肌和足底肌。足背肌较弱小，有蹭短伸肌和趾短伸肌 2 块，起于足背，止于各趾，可协助伸蹭和伸趾。足底肌的配布与手肌相似，也分为内侧群、中间群和外侧群，但没有与对掌肌相对应的肌，而在中间群中又多了趾短屈肌和足底方肌两块肌。足底肌的主要作用是协助屈趾和维持足弓。

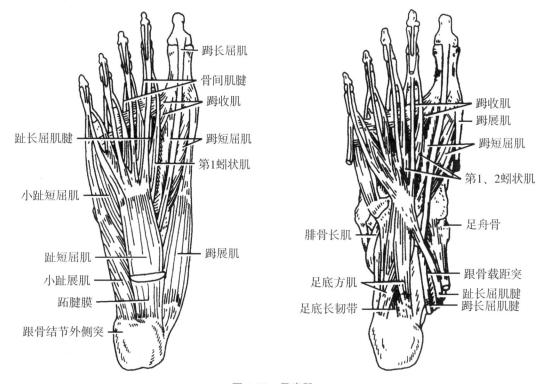

图 6-49 足底肌

框 6-6 下肢的局部记载

梨状肌上孔 (suprapiriform foramen) 和**梨状肌下孔** (infrapiriform foramen) 位于臀大肌的深面，在梨状肌上、下缘和坐骨大孔之间。梨状肌上孔内有臀上血管和神经出入盆腔，而坐骨神经、臀下血管和神经、阴部血管和神经经梨状肌下孔出盆腔。

股三角 (femoral triangle) 位于大腿前面的上部，上界为腹股沟韧带，内侧界为长收肌的内侧缘，外侧界为缝匠肌的内侧缘。股三角内走行的结构有股神经、股血管和淋巴结等。

收肌管 (adductor canal) 位于大腿中部、缝匠肌的深面，在大收肌和股内侧肌之间。前壁为大收肌腱板，架于股内侧肌与大收肌之间。管的上口通向股三角尖，下口为收肌腱裂孔，通腘窝。管内有股血管和隐神经等通过。

　　腘窝（popliteal fossa）在膝关节的后方，呈菱形。腘窝的上外侧界为股二头肌，上内侧界为半腱肌和半膜肌，腓肠肌的外侧头和内侧头分别构成腘窝的下外侧界和下内侧界。腘窝内有腘血管、胫神经、腓总神经、脂肪和淋巴结等通过。

（石献忠　潘爱华）

第七节　骨骼肌的工作原理

　　人体的运动系统是实现生产劳动、生活和运动的执行器官，其在人体自身体重的构成中占据重要的地位，其中骨骼肌是运动器官的动力部分。了解骨骼肌的结构、功能及其运动原理，对认识人体骨骼肌的运动规律，诊断各种运动性伤病，完善康复训练手段和方法，减少运动损伤的发生具有重要意义。

一、骨骼肌的配布规律

　　人体的运动，绝大多数是由于在合力矩的作用下，位于某一关节两侧的运动环节，绕关节的运动轴产生转动。其中骨骼肌产生的肌力矩是人体自主运动的动力源泉。

　　能绕关节运动的人体的一部分（如躯干、上肢和下肢等）或肢体的一部分（如臂、前臂和大腿等）称为**运动环节**，简称环节。

　　骨骼肌在人体的配布主要表现出以下三个特征。

（一）肌肉的配布与所在位置骨的形态密切相关

　　骨骼肌主要附着在骨骼上，骨骼肌附着部位骨的形状、面积，与骨骼肌的形态特征密切相关。如构成胸廓的肋骨和胸骨，上肢带骨中的肩胛骨都属于扁骨，这些骨为骨骼肌附着提供了较大的面积，所以，这部分的肌肉多为阔肌（扁肌），如胸大肌、前锯肌、斜方肌等；而位于上肢和下肢的骨多属于长骨，其附着面积有限，再加上骨自身长度较长，所以，这部分肌多为长肌。

（二）肌肉的配布与关节面的形状和运动轴有关

　　骨骼肌在人体的配布取决于其跨过关节的关节面形状和关节运动轴的数目，因为关节面的形状决定了关节运动轴的数目，而关节的每一个运动轴两侧都有作用相反的两群肌肉分布（图6-50，表6-1）。单轴关节周围只有一对作用相反的肌群配布，如手的指关节只有一个冠状轴，在其前后两侧配布有屈肌群和伸肌群（图6-50A）。双轴关节有两个运动轴，配布有四群作用相互拮抗的肌肉；如腕关节（桡腕关节）属于双轴关节，在其额状轴前后两侧配布有屈肌群和伸肌群，在其矢状轴两侧配布有内收肌群和外展肌群（图6-50B）。多轴关节有三个运动轴，配布有六群作用互相拮抗的肌群；如肩关节属于多轴关节，在其额状轴前后两侧配布有屈肌群和伸肌群；在其矢状轴两侧配布有内收肌群和外展肌群；在其垂直轴两侧配布有旋内肌群和旋外肌群（图6-50C）。

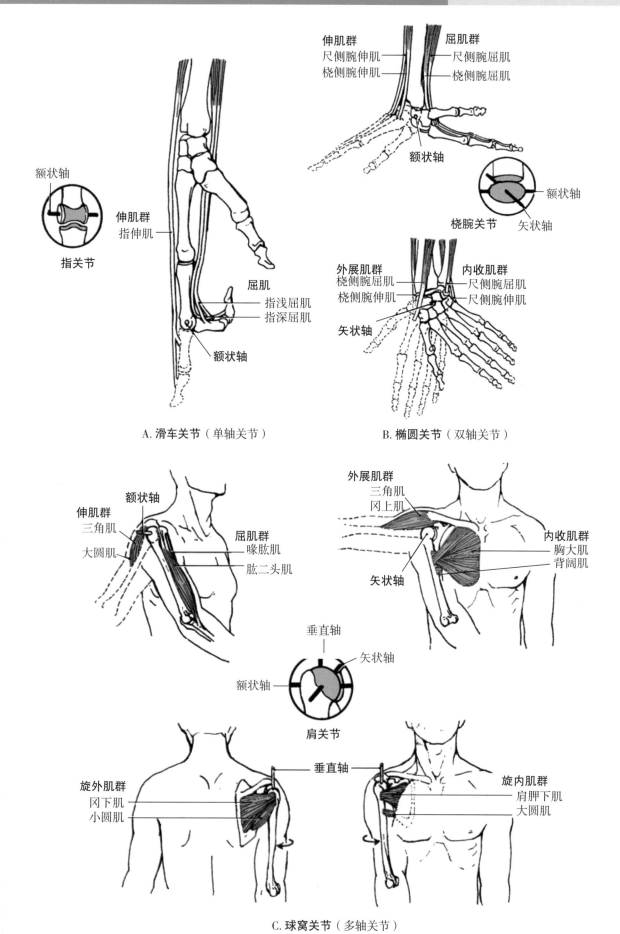

A. 滑车关节（单轴关节）

B. 椭圆关节（双轴关节）

C. 球窝关节（多轴关节）

图 6-50 关节面形状、运动轴数目与肌肉配布

表 6-1　关节运动轴与运动肌群的关系

类型	关节面形状	运动轴	配布肌群
单轴关节	滑车关节	额状轴	屈肌群、伸肌群
	圆柱关节	垂直轴	旋内肌群、旋外肌群
双轴关节	椭圆关节	额状轴	屈肌群、伸肌群
	鞍状关节	矢状轴	内收肌群、外展肌群
多轴关节	球窝关节	额状轴	屈肌群、伸肌群
		矢状轴	内收肌群、外展肌群
		垂直轴	旋内肌群、旋外肌群

（三）肌肉的配布与人体直立行走和劳动有关

随着人类的逐渐进化，人类由四足行走逐渐过渡到直立行走。人体直立时，重力线通过乳突、第 2 骶椎前侧、髋关节额状轴的后方和膝关节及踝关节额状轴的前方（图 6-51），因此，为了维持直立的需要，背肌、臀肌、大腿前群肌和小腿后群肌特别发达。又如髋关节多为屈、伸运动，其前、后侧的肌群配布数量多，且每块肌肉比较发达；为了适应步行时单腿负重和限制髋关节过度外展的功能需要，其内收肌群比外展肌群多且更为发达；直立时下肢在外旋位最为稳定，所以髋关节周围的旋外肌比旋内肌多且发达。再如现代人类由于直立，上下肢出现了明显的分工，导致其上、下肢肌肉配布的特征出现明显的差异。上肢的生活劳动大多数是提、拉、抓、拿等克服重力的动作，而且这些动作大部分是肌肉在近端固定条件下完成的，因此在长期劳动的影响下，上肢的屈肌比伸肌更为发达，且为了适应手部精细活动的需要，运动手指的肌肉分化程度更高；而下肢主要的功能是维持人体的直立和行走，克服自身和外来的重力，所以下肢的伸肌比屈肌更为发达，肌肉分化程度比上肢低。

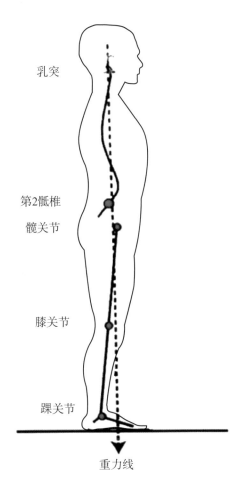

图 6-51　人体直立时的重力线

二、骨骼肌的工作条件

骨骼肌在神经系统的支配下产生肌力，克服外力或外力矩，使被牵引的运动环节绕关节运动轴产生转动，或是维持人体或某一部分肢体保持特定的状态，消耗能量的过程，称为肌肉工作。

肌肉工作时，动点（movable attachment）附着骨总是绕关节的运动轴，朝着定点（fixed attachment）附着骨的方向发生转动，因此为表明动点附着骨的转动方向，规定了肌肉工作的一些基本条件。

（一）近固定和远固定

近固定（nearly fixed）是指四肢肌肉工作时，定点在肢体近侧端（起点）。如前臂向上弯举的动作（图 6-52），上肢屈肘的肌群是在近固定情况下工作的。远固定（far fixed）是指四肢肌肉工作时，定点在肢体远侧端（止点）。如引体向上运动中的向上引体阶段，上肢屈肘的肌群是在远固定情况下工作的。

　　近固定与远固定是对四肢肌工作而言的。一般情况下，只要四肢的远侧端没有受到约束，或是没有直接或间接与地面及其他固定物相接触，其所做的工作都是近固定情况下的工作。如排球的传球、垫球、扣球的上肢动作；足球的踢球、垫球的腿部动作等都是在近固定条件下的工作。反之，如果四肢的远侧端受到约束，或是直接或间接与地面及其他固定物相接触，其所做的工作就是远固定情况下的工作。如俯卧撑的上肢动作、负重蹲起（图 6-53）的下肢动作等都是在远固定条件下的工作。

　　在日常生活中，用手抓、握一些没有被固定的物品，上肢肌肉的工作条件是近固定，如手提物品；若用手抓、握一些被直接或间接固定在地面上的物品，上肢肌肉的工作条件则是远固定，如手扶固定的栏杆等。同样，当足没有离开地面或被约束在相对固定的器械上时，则下肢肌肉的工作条件是远固定，如行走过程中的支撑腿；若足离开地面，可以自由活动，则下肢肌肉的工作条件是近固定，如行走过程中的摆动腿。

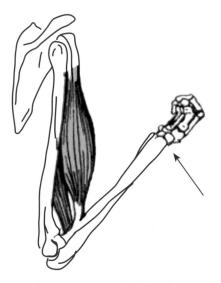

图 6-52　前臂向上弯举阶段

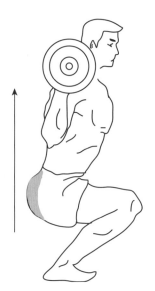

图 6-53　负重蹲起阶段

（二）上固定和下固定

　　在躯干肌和头颈肌工作时，定点在上端时称为上固定（upper fixed），定点在下端时称为下固定（lower fixed）。

　　上固定与下固定是针对躯干肌和头颈肌工作而言的。如仰卧举腿动作（图 6-54）中，脊柱下端和骨盆向胸廓靠近，腹直肌上端附着点相对固定（定点），此时腹直肌是在上固定情况下工作的。反之，在仰卧起坐动作（图 6-55）中，脊柱上段和胸廓向骨盆前部靠拢，腹直肌下端附着点相对固定（定点），此时腹直肌是在下固定情况下工作的。

（三）无固定

　　肌肉工作时，其两端附着处（起点和止点）均相对移动，称为无固定（no fixed）。

　　无固定也是针对躯干肌和头颈肌的工作条件。如俯卧臂腿上振动作（图 6-56）时，竖脊肌两端都相对移动，在无固定条件下工作；挺身式跳远运动时，在腾空过程中，先是头和脊柱后伸，使头颈和脊柱后伸的肌群是在无固定条件下工作的；在接下来的收腹过程中，使头颈和脊柱屈的肌群是在无固定条件下工作的。

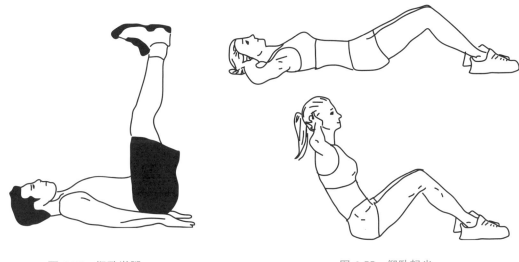

图 6-54　仰卧举腿　　　　　　　　　　　　　　　　图 6-55　仰卧起坐

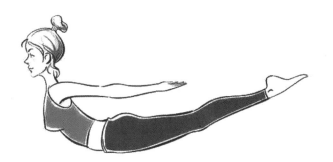

图 6-56　俯卧臂腿上振动作

三、骨骼肌的工作性质

根据肌肉工作时力矩随时间的变化，其长度是不断地缩短、被拉长还是在一定时间内保持不变，可以将肌肉的工作性质分为动力性工作和静力性工作两类。

（一）动力性工作

肌肉紧张用力时长度不断发生变化，能使相应环节的位置和关节的角度不断发生改变，此类工作称为动力性工作（dynamic work）。其特点是肌肉的收缩和舒张交替进行，肌肉的长度和力的作用不断发生改变。

根据在动力性工作过程中，环节运动方向是朝向原动肌缩短方向运动，还是朝向原动肌被拉长方向运动，又可将动力性工作分为向心工作（克制工作）和离心工作（退让工作）两种。

1.向心工作　肌肉收缩时，收缩力矩大于阻力矩（环节重力、外在负荷等），牵引运动环节朝着肌肉拉力方向运动，肌肉的动点向定点靠拢，肌肉长度变短的工作，称为向心工作（concentric contraction），又称为克制工作。

　　例如，前臂向上弯举时，使前臂屈的肌群为原动肌，在近固定情况下做向心工作（图 6-52）。在杠铃负重蹲起动作由蹲到起的动作阶段，使踝关节屈的肌群、使膝关节伸的肌群和使骨盆后倾的肌群为原动肌，在远固定情况下做向心工作（图 6-53）。

　　2. 离心工作　肌肉收缩时，由于肌肉收缩力矩小于阻力矩，运动环节背向肌肉拉力方向运动，肌肉的动点和定点彼此分离，肌肉长度变长的工作，称为离心工作（eccentric contraction），又称为退让工作。这时的肌肉工作特征是由于肌力矩小于阻力矩（环节重力、外在负荷等），肌肉不断被动拉长，使得运动环节背向肌力矩方向缓慢运动。

　　例如，手持铅球前臂弯举动作的下放阶段，使前臂屈的肌群为原动肌，在近固定情况下做离心工作（图 6-57）。引体向上动作由引体阶段向伸直阶段的下放过程中，伸肩、屈肘的肌群为原动肌，在远固定情况下做离心工作（图 6-58）。

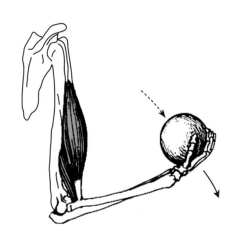

图 6-57　负重弯举动作下放阶段

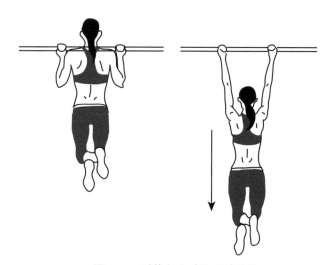

图 6-58　引体向上动作下放阶段

　　向心工作和离心工作在肌肉力量训练中的意义在于，我们通常采用向心工作和离心工作力量训练手段发展肌肉力量，但离心练习更能有效地发展肌肉力量。这是因为离心工作练习不仅可以给肌肉施加更大的运动负荷，有意识地控制运动速度，而且还能有效地刺激神经、肌肉，增大肌肉的体积或提高肌肉的爆发力，发展肌肉的制动力。

（二）静力性工作

　　肌肉收缩时所产生的力矩，只是平衡阻力矩，使环节保持一定的姿势，肌肉的长度和关节角度未在一定时间内有明显的变化，此类工作称为静力性工作（static work）。其特点是肌肉较长时间处于持续性的收缩紧张状态，肌肉长度和力的作用比较恒定。根据肌肉收缩时力或力矩的不同，又可将静力性工作分为支持工作、加固工作和固定工作 3 种。

　　1. 支持工作　当肌肉紧张用力时长度不再变化，以其肌力矩平衡阻力矩，使相应环节保持特定的静止姿势的工作称为支持工作（support work）。有两种情况：①肌肉在较长时间内保持缩短状态，其长度不再变化的支持工作。例如，双杠直角支撑的静止姿势，屈髋肌群在近固定情况下较长时间保持缩短状态，平衡阻力矩，使大腿在髋关节处维持屈曲状态（图 6-59）。②肌肉在较长时间内保持被拉长状态，其长度不再变化的支持工作。例如，武术中的"马步桩"，伸膝肌群在远固定情况下较长时间保持被拉长的紧张状态，平衡阻力矩，使下肢处于这种特定的静止姿势不动（图 6-60）。

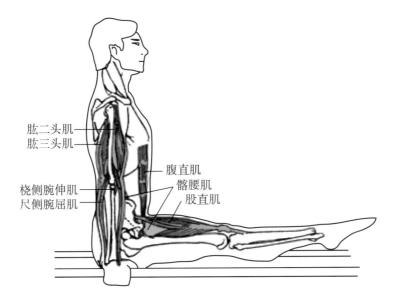

图 6-59 双杠直角支撑

肱二头肌
肱三头肌
桡侧腕伸肌
尺侧腕屈肌
腹直肌
髂腰肌
股直肌

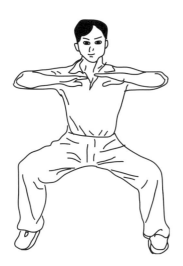

图 6-60 马步桩

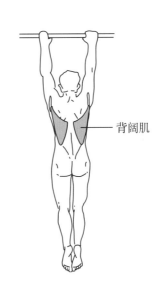

背阔肌

图 6-61 单杠悬垂

2. 加固工作 当关节周围的肌群紧张用力时长度不再变化，其肌力对抗使相应环节在关节处被拉离的外力，以加固关节的工作称为加固工作（reinforcement work）。例如，单杠悬垂时的静止姿势，肩、肘、腕三个关节受身体重力的作用有被拉离的趋势，此时，它们周围的肌群紧张用力，对抗身体重力以加固关节，防止关节被拉离，这些关节周围肌肉所做的工作就是加固工作（图 6-61）。

3. 固定工作 位于关节周围的肌肉共同收缩，长度不再变化，使相应环节支撑固定不动，此类工作称为固定工作（fixing work）。例如，在双杠直角支撑的静止姿势中，上肢肩、肘、腕三个关节周围的肌群共同紧张用力，固定上肢保持不动，这些肌群所做的工作就是固定工作（图 6-59）。

肌肉的静力性工作较易疲劳，因为血管和淋巴管受压时间较长，循环条件较差，代谢产物不像动力性工作那样容易被排除。所以，从事固定姿势工作的人，应当经常变换姿势，以预防肌肉劳损和病变。肌肉萎缩后的康复常采用静力性工作，实践中应动、静结合，效果较好。

肌肉的工作是非常复杂的综合性活动，单纯的动力性工作和单纯的静力性工作都是不存在的。但肌肉的工作在不同情况下又表现出不同的特点。因此，可以将它们的工作性质区分开来，以便于进行学习和研究。

　　肌肉的工作，若从杠杆原理的角度考虑，静力性工作是动力矩等于阻力矩；动力性工作则相反，动力矩与阻力矩不等，其中向心工作是动力矩大于阻力矩，而离心工作是动力矩小于阻力矩。若进一步再从影响动力矩和阻力矩的诸因素考虑，肌肉的工作情况将是非常复杂的。目前，有些问题还不能解决，尚待进一步研究。

■ 四、肌肉工作的协作关系

　　人们在日常生活、劳动、体育锻炼中，无论是最简单的运动（如射击运动中手指扣动扳机的动作），还是结构变化复杂的动作（如体操翻腾转体动作），都是由许多作用各不相同的肌群在不同的运动时相、不同的运动幅度、不同的运动方向下共同作用的结果。在完成某一动作中，根据肌肉在运动中所起的作用不同，可以将其分为原动肌、对抗肌（拮抗肌）、中和肌和固定肌 4 种类型。

（一）原动肌

　　在完成某一动作过程中，主动收缩发力直接引起环节运动的肌群，称为原动肌（agonist）。如前臂弯举动作向上弯举阶段，使前臂在肘关节屈的肌群是原动肌，它们是肱肌、肱二头肌、肱桡肌、旋前圆肌等（图 6-62）。

　　通过上述例子可以看出，完成某一运动的原动肌，通常是一群肌肉或者是一组肌肉，这一群或一组肌肉在运动过程中所起的作用不是相等的。根据原动肌在运动过程中所起的作用不同，又将原动肌分为主动肌和副动肌（次动肌或协同肌）两种。

　　主动肌：在完成运动中起主要作用的原动肌。一般是比较大的肌肉或者只作用在某个关节的单关节肌，如前臂弯举动作向上弯举阶段，使前臂在肘关节屈的主动肌是肱肌和肱二头肌。

　　副动肌：在完成运动中作用相对比较小、

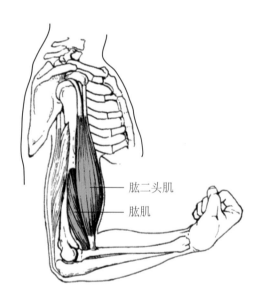

图 6-62　前臂弯举动作（示原动肌）
示向上弯举阶段的原动肌（部分）

起次要作用的原动肌，也称为次动肌或协同肌。一般是体积比较小、发达程度不高或跨过关节比较多的肌肉，如前臂弯举动作向上弯举阶段，使前臂在肘关节屈的副动肌是肱桡肌和旋前圆肌等。

（二）对抗肌

　　在完成某一动作过程中，与原动肌作用相反的肌群，称为对抗肌（antagonist），也称为拮抗肌。对抗肌起着调节原动肌收缩和最后制动的作用，可以防止超过关节最大运动幅度而产生的损伤。如前臂弯举动作向上弯举阶段，使前臂在肘关节伸的肌群是对抗肌，它们是位于肘关节额状轴后方的肱三头肌和肘肌（图 6-63）。

（三）中和肌

在完成某一动作过程中，抑制原动肌（若原动肌对动点骨有两种以上的作用时）无关作用的肌肉（肌束或肌群），称为中和肌（neutralizer）。中和肌的作用是保证原动肌更有效地发挥其有利的作用，减少错误动作或多余动作，使运动更加精确。

如前臂弯举动作向上弯举过程中，原动肌群中的肱二头肌在近固定情况下收缩，可以使前臂在肘关节处屈和旋外运动，而前臂旋外的动作是前臂弯举无关作用的动作，必须要消除才能使动作更加准确，这时，近固定情况下使前臂旋内的肌群（旋前圆肌和旋前方肌）就是中和肌，以消除肱二头肌使前臂旋外的作用。

（四）固定肌

在完成某一动作过程中，固定原动肌定点附着骨的肌群，称为固定肌（fixator）（或稳定肌）。固定肌的作用是为原动肌建立一个稳定的支撑点，充分发挥原动肌的拉力对动点附着骨的作用。

当原动肌收缩时，按一般规律，其拉力会使该肌群所附着的位于关节运动轴两侧的起点和止点同时发生相向运动。为了充分发挥原动肌对动点附着骨的作用，这时必须由其他肌肉固定原动肌定点附着骨。如前面所举的前臂弯举动作中，为了防止屈肘肌群（原动肌）牵拉臂向前臂靠拢，位于肩关节周围的肌肉（三角肌、胸大肌、冈下肌、小圆肌等）充当固定肌，固定臂。

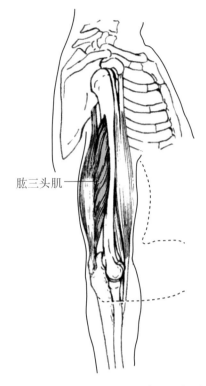
肱三头肌

图 6-63　前臂弯举动作（示对抗肌）
示向上弯举阶段的对抗肌

在运动过程中，这四种功能各不相同的肌群，其工作是相互配合，协调一致的。任何肌群出现问题，都会影响运动动作的完成或导致错误动作的出现。现以走路时前摆腿在髋关节处的运动为例，说明上述四种肌群在运动中的作用。在前摆（大腿屈）过程中，屈髋肌群作为原动肌，在近固定情况下收缩发力，克服腿的重力完成大腿前摆动作；伸髋肌群作为对抗肌，在动作开始一直到结束阶段前，必须同时松弛和被动伸长，使屈腿动作平稳，在动作末尾，逐渐增大肌力，防止关节的过度运动而产生损伤；原动肌（屈髋肌群）中的髂腰肌，在近固定时不仅能屈大腿，还有使大腿旋外的作用，为保证髂腰肌的拉力充分作用在屈大腿上，并防止产生"外八字"足的步态，必须在近固定下使大腿在髋关节旋内的肌群紧张用力，以抑制髂腰肌的旋外作用，此时近固定下使髋关节旋内的肌群起中和肌的作用；为使原动肌（屈髋肌群）能有一个稳定的支撑点，以利于肌力的发挥，必须由使骨盆前、后倾的肌群以及使躯干屈、伸的肌群相互配合以固定脊柱和骨盆，此时这些固定骨盆和躯干的肌群为固定肌。

肌群之间的协作关系不是固定不变的，而是随着动作方向的改变而发生变化的。现以走路时前摆腿过渡为支撑后蹬腿时，髋关节处的运动为例，说明其变化状况。支撑后蹬时，使髋关节后伸的肌群为原动肌，在远固定情况下收缩发力，拉引骨盆后倾（即骨盆在髋关节处向后转动），以完成后蹬动作；此时屈髋肌群作为对抗肌，需要同时放松和伸长，使后蹬动作平稳，并在动作后期逐渐发力，限制大腿过度后伸运动，以防止关节损伤；原动肌（伸髋肌群）中的臀大肌，在远固定时不仅能使骨盆后倾，还可以使骨盆向对侧回旋（送髋）及向同侧侧倾，其中，使骨盆后倾和向对侧回旋是对走路动作有利的因素，而使骨盆向同侧侧倾会使走路过程中重心起伏，因而是不利因素，此时，使骨盆在远固定情况下向对侧侧倾的肌群作为中和肌，必须同时发力抑制骨盆向同侧侧倾；为使原动肌（伸髋肌群）能有一个稳固的支撑点，充分发挥其肌力，膝关节的屈肌群和伸肌群必须互相配合固定股骨，此时屈膝肌群和伸膝肌群为固定肌。而后的腾空阶段，在大腿后蹬完成后，随即要向前摆动，此时下肢肌肉工作状态由远固定转变为近固定，大腿在髋关节处屈，近固定下使髋关节屈的肌群为原动肌，使髋关节伸（骨盆后倾）的肌群由原动肌转化为对抗肌，直至落地缓冲阶段。

　　从肌肉工作的协作关系及其变化状况得到如下启示：在技术动作的力量训练中或者康复实践中，既要注意发展原动肌的力量，又要注意发展对抗肌的伸展性和肌力；同时，既要注意发展固定肌的力量，又要注意发展中和肌抑制原动肌无关作用的协调能力和精确度。也就是这四种功能不同的肌群的力量要协调一致发展，才能取得良好效果。

五、单关节肌和多关节肌的工作特点

　　根据骨骼肌附着点跨过关节的数目，可将骨骼肌分为单关节肌和多关节肌。

　　只跨过一个关节的肌肉称为单关节肌（single-articular muscle），例如肱肌、胸大肌和比目鱼肌等。跨过两个或两个以上关节的肌肉称为多关节肌（pluriarticular muscle），例如肱二头肌、指浅屈肌等（图6-64）。

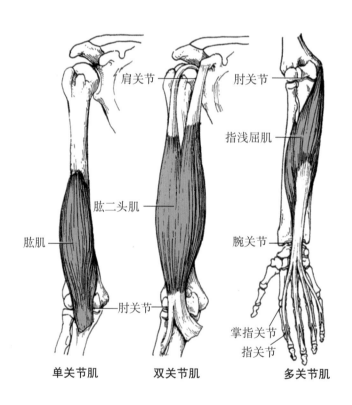

图 6-64　单关节肌与多关节肌

（一）单关节肌的工作特点

　　由于单关节肌只跨过一个关节，相对于多关节肌而言，其有如下特征：①由于其附着点距离较短，大多数配布在躯干和四肢的深层；②由于其肌腹短，包含的肌节少，工作时引起相应运动环节的运动幅度也较小；③由于单关节肌只跨过一个关节，肌肉力量始终作用在一个关节上，为关节单独运动提供必备的结构和动力基础。在多关节肌出现"主动不足"的情况下，单关节肌收缩能部分补偿多关节肌力量不足的现象。

（二）多关节肌的工作特点

1. 多关节肌的配布特点　多关节肌由于要跨过两个及两个以上的关节，一般位于躯干和上、下肢的浅层和中层，并且多关节肌的配布与上、下肢的一般活动形式相一致。

上肢多关节肌一般引起所跨过的关节在同一方向上做屈、伸方向相同的运动，符合人在日常生活、劳动、体育等活动中推、拉以及鞭打等动作的要求。肩关节、肘关节、腕关节和手部关节屈曲时都使相应环节向前运动，伸展时都使相应环节向后运动。例如，肱二头肌能使肩关节和肘关节屈，肱三头肌则使它们伸；指浅屈肌、指深屈肌使腕关节、掌指关节和指关节屈，而指伸肌则使它们伸。

下肢的关节屈、伸方向不同，呈"Σ"形，大部分多关节肌的配布与下肢的一般活动形式相一致，收缩时能引起相邻关节一屈一伸，符合人类直立行走、跑、跳等的要求。例如，股后肌群使髋关节伸和膝关节屈，而股直肌则使髋关节屈和膝关节伸。

2. 多关节肌的工作特点　多关节肌的工作主要有三个特点。

（1）由于多关节肌要跨过两个以上的关节，其肌腹相对较长，所包含的肌节数目相对较多，工作时引起相应运动环节的运动幅度大。当其仅对一个关节发挥作用时，则其发力大，引起环节运动的幅度大，对关节的伸展充分，这是它比单关节肌优越的地方。

例如，跑步后蹬结束时折叠前摆的屈膝、屈髋动作，股直肌在膝关节处被拉长，使其产生较大的张力，集中发力使大腿在髋关节处屈，以利于获得较大的前摆（屈髋）幅度，这是增大步幅的重要因素；与此同时，股后肌群在膝关节处充分放松，使其有较大的伸展性，以利于髋关节的充分屈曲，这也是获得较大的前摆幅度、增大步幅的不可忽视的因素之一（图6-65）。

再如，爬绳动作（图6-66）是上肢在远固定情况下向上用力引体向上，带动全身向上爬行的动作。此时臂在肘关节处屈，肩带带动躯干向臂靠拢（肩关节伸），这时肱二头肌在肩关节处被拉长，集中发力于肘关节，使臂在肘关节屈；与此同时，肱三头肌在肘关节处被拉长，集中发力于肩关节，使躯干向臂靠拢。当上肢用力引体时，两腿向上提缩，呈折叠状，即髋关节屈、膝关节屈，这时股直肌在膝关节处被拉长，集中发力使髋关节屈，而股后肌群在髋关节处被拉长，集中发力使膝关节屈；当上肢用力引体后，接着就是两腿的

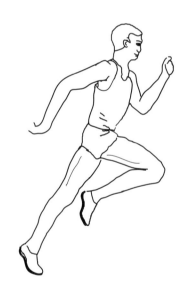

图6-65　跑步

蹬伸动作，即髋关节伸、膝关节伸，这时股直肌在髋关节处被拉长，集中发力使膝关节伸，股后肌群在膝关节处被拉长，集中发力使髋关节伸。

上述举例比较简单地说明了多关节肌工作的优点。在康复实践过程中及体育运动的技术动作中应注意运用，以利于康复效果的提升和运动技术水平的提高。

（2）多关节肌作为原动肌收缩发力时，有时会出现"主动不足"现象。当多关节肌作为原动肌收缩发力时，如果对其中一个关节充分发力后，就不能再对另一个（或其余）关节充分发力，这种现象称为多关节肌的"主动不足"。

例如，在充分屈髋或伸髋的不同情况下，会影响小腿在膝关节处的屈、伸动作幅度。充分屈髋时再做伸小腿的动作，幅度小、难度大，其原因之一是股直肌的"主动不足"现象；充分伸髋

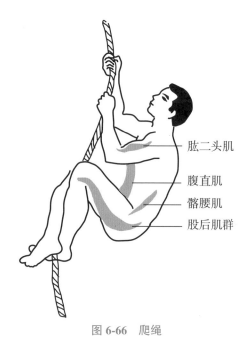

肱二头肌

腹直肌

髂腰肌

股后肌群

图 6-66 爬绳

时再做屈小腿的动作，幅度小、难度大，其原因之一是股后肌群的"主动不足"现象（图 6-67）。同样，在充分屈膝或伸膝的不同情况下，会影响大腿在髋关节处的屈、伸动作幅度。

再如，在充分屈腕或伸腕的不同情况下，会影响手指在指关节处的屈、伸动作幅度。充分屈腕时再做屈指的动作，幅度小、难度大，其原因之一是指浅屈肌、指深屈肌的"主动不足"现象；充分伸腕时再做伸指的动作，幅度小、难度大，其原因之一是指伸肌的"主动不足"现象。同样，在充分屈指或伸指的不同情况下，会影响手在腕关节处的屈、伸动作幅度。

（3）多关节肌作为对抗肌被拉长时，有时会出现"被动不足"现象。当多关节肌被拉长伸展时，已在其中一个关节被充分拉长伸展后，再在另一个（或其余）关节就不能再被充分拉长伸展，这种现象称为多关节肌的"被动不足"。

例如：做前踢腿运动时，由于股后肌群在髋关节处被充分拉长，此时再在膝关节处伸直就有困难了，其原因之一是股后肌群的"被动不足"现象（图 6-68）。同样，在屈腕、屈指动作中，由于指伸肌群在腕关节处已经被充分拉长，再在掌指关节、指间关节处被拉长就有困难了，其原因之一就是指伸肌群的"被动不足"现象。

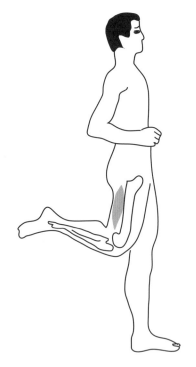

图 6-67 股后肌群的"主动不足"

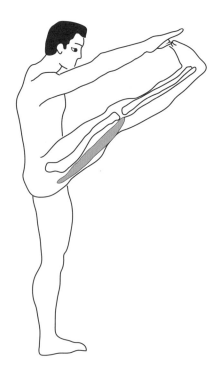

图 6-68 股后肌群的"被动不足"

需要注意的是，一般多关节肌的"主动不足"和"被动不足"是一对矛盾的统一体，多关节肌作为原动肌出现"主动不足"现象时，往往伴有对抗肌中多关节肌的"被动不足"现象存在，多关节肌的"被动不足"是影响另一个（或其余）关节动作幅度小的原因之一。从多关节肌"主动不足"的实例中不难理解：当股直肌出现"主动不足"时，伴有股后肌群的"被动不足"现象；反之，当股后肌群出现"主动不足"时，伴有股直肌的"被动不足"现象。当指浅屈肌、指深屈肌出现"主动不足"时，伴有指伸肌的"被动不足"现象；反之，当指伸肌出现"主动不足"时，伴有指浅屈肌、指深屈肌的"被动不足"现象。

多关节肌的"主动不足"和"被动不足"现象，可以说是它们的不足之处或者是弱点。但在了解和掌握了多关节肌的特点之后，在康复和运动实践中就可以根据实际情况加以科学运用，为损伤肌肉诊查、康复方案设计、体育运动训练、技术动作改进以及运动后的肌肉放松提供解剖学依据。

（三）单关节肌和多关节肌的协作关系

在一个关节中，往往同时配布有单关节肌和多关节肌，它们对关节的作用各有自身的特点，这种工作特点是互补的，以利于完成动作。例如，多关节肌一般都比单关节肌长，在运动幅度方面可以弥补单关节肌的不足；单关节肌发力始终集中在一个关节上，能部分补偿多关节肌发生"主动不足"时的力量。

许多体育动作是在多关节肌处于"主动不足"的情况下完成的，如伸膝前摆腿动作，股直肌是在"主动不足"的情况下工作。为适应特定的动作要求，一方面，可在此种"主动不足"的姿势下训练股直肌的力量，提高其工作能力，以适应动作的要求；另一方面，可采用发展髂腰肌力量的练习，以部分补偿股直肌的"主动不足"，有利于完成动作。在伸膝前摆腿动作中，也会同时出现股后肌群的"被动不足"，为此，在训练中也可在"被动不足"的姿势下进行伸展性练习，如正压腿、弹腿等，借以发展股后肌群的伸展性，以利于伸膝前摆腿的幅度加大。在康复实践中，也可以利用单关节肌和多关节肌的协作关系，加以合理应用。

（徐　刚　李俊平）

第八节　骨骼肌的运动锻炼

通过力量训练，可以提高机体的工作能力，使人体更高、更快、更准确地完成需要的运动。提高肌肉的柔韧性，可以使关节产生更大的运动幅度，减少原动肌收缩的阻力，减少运动损伤的发生。发展肌肉力量和柔韧性，是相互矛盾过程的两个相互依存的方面。因此，在日常运动训练和康复训练中，既要注重相互协作的不同肌群肌肉力量的提高，更要注重相关肌群柔韧性的发展。

一、骨骼肌力量锻炼

（一）影响肌肉力量的解剖学因素

肌肉力量是维持身体姿势、进行生活活动、劳动和完成各种自主运动的重要动力来源。人体肌肉力量的大小与肌肉所在位置、形态结构、中枢神经系统调控能力、相关激素、年龄和性别等密切相关。从解剖学的角度来讲，影响肌肉的力量主要与肌肉的生理横断面、肌肉的初长度、肌肉的拉力角度、肌肉起止点的位置关系等密切相关。

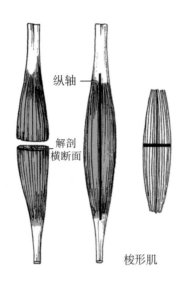

纵轴

解剖
横断面

梭形肌

图 6-69　骨骼肌的解剖横断面

1. 肌肉的解剖横断面和生理横断面

（1）肌肉的解剖横断面：沿整块肌肉长轴方向垂直横切所得的肌肉横断面称为肌肉的解剖横断面（图 6-69）。如果肌肉是梭形肌，从肌腹最粗处与肌肉长轴相垂直横切；如果是直肌，从肌腹任意一点与肌肉长轴相垂直横切；如果是羽状肌、半羽状肌和多羽状肌，需从该骨骼肌长轴中心点横切。

肌肉的解剖横断面在一定程度上反映肌肉的发达程度，与肌肉力量有一定的相关性。一块肌肉的肌力取决于该肌全部肌纤维收缩力量的总和，因此一块肌肉内肌纤维数量越多，其肌力就越大。评价肌肉内肌纤维的多少，通常用肌肉生理横断面积的大小作为评价指标。

（2）肌肉的生理横断面：垂直横切一块肌肉所有肌纤维，所得每一肌纤维横断面积之和称为肌肉的生理横断面（图 6-70）。

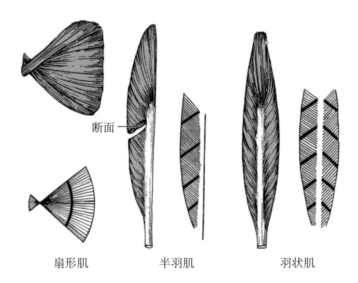

断面

扇形肌　　　　　　半羽肌　　　　　　羽状肌

图 6-70　肌肉的生理横断面

肌肉的生理横断面是影响肌力大小的重要解剖学因素之一，因为一块肌肉的力量是由这块肌肉内全部肌纤维收缩力的总和构成的，所以理论上只要能计算出一块肌肉中所含肌纤维的数量，并能测定每根肌纤维的力量，就能确定这块肌肉的力量。但要确定某一块肌肉肌纤维数量和测定每一根肌纤维的力量其难度相当大。因此，一般采用确定一块肌肉的生理横断面，代替研究一块肌肉内所含肌纤维的数量，进而研究比肌力（单位面积肌肉力量），该块肌肉力量就可确定了。20 世纪末，国外学者对比肌力的研究非常多，其中美国学者莫斯（Morris）的研究结果显示，男性比肌力为 9.2 kg/cm^2，女性为 7.1 kg/cm^2。德国学者菲克（Fick）的研究结果为 6 ~ 10 kg/cm^2。这样，通过测量肌肉的生理横断面积，就可计算出这块肌肉的力量。一般情况下，肌肉越发达、围度越大，肌肉的生理横断面就越大，肌力力量也就越大。

2. 肌肉的长度　肌肉刚开始收缩前的长度称为初长度。肌肉的初长度是决定肌力大小的重要解剖学因素之一。一般情况下，在一定范围内，肌肉的初长度越长，所引起肌肉收缩的力量就越大。但是，肌肉的初长度不能过分拉长，因为过分拉长不但不能产生肌肉收缩的最大力量，反而会降低肌肉力量。因此，把能产生最大肌力的初长度称为最佳初长度。在体育运动中，通过提高肌肉最佳初长度来提高肌肉力量的技术动作的案例比比皆是。例如，立定跳远动作前的下蹲，目的就是预先拉长臀大肌、股四头肌、小腿三头肌和趾长屈肌等伸髋、伸膝和屈足肌群，使其达到或接近最佳初长度，从而实现增大这些肌肉在起跳时伸髋、伸膝和屈足的肌肉力量。再如，田径投掷项目的掷标枪、掷铁饼、推铅球、投链球等项目，为了使器械获得更大的出手初速度，一般在技术动作中都广泛应用的"超越器械"（器械未出手时，身体赶超于器械之前）技术等（图6-71）。

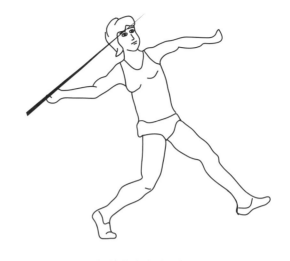

图6-71　掷标枪技术中的"超越器械"动作

3. 肌肉起止点的位置　肌肉的起止点无论怎样靠近关节，都离关节旋转中心有一段距离，所以它决定了骨杠杆在身体上动力臂的长短。在骨杠杆系统中，如果肌肉力量不变，那么，由于肌肉在骨上的附着点位置不同，就可以引起肌肉对骨杠杆的力臂发生改变，从而改变肌力矩，影响肌肉运动效果的发挥。肌肉在骨上附着点的情况，有以下4种。

（1）肌肉起点远离关节运动轴，止点靠近关节运动轴。例如肱二头肌（图6-72），在近固定条件下屈肘时，由于止点作为动点，靠近关节运动轴，收缩时肌力臂小，牵引关节转动需要较大的肌力，特别是刚开始启动阶段。但是，它可以引起运动杠杆（前臂）获得更大的运动速度和运动幅度。

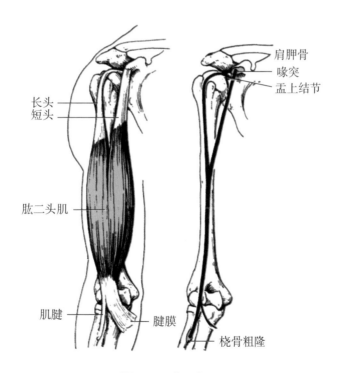

图6-72　肱二头肌
（起点远离关节运动轴、止点靠近关节运动轴）

（2）肌肉起点靠近关节运动轴，止点远离关节运动轴。例如三角肌（图6-73），在近固定条件下外展肩关节时，由于止点远离关节运动轴，收缩时有较大的力臂，有利于动作的启动，但是由于止点较远，使骨杠杆（肱骨）移动的速度慢、幅度小。

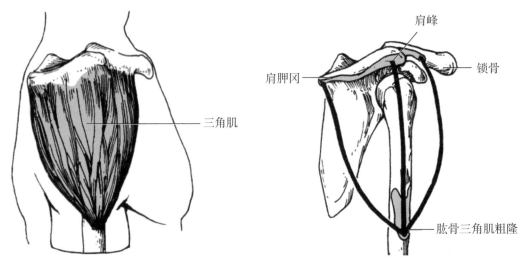

图 6-73 三角肌
（起点靠近关节运动轴、止点远离关节运动轴）

（3）起点和止点都远离关节运动轴。例如腹直肌（图 6-74），在上固定条件下屈脊柱时，由于肌肉起止点都远离关节中心点，所以产生的转动力臂最大，是最节省型的肌肉，但是运动速度较慢。

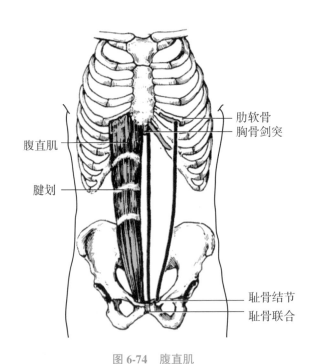

图 6-74 腹直肌
（起止点都远离关节运动轴）

（4）起点和止点都靠近关节运动轴。例如肘肌（图 6-75），比较弱小，转动力臂小，不容易产生运动幅度大而持久的肌力，主要发挥协同和固定环节的作用。

4. 肌拉力角　肌拉力线与动点和关节中心连线之间的夹角称为肌拉力角（图 6-76）。在正常解剖学位置时，人体大部分肌肉的拉力角都小于 45°，例如，肱二头肌、三角肌、大收肌、股后肌群等，少数肌肉的拉力角可以大于 45°，例如，腹直肌、小腿三头肌等。

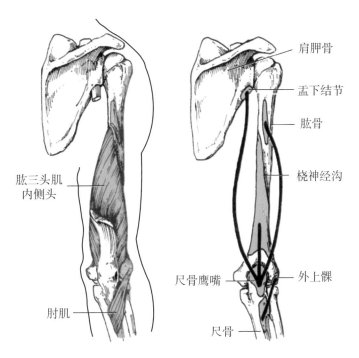

图 6-75　肘肌
（起止点都靠近关节运动轴）

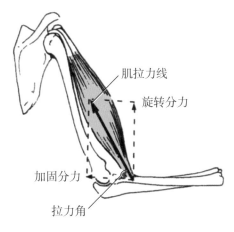

图 6-76　肱二头肌的肌肉拉力角

　　根据力的分解原理，肌拉力角小于 45° 时，依据正弦定理和余弦定理，肌肉的旋转分力小于加固分力；肌拉力角等于 45° 时，两个分力相等；肌拉力角大于 45° 时，肌肉的加固分力小于旋转分力；肌拉力角等于 90° 时，旋转分力最大，加固分力等于零；肌拉力角大于 90° 时，则旋转分力减小，加固分力变成拉离分力，此力会破坏关节的稳固性。但是由于人体大部分肌肉的拉力角都小于 45°，所以大部分肌肉都是加固分力比较大，这对关节的稳固性具有重要意义。

　　在进化过程中，有些肌肉通过某些突起的骨结构，如结节、粗隆、嵴等，尤其是肌腱下的籽骨（如髌骨等）来增大肌拉力角，从而增大肌肉的拉力。

　　肌拉力角在关节运动过程中是不断变化的。例如，肱二头肌的拉力角在肘关节屈时逐渐向 90° 变化，由于拉力角逐渐变大，力臂也逐渐变大，因此补偿了一部分因肌肉缩短而损失的力量。

　　在影响肌肉力量的解剖学因素中，肌肉的生理横断面和肌肉的长度，是肌肉本身的结构对肌肉发力的影响；而肌肉起止点的位置和肌肉拉力角，是在骨杠杆系统中影响肌肉力量的解剖学因素。

（二）锻炼肌肉力量的原则

在进行力量训练的各种手段中，除调节体位增大阻力臂的训练原理外，还应注意增大外在负荷，或称为抗阻练习。在运用抗阻练习方法发展肌肉力量时，应充分考虑以下几个原则。

1. 近固定练习与远固定练习相结合 同一块肌肉在不同的动作中，由于其工作条件不同，肌肉工作中其协作的肌群也不相同。例如，在屈臂慢起手倒立动作中，是伸肘肌群在远固定条件下，牵引臂绕肘关节的额状轴做克制工作；而在推铅球的推球动作中，则是伸肘肌群在近固定条件下，牵引前臂绕肘关节的额状轴做克制工作。虽然都是伸肘动作，但伸肘肌群的工作条件不同，发挥固定作用的肌群也不同。因此，在发展肌肉力量的训练中，既要有近固定条件下的练习，又要有远固定条件下的练习，以适应不同动作对相关肌肉力量的不同要求。

2. 动力性练习与静力性练习相结合 肌肉在进行动力性工作和静力性工作时，其内部变化是不相同的。例如，手持哑铃两臂快速、多次侧平举或保持两臂侧平举静止不动，两者均可发展三角肌和冈上肌的力量，但前者是动力性（克制工作）练习，后者是静力性（支持工作）练习，两者对肌肉的刺激作用是不同的。因此，在发展肌肉力量的训练中，既要注意动力性练习，又要注意静力性练习，两者交替进行，按照训练的目的而有所侧重地进行。

3. 克制工作练习与退让工作练习相结合 在动力性动作中，有些是肌肉做克制工作完成的，有些是肌肉做退让工作完成的。例如，走路动作的前摆阶段，是由屈髋、屈膝、伸足肌群等在近固定情况下共同做克制工作完成的；而动作的落地缓冲阶段则是由伸髋、伸膝、屈足肌群等在远固定情况下共同做退让工作完成的。因此，在发展肌肉力量的训练中，既要有克制工作练习，又要有退让工作练习。

4. 大肌群练习与小肌群练习相结合 大多数日常生活、劳动和体育运动中的动作，往往是大肌肉群开始收缩发力，最后用力则依赖于小肌肉群的收缩发力，以使肌力充分发挥和控制身体姿态。例如，推铅球出手的上肢动作，先是上肢带肌和肩关节肌在近固定条件下收缩发力，最后出手用力则是前臂屈腕、屈指肌群和手肌收缩发力，而这些小的肌群往往是影响运动成绩和预防损伤的关键因素，因此，在发展肌肉力量时，应将大肌群的力量练习和小肌群的力量练习相结合，以适应技术动作的要求。

二、柔韧性锻炼

柔韧性是指生物体与非生物体在力的作用下可产生形变的能力。体育运动中的柔韧性是指人体某个关节或数个关节联合运动的动作幅度和肌肉、韧带等的伸展能力的总和，它是构成人体身体素质的一个重要组成部分。通常以关节活动的角度来表示。

（一）影响柔韧性的因素

影响柔韧性的因素很多，归纳起来有如下几个方面。

1. 属于人体固有的不可改变的因素 在影响柔韧性的诸多因素中，有些是不可通过训练和练习改变的，称为固有因素。如关节面的形态，既可以决定关节运动轴的多少，也可以影响关节面之间的弧度差和面积差，进而影响关节的运动幅度。比如，肩关节与髋关节，由于肱骨头与关节盂的弧度差和面积差远远大于股骨头和髋臼的弧度差和面积差，使得肩关节的运动幅度远远大于髋关节。

2. 属于可塑性的因素 ①软组织，包括关节囊（尤其是关节囊的纤维层）、韧带、肌腱、筋膜、肌肉及其内部的结缔组织的形态特点及其力学性能（即抗拉伸力）；②原动肌和对抗肌的肌肉力量的比例；③习惯姿势和运动习惯；④力量训练；⑤年龄、性别、脂肪厚度和体温等。

在上述诸因素中，软组织的可塑性很大，而且是影响柔韧性的一个重要方面。在运动训练和康复实践中，可以通过拉开骨骼肌起止点的距离，改变肌肉、韧带的力学性能，从而达到发展柔韧性的目的。

（二）锻炼柔韧性的方法

把相应的肌肉或肌群起止点拉伸开，是提高柔韧素质的最主要的方式和方法，主要的拉伸方法包括静态拉伸法、动态拉伸法以及易化牵伸法。

1．静态拉伸法 静态拉伸法就是把预发展的某一运动链上的肌肉或肌群的起点和止点的位置拉开，缓慢使肌肉伸长，在达到最大活动范围后，保持该姿势静止一段时间的练习方法。在进行拉伸练习前，应当做好热身运动。如，发展股后肌群和小腿后群肌肉柔韧性的正压腿（前压腿），在充分伸直膝关节后使足在踝关节伸（背屈），使骨盆在髋关节屈，躯干靠近下肢，上肢前伸，双手抱足底并保持 10～20 s 时间（图 6-77）。

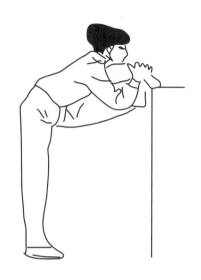

图 6-77 前压腿抱足

2．动态拉伸法 动态拉伸法是通过原动肌较快速地收缩，使其对抗肌充分拉开肌肉起止点的距离，以达到发展最大关节的活动幅度的目的。与静力性工作不同的是，练习者不需要保持最后一个动作不动，而是整个动作都是在动态中进行的。如发展下肢后群肌肉伸展性的前踢腿动作（图 6-78）。

3．易化牵伸法 易化牵伸法（本体感受神经肌肉促进法，proprioceptive neuromuscular facilitation，PNF）是指练习者先将关节拉伸至该关节（或该运动链）的最大活动幅度，然后接一次对抗辅助者阻力的短时静力性收缩，随后放松肌肉停止对抗，在辅助者的持续压力下，充分拉伸肌肉（运动链），使其超过之前的最大活动范围，达到极限角度。在运动员，从关节的最大活动幅度恢复之后，可以再进行一次对抗辅助者阻力的静力性收缩（图 6-79）。

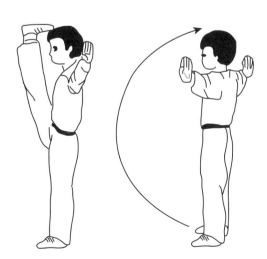

图 6-78 前踢腿

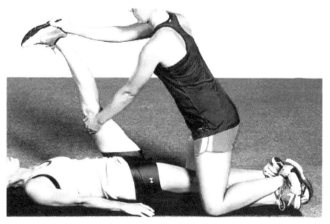

图 6-79 PNF 拉伸法

4．动力拉伸与静力拉伸相结合 在发展柔韧性时，应根据不同的练习目的和要求，采用动力性练习与静力性练习相结合的原则，在练习中，动中有静，静中有动，以达到提高肌肉伸展性的目的。如前踢腿，变前控腿，停 3 ~ 5 s 后放下，接着做前踢腿，依次重复。

小　结

　　骨骼肌纤维呈长圆柱形，有周期性横纹，肌质内含许多与细胞长轴平行排列的细丝状肌原纤维。肌节是肌原纤维结构功能的基本单位，构成骨骼肌纤维收缩和舒张运动的结构基础。兴奋 - 收缩耦联是细胞电兴奋转化为机械活动的关键环节，是神经细胞支配骨骼肌细胞产生机械收缩的机制。全身的骨骼肌包括躯干肌、头肌和四肢肌，躯干肌包括颈肌、背肌、胸肌、膈、腹肌和盆底肌，头肌分为面肌和咀嚼肌，四肢肌包括上肢肌和下肢肌。认知骨骼肌的运动规律和工作原理，对诊断各种运动性伤病和运动锻炼等有重要意义。

参考答案

整合思考题

1. 简述粗、细肌丝的分子结构。
2. 参与呼吸的肌有哪些? 各有什么作用?
3. 简述运动踝关节的肌及其神经支配。
4. 运动实践中科学制订力量训练计划时，需要考虑肌肉工作的哪些原理?

（徐　刚　李俊平）

第七章　运动系统的血管

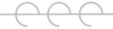

导学目标

通过本章内容的学习，学生应能够

※ **基本目标**

1. 概括心血管系统的组成与功能，总结体循环的途径和运动系统血供的特点。
2. 总结与运动系统相关的主要动脉和静脉的分支。

※ **发展目标**

　结合体循环的解剖学基础，概括与运动系统相关的动脉分布和静脉回流的情况，进一步分析改善运动系统血液循环的方法。

案例 7-1

　　男，71 岁。因久蹲后出现左下肢麻木就医。查体时发现左侧足背动脉搏动不明显，行动脉造影检查（经右侧肘正中静脉注射造影剂），结果显示左侧小腿动脉显影不佳。

　　分析与思考：造影剂经肘正中静脉到达左侧小腿的途径。

案例解析

第一节　血液循环概况

　　血液循环包括心血管系统和淋巴系统，其中心血管系统由心、动脉、毛细血管和静脉组成。心是血液循环的动力器官，血液在心血管系统的各个管道和腔室内循环流动构成**血液循环**（blood circulation）。

　　心血管系统的主要功能是物质运输，将肺吸收的氧气、消化管吸收的营养物质和内分泌系统分泌的激素及生物活性物质等输送到全身各个器官的组织和细胞，同时又将组织和细胞的代谢产物和二氧化碳带至肾、皮肤和肺进行排泄，从而保证身体新陈代谢的正常运行、内环境理化性质的相对稳定。

　　淋巴系统是心血管系统的辅助系统，具有协助静脉引流组织液和进行免疫应答的功能，具体内容将在《循环系统》一书中详述。

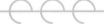

一、心血管系统

（一）心

心（heart）是血液循环的动力器官，有四个腔，即左心房、左心室、右心房和右心室。左、右心房之间有房间隔，左、右心室之间有室间隔。同侧的心房和心室之间有通道相连接。心房肌和心室肌交替收缩和舒张，驱使血液按一定的循环路径和方向周而复始地运行。来自体循环的外周静脉血进入右心房和右心室，从右心室发出肺动脉形成肺循环，气血交换后的动脉血，从肺静脉进入左心房和左心室，左心室发出主动脉形成体循环。心的结构将在《循环系统》一书中详述。

（二）动脉

动脉（artery）由心室发出，经过不断分支，最后连接于毛细血管。通常将动脉分为大、中、小三级。大动脉壁含有大量的弹性纤维，弹性较大。当心室收缩将血液射入大动脉时，大动脉管腔扩张；心室舒张时，大动脉的管腔回缩，从而保持一定的血压，使血液不断地向前流动。中、小动脉管壁有发达的平滑肌，在神经支配下产生收缩，使管径改变，从而调节血压及血流量。

由心室发出的动脉粗大，为主干，然后由主干向身体各部发出分支，分布到全身各个部分。动脉干在行程中发出与血流方向相反者，称为返支；动脉干最后常分为 2 支（有时为 1 支）而终止，称为终支；有的动脉主干在行程中发出与其平行的侧副支，侧副支发自动脉主干的不同高度并彼此吻合，形成侧支吻合（collateral anastomosis）。这种吻合在临床上有重要意义，当某一动脉主干阻塞时，血液可沿侧支吻合的路径，流向远侧的受阻区，以免发生坏死。这种通过侧支吻合而重新建立的循环称为侧支循环（collateral circulation）或侧副循环。

器官内动脉在运动系统的分布规律：①长骨的动脉主要有滋养动脉、干骺端动脉及骺动脉。其中滋养动脉的供血量占长骨全部供血量的 50% ~ 70%。因此施行手术时要注意给予保护，防止损伤。不规则骨的动脉分别来自骨膜的动脉和滋养动脉。扁骨，如颅盖骨的动脉来自骨膜，骨膜的血管很丰富，幼年时尤为突出，血管呈网状分布。椎骨的动脉一般从横突根部进入骨内，且有两条静脉从椎体后面出骨。骨内部的动脉多呈丛状分布。②关节的动脉血供很丰富，主要来自附近的动脉分支，彼此相互吻合，在关节周围形成致密的动脉网。自动脉网发出分支，分布到关节囊的纤维膜和滑膜，并与附近的骨膜血管形成动脉吻合。关节软骨没有动脉分布，关节盘的动脉一般分布在其周缘。韧带的动脉比较丰富。③骨骼肌的血供丰富，在大多数情况下，比较粗大的血管和神经相互伴行进入肌内，其主要分支大多穿经肌间隔。血管的主要分支和走行与神经并不一致，相邻的肌之间很少有血管吻合。

不同骨骼肌的血液供应情况有所不同：①血液供应来源很多，有丰富的血管吻合，如胸大肌、三角肌等；②有 2 ~ 3 支动脉供应，血管吻合比较少，如缝匠肌、股直肌等；③有单一的动脉供血，不存在侧支循环，如腓肠肌、股薄肌等。骨骼肌内的动脉一般都有静脉伴随，这些静脉管腔内有较多静脉瓣，当肌肉收缩时，可防止血液逆流。肌纤维周围包绕着丰富的毛细血管，供应肌营养。

（三）静脉

静脉（vein）是引导血液回心的血管，由微静脉起自毛细血管，逐级汇合成小静脉、中静脉和大静脉，最后注入心房。静脉壁薄，压力低，血流缓慢，与伴行动脉相比，管腔大，容血量较大，全身静脉血总量超过动脉血的 1 倍以上。

根据位置的深浅，静脉可分为浅静脉和深静脉。

1. 浅静脉（superficial vein）　又称皮下静脉，位于皮下的浅筋膜内，不与动脉伴行，最后注入深静脉。临床上常经浅静脉注射、输液、输血、取血和插入导管等。

2. 深静脉（deep vein）　位于深筋膜的深面或体腔内。大部分深静脉与同名动脉伴行，名称也基本相同（如股静脉与股动脉）。在某些部位，一条动脉可有两条伴行静脉（如前臂、小腿及会阴的静脉）。

浅、深静脉之间借吻合支互相吻合，当某些静脉血流受阻时，血液可通过吻合支扩张形成侧支循环，但也为感染、肿瘤提供了扩散的途径。人体各部的浅静脉最后都汇入该部的深静脉主干。

3. 静脉瓣（venous valve）　防止血液逆流或改变血流方向的重要装置。静脉瓣多成对排列，游离缘向心分布。静脉瓣的分布有一定规律：小静脉内一般无静脉瓣，中等静脉的静脉瓣较多，大静脉干内很少有瓣膜。受重力的影响，四肢静脉瓣多，下肢的静脉瓣多于上肢，当静脉瓣功能不全时，常引起静脉曲张。

（四）毛细血管

毛细血管（capillary）是连于微动脉与微静脉之间的微血管，其管径一般只有 $7 \sim 9$ μm，管壁很薄，主要由一层内皮细胞和基膜构成，具有一定的通透性，血液在此与组织和细胞进行物质交换和气体交换。毛细血管数量极多，彼此吻合成网，除角膜、晶状体、玻璃体、软骨、牙釉质、指甲和毛发外，遍布于全身各处。

二、血液循环

血液循环可分为体循环和肺循环（图 7-1）。

（一）体循环

体循环又称大循环，动脉血由左心室射出，经主动脉及其分支进入全身毛细血管。血液在此与周围组织和细胞进行气体和物质交换之后，成为富含二氧化碳和代谢产物的静脉血。静脉血进入小静脉，经过各级静脉回流，最后返回至右心房。当静脉血由右心房流入右心室后，开始肺循环。

（二）肺循环

肺循环又称小循环，血液起自右心室，经肺动脉及其各级分支到达肺泡壁的毛细血管，在此与肺泡内的气体进行交换后，成为富含氧的动脉血。动脉血进入小静脉，经过肺的各级静脉回流，最后汇入左、右肺静脉，终于左心房。血液由左心房进入左心室后，又开始了体循环。

三、血管吻合

人体血管之间的吻合非常广泛，除小动脉 - 毛细血管 - 小静脉吻合之外，动脉与动脉之间、静脉与静脉之间甚至动脉与静脉之间，也会有吻合支或交通支存在，形成**血管吻合**（vascular anastomosis，图 7-2）。

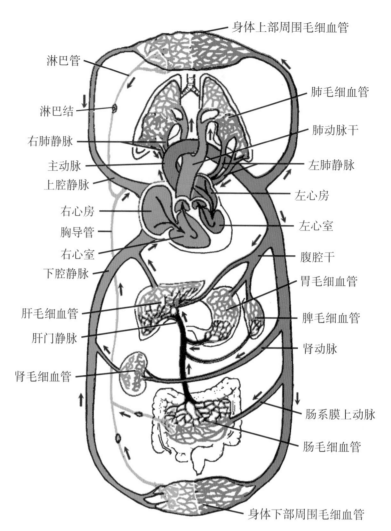

身体上部周围毛细血管

淋巴管

淋巴结

右肺静脉

主动脉

上腔静脉

右心房

胸导管

右心室

下腔静脉

肝毛细血管

肝门静脉

肾毛细血管

肺毛细血管

肺动脉干

左肺静脉

左心房

左心室

腹腔干

胃毛细血管

脾毛细血管

肾动脉

肠系膜上动脉

肠毛细血管

身体下部周围毛细血管

图 7-1　血液循环模式图

（一）动脉间吻合

人体内许多部位或器官的两动脉之间以吻合支相连，在经常活动或易受压的部位，如胃肠道和手足，两动脉末端或其分支直接吻合成动脉弓。这些吻合在形态上与器官的功能相适应，并有缩短循环时间和调节血流量的作用。此外，相邻的动脉在关节周围分支互相吻合成动脉网或关节网。

（二）静脉间吻合

静脉间吻合在数量上和吻合形式上远比动脉吻合多，并且结构复杂。一般在体壁的浅静脉交通支之间吻合成静脉网（venous rete），在某些位置较深的器官的深静脉吻合成静脉丛（venous plexus），以保证在脏器扩大或腔壁受压时血流通畅。

（三）动静脉吻合

在身体的某些部位，如指尖、趾端、唇、鼻、外耳皮肤、生殖器勃起组织等处，小动脉和小静脉之间借吻合支直接相通，形成动静脉吻合（arteriovenous anastomosis）。这种吻合因不经过毛细血管，可提高静脉压，加速血液的回流和调节局部温度。

Note

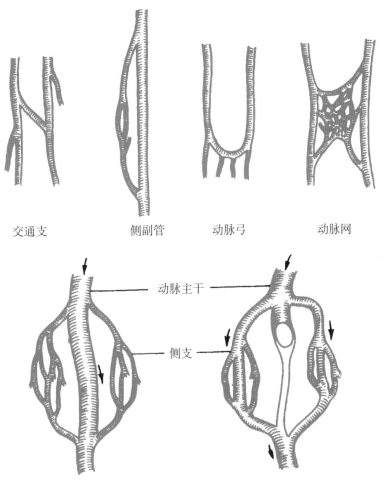

交通支　　　　　侧副管　　　　　动脉弓　　　　　动脉网

动脉主干

侧支

图 7-2　血管吻合和侧支循环示意图

第二节　运动系统相关的动脉

一、主动脉的分支

主动脉（aorta）是体循环的动脉主干，起自左心室的主动脉口，可分为升主动脉、主动脉弓和降主动脉三部分。降主动脉又分为胸主动脉和腹主动脉，向下至第 4 腰椎下缘处分为左、右髂总动脉两个终支（图 7-3）。

主动脉弓（aortic arch）位于胸骨柄后方，在右侧第 2 胸肋关节处起始，从右前向左后呈弓形弯曲至第 4 胸椎体下缘左侧，移行为降主动脉。主动脉弓的凸侧，从右向左发出三大分支，即头臂干、左颈总动脉和左锁骨下动脉。头臂干（brachiocephalic trunk）短而粗，自主动脉弓向右上方斜行，至右胸锁关节的后方，分为右颈总动脉和右锁骨下动脉。

二、头颈部的动脉

（一）颈总动脉

颈总动脉（common carotid artery）是头颈部的主要动脉干，右侧起自头臂干，左侧直接起自主动脉弓（图7-3）。两侧颈总动脉均经过胸锁关节的后方，在胸锁乳突肌的深面向上，至平对甲状软骨上缘处，分为颈内动脉和颈外动脉。颈总动脉在颈部走行于气管和胸锁乳突肌之间，位置较表浅，活体上能摸到颈总动脉的搏动。如头颈部出血，可从平对环状软骨处，向后内将其压在第6颈椎横突上而达到止血的目的。

颈动脉窦（carotid sinus）为颈总动脉末端与颈内动脉起始处的膨大部分，动脉壁内有压力感

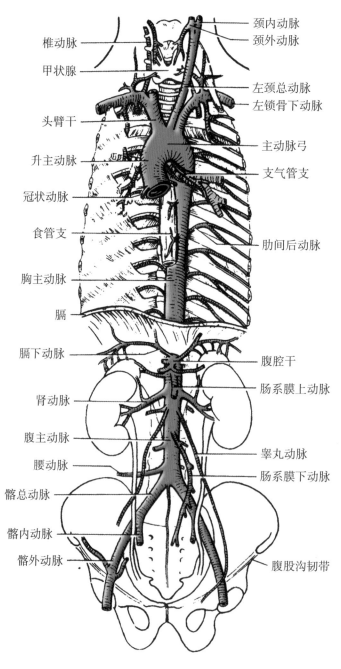

图 7-3　主动脉分部及分支

受器。当血压升高时，窦壁扩张，刺激此感受器，可反射性地引起心搏减慢，末梢血管舒张，血压下降。

颈动脉小球（carotid glomus）位于颈内、外动脉分叉处的后方，为化学感受器。

（二）颈内动脉和颈外动脉

1. **颈内动脉**（internal carotid artery） 自颈总动脉分出后，上行至颅底，经颈动脉管入颅腔，在颈部无分支，主要分支分布于脑和视器。

2. **颈外动脉**（external carotid artery） 自颈总动脉分出后，穿入腮腺实质，在下颌颈处，分为颞浅动脉和上颌动脉 2 个终支。颈外动脉的分支有甲状腺上动脉、舌动脉、面动脉、颞浅动脉和上颌动脉等，分布于头颈、颌面、耳鼻咽喉等处的脏器、骨骼肌等。

三、上肢的动脉

（一）锁骨下动脉

锁骨下动脉（subclavian artery）是一对较粗大的动脉干，右锁骨下动脉起自头臂干，左锁骨下动脉直接起自主动脉弓。锁骨下动脉进入腋窝后改称为腋动脉（图 7-4）。活体上在锁骨中点上方的锁骨上窝能摸到锁骨下动脉的搏动。上肢出血时，在此处向下将锁骨下动脉压在第 1 肋骨上面，可进行止血。

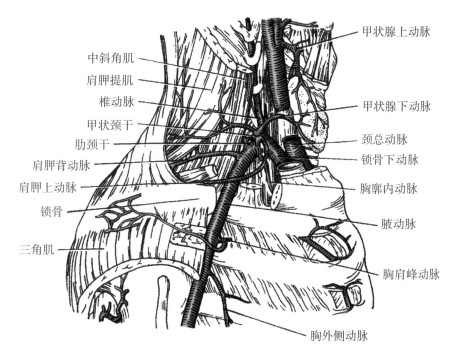

图 7-4 右锁骨下动脉及其分支

锁骨下动脉分支如下：

1. **椎动脉**（vertebral artery） 锁骨下动脉最粗大的 1 个分支，在前斜角肌内侧起自锁骨下动脉上缘，向上穿第 6～1 颈椎横突孔，经枕骨大孔入颅腔。椎动脉在颅外发出肌支，分布于颈深肌。

2. **胸廓内动脉**（internal thoracic artery）　在与椎动脉起始处相对的位置起自锁骨下动脉下缘，进入胸腔后沿胸骨外侧下降，至第 6 肋软骨深面分为肌膈动脉和腹壁上动脉两终支。胸廓内动脉的分支分布于肋间肌、膈、腹直肌、乳房、心包、胸膜和腹膜等处。

3. **甲状颈干**（thyrocervical trunk）　为一短干，在椎动脉外侧，起自锁骨下动脉，随即分为甲状腺下动脉和肩胛上动脉数支，分布于甲状腺、喉、气管、咽及食管上端、颈肌、肩胛骨及其背面的肌。

（二）上肢的动脉

1. **腋动脉**（axillary artery）　锁骨下动脉的直接延续，由第 1 肋外侧缘起，至大圆肌下缘，行于腋窝内（图 7-5），发出胸上动脉、胸肩峰动脉、胸外侧动脉等分支，分支至第 1、2 肋间隙、肩峰、三角肌、胸大肌、胸小肌、前锯肌和乳房。

其中**肩胛下动脉**（subscapular artery）是一较粗大的短干，在肩胛下肌下缘附近，分为胸背动脉和旋肩胛动脉。旋肩胛动脉向后穿三边孔，到冈下窝与肩胛上动脉吻合。胸背动脉分布于背阔肌等处。旋肱后动脉与腋神经伴行穿四边孔，绕肱骨外科颈，分支分布于三角肌及肩关节。旋肱前动脉较细小，分布于肱二头肌长头及肩关节，并与旋肱后动脉吻合。

2. **肱动脉**（brachial artery）　腋动脉的直接延续，自大圆肌下缘沿肱二头肌内侧沟向下至肘窝，平桡骨颈高度分为桡动脉和尺动脉（图 7-6）。肱动脉全长位置浅表，当前臂和手部出血时，可在臂中部肱二头肌内侧沟向肱骨压迫肱动脉进行止血。在肘窝肱二头肌腱内侧可摸到肱动脉搏动，是临床上测量血压时听诊的部位。肱动脉发出肱深动脉等分支，至臂部诸肌，并参与肘关节网的形成。

3. **桡动脉**（radial artery）　自肱动脉分出后，与桡骨平行下降（图 7-6），经肱桡肌腱和桡侧腕屈肌腱之间至桡骨下端，在拇长展肌和拇伸肌腱深面，绕至手背，再穿第 1 掌骨间隙至手掌深面，末端与尺动脉掌深支吻合，构成掌深弓。桡动脉下段在桡骨下端前面位置浅表，是临床触摸脉搏的常用部位。桡动脉发出掌浅支、拇主要动脉等分支，分布于前臂桡侧肌、鱼际肌、拇指、示指，并参与肘、腕关节网的构成。

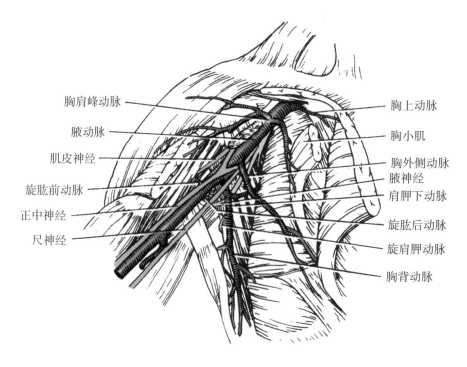

图 7-5　腋动脉及其分支

胸肩峰动脉
腋动脉
肌皮神经
旋肱前动脉
正中神经
尺神经

胸上动脉
胸小肌
胸外侧动脉
腋神经
肩胛下动脉
旋肱后动脉
旋肩胛动脉
胸背动脉

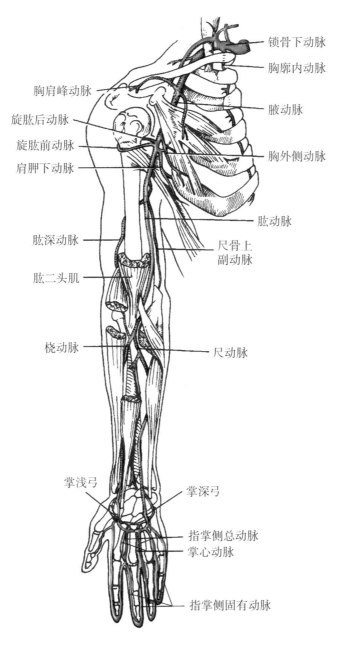

图 7-6 肱动脉及其分支

锁骨下动脉
胸廓内动脉
胸肩峰动脉
腋动脉
旋肱后动脉
旋肱前动脉
胸外侧动脉
肩胛下动脉
肱动脉
肱深动脉
尺骨上副动脉
肱二头肌
桡动脉
尺动脉
掌浅弓
掌深弓
指掌侧总动脉
掌心动脉
指掌侧固有动脉

4. 尺动脉（ulnar artery） 自肱动脉分出后，斜向内下行（图 7-6），在指浅屈肌和尺侧腕屈肌之间下降，在豌豆骨的外侧，经屈肌支持带的浅面入手掌，分出掌深支后，终支与桡动脉的掌浅支构成掌浅弓。在腕前两侧为桡、尺动脉的压迫止血点。尺动脉发出骨间总动脉、掌深支等分支，分布于前臂尺侧肌、手部，并参与肘、腕关节网的构成。

5. 掌浅弓和掌深弓 掌浅弓由尺动脉的末端和桡动脉的掌浅支吻合而成（图 7-7）。在掌腱膜和指浅屈肌腱之间，位置较浅，掌浅弓的顶点相当于掌中纹处。掌浅弓的分支主要有小指尺掌侧动脉和 3 条指掌侧总动脉，后者又各分为 2 条指掌侧固有动脉，分别供应第 2～5 指的相对缘。因此，手指出血可沿手指两侧压迫止血。

掌深弓由桡动脉的末端和尺动脉的掌深支吻合而成。在掌浅弓的近侧，约平腕掌关节处，位于屈指肌腱的深面，由掌深弓的远端发出 3 条掌心动脉，与指掌侧总动脉吻合。

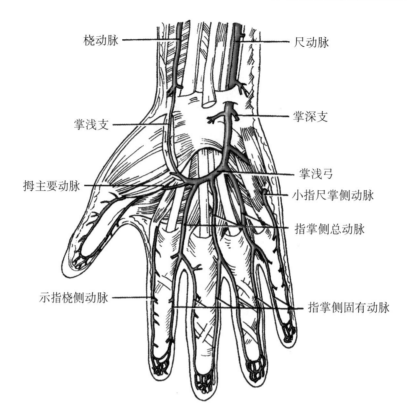

图 7-7　手的动脉（掌侧面浅层示掌浅弓）

四、胸部的动脉

1. 胸主动脉（thoracic aorta）　在第 4 胸椎下缘的左侧续于主动脉弓（图 7-3），下降到第 12 胸椎前方穿膈的主动脉裂孔入腹腔，移行为腹主动脉。胸主动脉是胸部的动脉干，发出壁支和脏支。脏支包括支气管动脉、心包支和食管支，分布于肺、心包和食管等脏器。壁支包括肋间后动脉、肋下动脉和膈上动脉。

2. 肋间后动脉（posterior intercostal artery）　第 1、2 对肋间后动脉来自锁骨下动脉。第 3～11 对肋间后动脉来自胸主动脉，为节段性、对称性分支。肋间后动脉在脊柱外侧缘分为前、后支。后支分布于背部的肌肉、皮肤、胸椎与脊髓。前支为肋间后动脉的主干，行于肋沟内，其上方有肋间后静脉，下方有肋间神经伴行，在近肋角处分为上、下两支，上支继续前行，下支斜向下行，至腋中线处已达下一肋骨的上缘，两支分别与胸廓内动脉的肋间前支吻合，营养肋间肌。

3. 肋下动脉（subcostal artery）　来自胸主动脉，1 对，位于第 12 肋下方，分布于腹壁和背部肌肉及皮肤。

4. 膈上动脉（superior phrenic artery）　有 2～3 支，由胸主动脉下部发出，分布于膈上面的后部。

五、腹盆部的动脉

（一）腹主动脉

腹主动脉（abdominal aorta）自膈的主动脉裂孔起，沿腰椎左前方下降，至第 4 腰椎下缘，分为左、右髂总动脉两个终支（图7-3）。

腹主动脉的分支亦可分为壁支和脏支。脏支分为成对和不成对两种，成对的脏支有肾上腺中动脉、肾动脉和睾丸（卵巢）动脉；不成对的脏支有腹腔干、肠系膜上动脉和肠系膜下动脉，分布于胃、肝、脾、肾、小肠和部分大肠等脏器。壁支包括膈下动脉、腰动脉和骶正中动脉。

1. 膈下动脉（inferior phrenic artery）　有1对，起自腹主动脉上端，分布于膈的下面，左、右膈下动脉还分别发出2～3支肾上腺上动脉，至肾上腺。

2. 腰动脉（lumbar artery）　有4对，起自腹主动脉后壁，横行向外，分布于腰部的肌肉、皮肤、腰椎与脊髓。

3. 骶正中动脉（median sacral artery）　起自腹主动脉分叉部的背面，沿第5腰椎体及骶骨盆面的正中线下降，分布于直肠后壁、骶骨和尾骨。

（二）髂总动脉

髂总动脉（common iliac artery）为腹主动脉的两终支，左、右各一，平对第4腰椎高度分出后，向下外行至骶髂关节处，分为髂内动脉和髂外动脉（图7-3）。

（三）髂内动脉

髂内动脉（internal iliac artery）为一短干，分出后向下进入小骨盆，分为壁支和脏支，脏支包括脐动脉、膀胱下动脉、直肠下动脉、子宫动脉和阴部内动脉等。分布于膀胱、直肠、子宫等盆腔脏器。髂内动脉的壁支包括闭孔动脉等。

1. 髂腰动脉（iliolumbar artery）　由髂内动脉分出后，行向外上方达腰大肌内侧缘，分支分布于腰方肌、髂腰肌、髋骨等处。

2. 骶外侧动脉（lateral sacral artery）　自髂腰动脉下方分出后，沿骶骨盆面经骶前孔的内侧下降，分布于梨状肌和肛提肌以及骶管内结构。

3. 臀上、下动脉（superior and inferior gluteal artery）　分别经梨状肌上、下孔出骨盆，至臀部分支分布于臀肌和髋关节。

4. 闭孔动脉（obturator artery）　沿骨盆侧壁与闭孔神经伴行，向前穿闭膜管，至大腿内收肌群之间，营养大腿肌内侧群肌和髋关节。闭孔动脉有时可起自腹壁下动脉，称为异常的闭孔动脉，行于股环附近。股疝手术时，注意避免损伤此处。

六、下肢的动脉

（一）髂外动脉

髂外动脉（external iliac artery）在骶髂关节的前方，由髂总动脉分出，沿腰大肌内侧缘下降，至腹股沟韧带的深面移行于股动脉。其分支有腹壁下动脉和旋髂深动脉。腹壁下动脉在髂外动脉入股部之前发出，贴腹壁前内面，斜向内上方，入腹直肌鞘内，营养腹直肌，并与腹壁上动脉吻合。

（二）股动脉

股动脉（femoral artery）为髂外动脉经腹股沟韧带中点深面向下的延续（图7-8），在大腿上部位于股三角内，向下入收肌管，出收肌腱裂孔至腘窝，移行为腘动脉。在腹股沟韧带中点稍下方，活体上可摸到股动脉的搏动，当下肢出血时，可在此部位压迫止血。股动脉发出股深动脉等分支。

1. **股深动脉**（deep femoral artery）　在腹股沟韧带下方 3 ～ 4 cm 处发自股动脉，初在股动脉后外侧，之后行向后内下方，至长收肌深面，沿途发出以下分支。①旋股内侧动脉：穿经耻骨肌与髂腰肌之间，分支分布于附近诸肌与髋关节，并与臀下动脉、旋股外侧动脉和第 1 穿动脉吻合。②旋股外侧动脉：由股深动脉发出后，外行至缝匠肌和股直肌深面，分布于股前群肌和膝关节。③穿动脉：一般为 3 条，由上向下依次称为第 1、2、3 穿动脉，分别在不同高度穿过大收肌止点至股后部，分布于股后肌群及股骨（图 7-8）。

2. **膝降动脉**（descending genicular artery）　自股动脉分出后，经缝匠肌深面，伴隐神经下行，分布于小腿内侧浅筋膜和皮肤，并参与构成膝关节网。

（三）腘动脉

腘动脉（popliteal artery）：自收肌腱裂孔起，向下行于腘窝深部，至腘肌下缘，分为胫前动脉和胫后动脉（图 7-9）。腘动脉的分支分布于膝关节及其附近诸肌。腘动脉发出肌支，分布于股后部肌群的下部和小腿三头肌；发出膝关节动脉，参与构成膝关节网，分布于交叉韧带和关节囊滑膜层等处。

1. **胫后动脉**（posterior tibial artery）　是腘动脉的延续（图 7-9），在小腿后面浅、深两层屈肌之间下行，经内踝后方，屈肌支持带的深面至足底，分为足底内、外侧动脉两终支，分布于足底的肌与皮肤。

胫后动脉发出**腓动脉**（peroneal artery），由胫后动脉上部发出后，经胫骨后肌的浅面，斜向下外，沿腓骨的内侧下降至外踝上方浅出，分布于腓骨及附近诸肌、外踝和跟骨外侧面，并参与外踝网的构成。**足底外侧动脉**（lateral plantar artery）为胫后动脉两个终支中较大的 1 支，在足底向外斜行至第 5 跖骨底处，再转向内侧至第 1 跖骨间隙，与足背动脉的足底深动脉吻合，构成足底深弓。

2. **胫前动脉**（anterior tibial artery）　胫前动脉由腘动脉分出后，立即穿小腿骨间膜至小腿前面，沿骨间膜前面下降，至踝关节的前方，移行为足背动脉（图 7-8）。胫前动脉的上端发出胫前、后返动脉，参与构成膝关节网。胫前动脉的下端发出内、外踝支，参与构成内、外踝网，沿途发出肌支，分布于小腿前群肌。

3. **足背动脉**（dorsalis pedis artery）　是胫前动脉的直接延续（图 7-8），位于足背内侧，位置浅表，在拇长伸肌腱的外侧，可触摸到其搏动。足背动脉的足底深动脉，穿第 1 跖骨间隙至足底，与足底外侧动脉吻合成足底深弓。足背动脉的弓状动脉发出 3 支跖背动脉，向前行又各分为 2 支细小的趾背动脉，分布于第 2 ～ 5 趾的相对缘。

4. **足底深弓**（deep plantar arch）　足底外侧动脉与足背动脉的足底深动脉吻合而成。由弓的凸侧发出 4 支趾足底总动脉，向前至跖趾关节附近，又各分为 2 支趾足底固有动脉，分布于第 1 ～ 5 趾的相对缘。

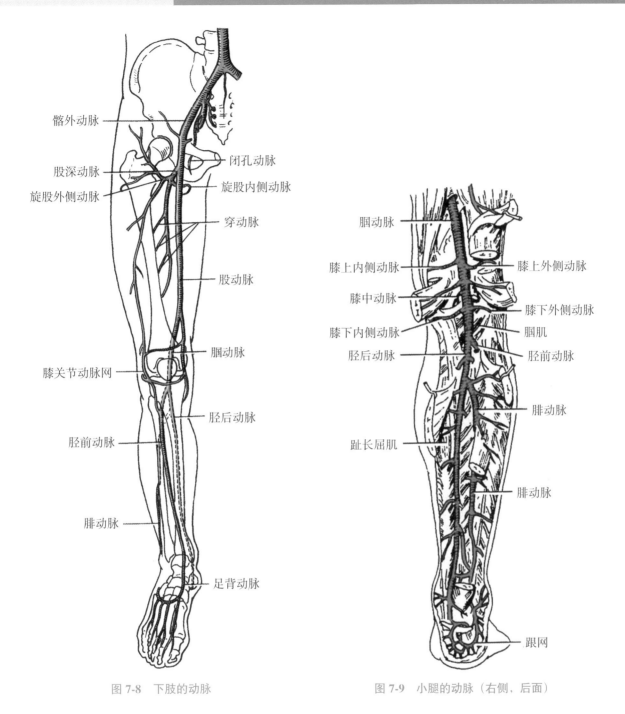

髂外动脉

股深动脉

旋股外侧动脉

膝关节动脉网

胫前动脉

腓动脉

闭孔动脉

旋股内侧动脉

穿动脉

股动脉

腘动脉

胫后动脉

足背动脉

图 7-8　下肢的动脉

腘动脉

膝上内侧动脉

膝中动脉

膝下内侧动脉

胫后动脉

趾长屈肌

膝上外侧动脉

膝下外侧动脉

腘肌

胫前动脉

腓动脉

腓动脉

跟网

图 7-9　小腿的动脉（右侧，后面）

框 7-1　全身主要动脉的压迫止血点和摸脉点

　　动脉在行程过程中，常行于身体的屈侧、深部或者安全、隐蔽、不易受到损伤的部位，如由骨、肌和筋膜所形成的沟或者管内。但在某些部位，动脉行程位置表浅，在活体上可摸到其搏动，这些部位不仅可作为动脉摸脉点，在意外受伤引起伤口流血时，还可作为指压动脉止血点，即将动脉压向深部的骨面上，阻断血液流通，从而达到临时止血的目的。

　　1. 颈总动脉　颈总动脉上段走行于气管与胸锁乳突肌之间，位置表浅，可摸到其搏动。当头面部大出血时，在胸锁乳突肌前缘，平环状软骨弓高度，将伤侧颈总动脉压向后内方的第 6 颈椎横突上，可进行急救止血。

2. 面动脉 面动脉在下颌骨下缘咬肌止点前缘处位置表浅，为临床上面动脉的摸脉点和压迫止血点。当面部出血时，可在该处进行压迫止血。

3. 颞浅动脉 在外耳门前上方，颧弓根部，可摸到颞浅动脉搏动，当颞区、额外侧部及头顶部头皮出血时，可在此处进行压迫止血。

4. 肱动脉 肱动脉全长位置表浅，在肘窝肱二头肌腱内侧可摸到肱动脉搏动，是临床上测量血压时的听诊部位。当前臂和手部出血时，可在臂中部肱二头肌内侧沟，将肱动脉压向肱骨进行止血。

5. 桡动脉 在桡骨茎突的内上方可触摸到桡动脉搏动，是临床触摸脉搏的常用部位。

6. 股动脉 在腹股沟韧带中点稍下方，股动脉位置表浅，可摸到其搏动。当下肢出血时，可在此处将该动脉用力向后、向下压向耻骨上支进行压迫止血。

7. 足背动脉 在踝关节前方，内、外踝前方连线的中点，长伸肌腱的外侧，可触摸到足背动脉搏动。当足背出血时，可在该处压迫足背动脉进行止血。

第三节 运动系统相关的静脉

静脉是导血回心的血管，起始于毛细血管，终止于心房。与运动系统直接相关的是体循环的静脉，包括上腔静脉系、下腔静脉系和心静脉系。心静脉系和下腔静脉系中的肝门静脉系将在《循环系统》一书中详述。

一、上腔静脉系

上腔静脉（superior vena cava）为一条粗大的静脉干（图 7-10），长约 7.5 cm，由左、右头臂静脉在右侧第 1 胸肋结合处的后方汇合而成，沿升主动脉右侧垂直下行，至右侧第 3 胸肋关节处穿纤维心包注入右心房。在注入右心房前，奇静脉自后方弓形向前跨过右肺根注入上腔静脉。上腔静脉收集头颈部、上肢、胸壁和部分胸腔脏器的静脉血。

头臂静脉（brachiocephalic vein），左右各一，分别由同侧颈内静脉和锁骨下静脉在胸锁关节的后方汇合而成（图 7-10）。汇合处的夹角称为**静脉角**（venous angle），是淋巴导管注入静脉的部位。左头臂静脉较长，横过主动脉弓的上缘，斜向右下；右头臂静脉较短，在头臂干的右前方，几乎垂直下降。头臂静脉除收集颈内静脉及锁骨下静脉的血液外，还收集椎静脉、胸廓内静脉和甲状腺下静脉等的血液。

（一）头颈部的静脉

头颈部的浅静脉主要有面静脉、下颌后静脉和颈外静脉，深静脉主要有颈内静脉和锁骨下静脉。

1. 面静脉（facial vein） 在眼内眦处起自**内眦静脉**（angular vein），斜向外下行于面动脉的后方，在下颌角下方与下颌后静脉前支汇合而成面总静脉，越过颈外动脉的前面至舌骨大角高度注入颈内静脉。面静脉收集面前部软组织的静脉血。面静脉通过内眦静脉，眼上、下静脉与颅内海绵窦相交通。在平口角高度，咬肌前方，借面深静脉经翼静脉丛及导静脉与海绵窦相交通。在口角平面以上的面静脉缺少静脉瓣。因此，上唇、鼻部发生急性炎症时，若处理不当（如挤压等），炎症可沿上述途径向颅内蔓延，造成颅内感染。故临床上将两侧口角至鼻根间的三角区称为"危险三角"。

2．下颌后静脉（retromandibular vein）　由颞浅静脉和上颌静脉在下颌颈的深面汇合而成。下行至腮腺下端分为前、后两支，前支向前下方与面静脉汇合；后支与耳后静脉及枕静脉汇合成颈外静脉。颞浅静脉和上颌静脉均收集同名动脉分布区的静脉血。上颌静脉起自翼静脉丛。

3．颈外静脉（external jugular vein）　为颈部最大的浅静脉，在耳下方由下颌后静脉的后支、耳后静脉和枕静脉汇合而成（图7-10），沿胸锁乳突肌浅面斜行向下，在锁骨中点上方约2 cm处，穿深筋膜注入锁骨下静脉。颈外静脉穿经深筋膜时，管壁与筋膜彼此愈着，管腔张开，如静脉发生破损，易导致空气栓塞。颈外静脉位置表浅而恒定，活体皮下可见，临床可在此做静脉穿刺。

4．颈内静脉（internal jugular vein）　为头颈部静脉回流的主干，上端在颈静脉孔处与颅内的乙状窦相续（图7-10），与颈内动脉和颈总动脉同行于颈动脉鞘内，在胸锁关节的后方与锁骨下静脉汇合成头臂静脉。

5．锁骨下静脉（subclavian vein）　在第1肋骨外缘处起始于腋静脉（图7-10），弓行向内，经锁骨下动脉及前斜角肌的前面，在胸锁关节的后方与颈内静脉汇合成头臂静脉。锁骨下静脉除收集腋静脉的血液外，还有颈外静脉注入。与锁骨下动脉分支伴行的静脉多注入头臂静脉及颈外静脉。

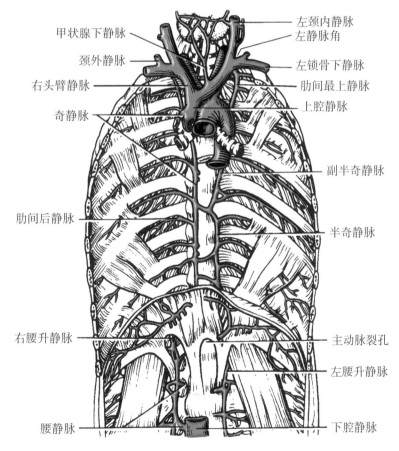

图 7-10　上腔静脉及其属支

（二）上肢的静脉

上肢的静脉富有瓣膜，分浅静脉和深静脉，最终都汇入腋静脉。

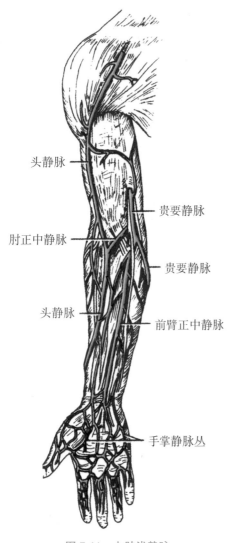

头静脉

贵要静脉

肘正中静脉

贵要静脉

头静脉

前臂正中静脉

手掌静脉丛

图 7-11 上肢浅静脉

从手掌至腋腔，上肢的深静脉均与同名动脉伴行。肱动脉和桡、尺动脉均有两条伴行静脉，它们之间有许多吻合支，同时与浅静脉亦有吻合。两条肱静脉在胸大肌下缘处合成一条腋静脉。**腋静脉**（axillary vein）位于腋动脉的前内侧，在第 1 肋骨外缘处延续为锁骨下静脉。腋静脉收集上肢及部分胸腹壁的静脉血。

上肢浅静脉（图 7-11）：手指的静脉较丰富，在各手指背面形成两条相互吻合的指背静脉，上行至指根附近分别合成 3 条掌背静脉。它们在手背中部互相连成不恒定的手背静脉网。

1. 头静脉（cephalic vein） 起自手背静脉网的桡侧（图 7-11），沿前臂桡侧上行，至肘窝处，再沿肱二头肌外侧沟上行，至三角肌胸大肌间沟，穿深筋膜注入腋静脉或锁骨下静脉。头静脉收集手和前臂桡侧浅层结构的静脉血。当肱静脉高位受阻时，头静脉是上肢血液回流的主要途径。在临床上头静脉是心导管插入的选择部位之一。

2. 贵要静脉（basilic vein） 起自手背静脉网的尺侧（图 7-11），沿前臂尺侧上行，至肘窝处接受肘正中静脉，继续沿肱二头肌内侧沟上行，至臂部中点稍下方，穿深筋膜注入**肱静脉**（brachial vein）或上行注入腋静脉。贵要静脉收集手和前臂尺侧浅层结构的静脉血。由于贵要静脉较粗，其入口处与肱静脉的方向一致，位置表浅恒定，临床上常经贵要静脉进行插管。

3. 肘正中静脉（median cubital vein） 变异较多，通常在肘窝处连接头静脉和贵要静脉。

（三）胸部的静脉

胸部的静脉包括胸后壁静脉和胸前壁静脉。胸后壁静脉有奇静脉、半奇静脉、副半奇静脉和椎静脉丛等。

1. 奇静脉（azygos vein） 在右膈脚处起自右腰升静脉，经膈进入胸腔，在食管后方沿脊柱右前方上行（图 7-10），至第 4 胸椎高度，向前勾绕右肺根上方，形成奇静脉弓，于第 2 肋软骨平面注入上腔静脉。奇静脉主要收集右肋间后静脉、食管静脉、右支气管静脉及半奇静脉的血液。奇静脉上连上腔静脉，下借右腰升静脉连于下腔静脉，故奇静脉是沟通上、下腔静脉系的重要通道之一。

2. 半奇静脉（hemiazygos vein） 起自左腰升静脉，穿左膈脚处入胸腔，沿脊柱左侧上行，至第 9 胸椎高度，向右横过脊柱前面，注入奇静脉。半奇静脉主要收集左侧下部肋间后静脉、食管静脉和副半奇静脉的血液。

3. 副半奇静脉（accessory hemiazygos vein） 沿脊柱左侧下行，注入半奇静脉或向右横过脊柱直接注入奇静脉。副半奇静脉收集左侧中、上部肋间后静脉及左支气管静脉的血液。

4. 椎静脉丛（vertebral venous plexus） 沿脊柱分布于椎管内、外，为复杂的静脉丛，按其所在部位，分为椎内静脉丛和椎外静脉丛（图 7-12）。

（1）**椎内静脉丛**（internal vertebral venous plexus）：位于椎管内骨膜和硬脊膜之间的硬膜外隙

内，收集椎骨和脊髓回流的血液。其中位于椎体和椎间盘后面的静脉丛，称为椎内前静脉丛；位于椎弓和黄韧带前方的静脉丛，称为椎内后静脉丛。

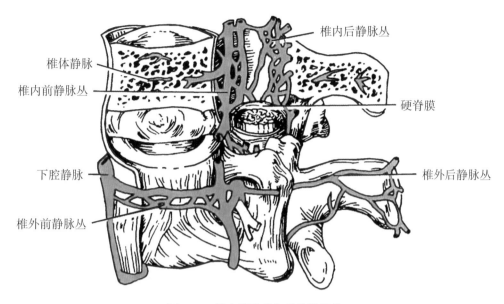

图 7-12　椎内静脉丛和椎外静脉丛

（2）**椎外静脉丛**（external vertebral venous plexus）：位于脊柱的前方和后方，收集椎体和脊柱附近肌肉回流的血液。该静脉丛分布于椎体的前方和椎板的后方，故分别称为椎外前静脉丛和椎外后静脉丛。

椎内、外静脉丛互相吻合，最后分别与邻近的椎静脉、肋间后静脉、腰静脉和骶外侧静脉等互相交通。椎静脉丛上部可经枕骨大孔与颅内硬脑膜窦相连通，下部可与盆腔静脉丛相交通，同时与颈、胸、腹及盆腔静脉的属支之间有丰富而广泛的吻合。因此，椎静脉丛是沟通上、下腔静脉系及颅腔内、外静脉的主要途径之一。椎静脉丛既有广泛联系，又无瓣膜，故易成为感染、肿瘤或寄生虫扩散的途径，也是胸、腹及盆腔感染向颅内传播的重要路径。

5. **胸腹壁静脉**　位于胸前外侧壁的浅筋膜内，上行经胸外侧静脉注入腋静脉，向下与腹壁浅静脉吻合，构成上、下腔静脉系之间的交通途径。

二、下腔静脉系

下腔静脉系由下腔静脉及其属支组成。下腔静脉收集下肢、盆部和腹部的静脉血。

（一）腹部的静脉

腹部静脉的主干是下腔静脉，直接注入下腔静脉的属支有壁支和脏支两种。不成对的脏支先汇合成肝门静脉，该静脉进入肝后，经肝静脉回流至下腔静脉。

下腔静脉（inferior vena cava）是人体最粗大的静脉干（图 7-13），由左、右髂总静脉在第 5 腰椎体的右侧汇合而成，沿脊柱前方、腹主动脉右侧上行，经肝的腔静脉沟，穿膈的腔静脉孔入胸腔后，穿纤维心包注入右心房。

壁支有膈下静脉、腰静脉和骶正中静脉，均与同名动脉伴行。腰静脉有 4 ～ 5 对，各腰静脉之间有纵支串联，称为腰升静脉。左、右腰升静脉向上分别移行为半奇静脉和奇静脉，向下分别注入左、右髂总静脉。骶正中静脉与骶外侧静脉共同组成骶静脉丛。脏支有右睾丸静脉（女性为右卵巢静脉）、右肾上腺静脉、右肾静脉、左肾静脉和肝静脉。

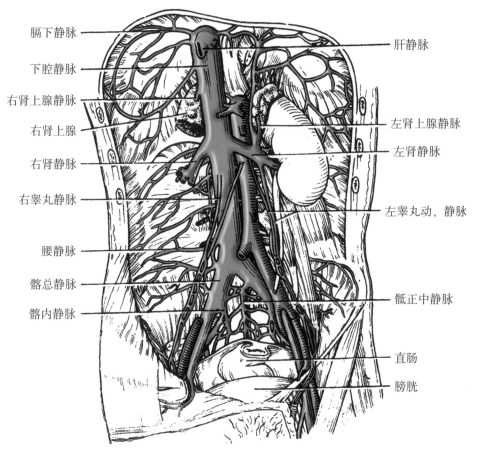

膈下静脉

下腔静脉

右肾上腺静脉

右肾上腺

右肾静脉

右睾丸静脉

腰静脉

髂总静脉

髂内静脉

肝静脉

左肾上腺静脉

左肾静脉

左睾丸动、静脉

骶正中静脉

直肠

膀胱

图 7-13　下腔静脉及其属支

（二）盆部的静脉

盆部静脉主干包括髂内静脉和髂外静脉，二者在骶髂关节的前方汇成**髂总静脉**（common iliac vein），左、右髂总静脉各向内上方斜行（图 7-13）。左髂总静脉在第 5 腰椎体处与右髂总静脉汇合成下腔静脉。髂总静脉收集同名动脉分布区的血液。

1. 髂内静脉（internal iliac vein）　在坐骨大孔的稍上方，由盆部的静脉汇合而成（图 7-13）。它伴随于同名动脉的后内侧，在骶髂关节前方，与髂外静脉汇合成髂总静脉。髂内静脉干短粗，无瓣膜。髂内静脉的属支可分为壁支和脏支。

壁支包括臀上静脉、臀下静脉、闭孔静脉和骶外侧静脉，收集同名动脉分布区的静脉血。脏支包括膀胱静脉、前列腺静脉（男）、子宫静脉（女）、阴道静脉（女）、直肠下静脉、阴部内静脉等，均起自盆腔静脉丛。

盆腔静脉丛位于盆腔脏器周围，主要有膀胱静脉丛、前列腺静脉丛、子宫和阴道静脉丛及直肠静脉丛等。各静脉丛之间相互吻合。

2. 髂外静脉（external iliac vein）　为股静脉的直接延续，本干与同名动脉伴行。收集下肢和腹前壁下部的静脉血。

（三）下肢的静脉

下肢的静脉分浅静脉和深静脉两种。浅、深静脉间借众多交通支相连。受重力影响，下肢血液回流相对困难，所以下肢静脉内的静脉瓣较上肢多。

从足到小腿，下肢的深静脉均与同名动脉伴行，每条动脉有两条伴行静脉。胫前静脉与胫后静脉在腘肌下缘合成一条腘静脉，腘静脉位于同名动脉的后方，穿收肌腱裂孔移行为股静脉。

下肢浅静脉起自趾背静脉，在跖骨远端皮下形成足背静脉弓，弓的两端沿足的两缘上行，内侧续大隐静脉，外侧续小隐静脉（图 7-14）。

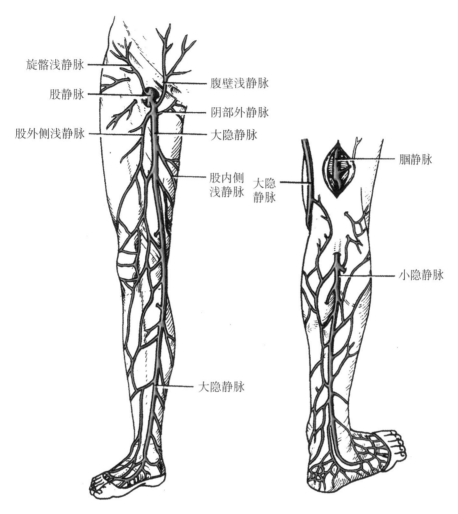

图 7-14　下肢浅静脉

1.　股静脉（femoral vein）　与股动脉伴行。在收肌管内股静脉位于股动脉的后外侧，在股三角处股静脉转至股动脉的内侧，上行至腹股沟韧带深面移行为髂外静脉。股静脉收集下肢、腹前壁下部和外阴部的静脉血。

2.　大隐静脉（great saphenous vein）　为全身最长的浅静脉。起自足背静脉弓的内侧端，经内踝前方，沿小腿内侧伴随隐神经上行，过膝关节内侧，绕股骨内侧髁后方，再沿大腿内侧上行，并逐渐转至前面，在耻骨结节下外方约 3 cm 处，穿隐静脉裂孔注入股静脉。

大隐静脉上行至隐静脉裂孔附近有 5 条属支（图 7-14）：股内侧浅静脉、股外侧浅静脉、旋髂浅静脉、腹壁浅静脉和阴部外静脉。当下肢静脉曲张，需做大隐静脉高位结扎切除术时，应将其属支全部结扎，以防复发。大隐静脉在内踝前方位置表浅而恒定，是静脉输液或切开的常用部位。

3.　小隐静脉（small saphenous vein）　起自足背静脉弓的外侧端，经外踝后方，沿小腿后面中线上行至腘窝，穿深筋膜注入腘静脉（图 7-14）。

大、小隐静脉之间有交通支相互连接，并借穿静脉与深静脉相通。穿静脉内也有瓣膜，开向深静脉。小腿部的穿静脉和瓣膜数目比大腿多。当瓣膜功能不全时，小腿部易发生静脉曲张。

案例解析

案例 7-2

　　男，42 岁。因双小腿后面皮肤肿胀、局部疼痛、行走困难 7 天就医。患者双小腿后面出现蚯蚓状迂曲隆起 10 年，以小腿外侧更为明显，伴下肢酸胀不适、肢体沉重乏力、轻度水肿。久站或午后加重，卧位后明显减轻。近 1 周表现为局部疼痛难忍，皮肤肿胀，不能正常行走。入院查体发现双下肢小腿后面静脉曲张，局部可触及索状物，有触痛，周围红肿。经双下肢 B 型超声及静脉血流图检查，初步诊断为双侧小隐静脉血栓。

　　请分析：该血栓如果脱落到达肺，引发肺栓塞的途径。

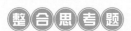

小 结

　　运动系统相关的动脉，由主动脉发出到达头颈部、上肢、胸部、腹盆部和下肢的动脉及其分支，分布于骨、关节和骨骼肌。毛细血管是连于微动脉和微静脉之间的微血管，血液在此与组织和细胞进行物质交换和气体交换。静脉是引导血液回心的血管，由微静脉起自毛细血管，逐级汇合成小静脉、中静脉和大静脉，最后注入心房。根据位置的深浅又可分为浅静脉和深静脉。血液在心血管系统的各个管道和腔室内循环流动构成血液循环，其在运动系统中至关重要。

参考答案

整合思考题

　　试从静脉血液回流的角度分析运动是如何促进静脉血回流的。

（张卫光　张永杰　李文生）

第八章　运动系统的神经

导学目标

※ **基本目标**

1. 描述脊髓的位置、上端和下端水平及外形特点。分析脊髓节段与椎骨的对应关系，并解释马尾的性质。
2. 比较脊髓横切面上灰、白质的分布及各部分的名称和位置。复述与运动系统相关的脊髓灰质主要核团的位置和功能。
3. 概括脊神经的构成、区分，前后根和前后的纤维成分及前支的分布概况。
4. 总结颈丛、臂丛、腰丛和骶丛的构成和主要分支分布，理解膈神经、肌皮神经、正中神经、尺神经、桡神经、腋神经、股神经、闭孔神经、坐骨神经和阴部神经的行程及其肌支的分布，损伤后运动和感觉障碍的主要表现，描述胸神经前支的行程及其皮支分布的节段性。
5. 回顾12对脑神经的名称及出入颅的部位。总结与运动系统相关的脑神经的主要分支分布及功能。

※ **发展目标**

1. 运用脊髓的感觉和运动传导束，理解和解释脊髓损伤后的临床表现和定位诊断。
2. 通过脊神经损伤的病例，培养分析问题和解决问题的临床思维。

案例 8-1

女，25岁。因交通事故造成肱骨中部骨折，急诊就医。来院查体：未见明显的皮肤伤口，臂中部有明显的向外上方的成角畸形。患者伸腕障碍，"虎口"区皮肤感觉障碍。X线检查显示：肱骨干骨折。诊断：肱骨干骨折合并桡神经损伤。

试分析：肱骨干骨折为何易损伤桡神经？桡神经损伤后的表现有哪些？

L8-1a
案例解析

躯干肌和四肢肌主要起源于肌节，而头颈肌则由肌节和鳃弓的间充质演化而来。头颈部肌肉中，来自肌节的有眼外肌（从头部肌节发生而来）和舌肌（从枕部肌节发生而来）；来自鳃弓间充质的有咀嚼肌（来自颌弓）、面部表情肌（来自舌弓）、咽、喉、软腭诸肌，以及颈部的胸锁乳突肌和斜方肌（来自第 3～5 对鳃弓的间充质）。本章主要简介与运动系统中躯干肌、四肢肌、咀嚼肌和表情肌直接相关的脊髓、脊神经和脑神经的内容，而与眼外肌、舌肌和咽喉肌相关的内容将在《神经系统》一书中讲述。

第一节　脊　髓

位于椎管内的脊髓（spinal cord）和位于颅腔内的脑合称为中枢神经系统。脊髓起源于胚胎时期神经管的尾端，与脑相比其分化较少，结构也相对简单，并保留着明显的节段性。

一、脊髓外形

脊髓位于椎管内，上端在平枕骨大孔处与延髓相连，下端在成人平第 1 腰椎的下缘（新生儿平第 3 腰椎），全长 42 ~ 45 cm。脊髓呈前后稍扁的圆柱形，最宽处直径仅为 1 ~ 1.2 cm。

脊髓与 31 对脊神经相连，通常将与每对脊神经前、后根相连的一段脊髓称为一个脊髓节段。脊髓全长分为 31 个脊髓节段：8 个颈节、12 个胸节、5 个腰节、5 个骶节和 1 个尾节。脊髓全长粗细不等，有两个膨大的部分：颈膨大（cervical enlargement）和腰骶膨大（lumbosacral enlargement）。颈膨大相当于脊髓颈 4 至胸 1 节段（C_4 ~ T_1），是臂丛发出处，支配上肢；腰骶膨大相当于脊髓腰 2 至骶 3 节段（L_2 ~ S_3），是腰骶丛发出处，支配下肢。脊髓膨大的出现与种系进化中四肢的出现相关，是神经元胞体和纤维数量增加所致。脊髓末端变细称为脊髓圆锥（conus medullaris）。脊髓圆锥以下延续为无神经组织的终丝（filum terminale），在第 2 骶椎水平以下，硬脊膜包绕终丝止于尾骨背面（图 8-1）。

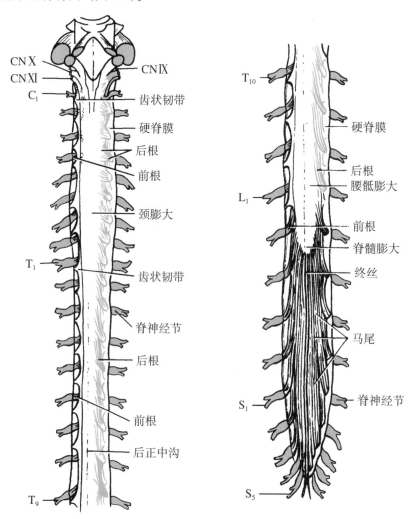

图 8-1　脊髓的外形（背面）

脊髓表面有数条纵沟（图 8-1），前面正中有较深的前正中裂，后面正中有较浅的后正中沟。外侧面有前外侧沟和后外侧沟，分别有脊神经的前、后根附着。

脊髓节段与椎骨的对应关系：脊髓与脊柱在胚胎前 3 个月是等长的，脊髓占据椎管全长，此时脊神经根几乎均呈直角与脊髓相连，平行进入相应的椎间孔。以后脊髓的生长速度比脊柱缓慢，脊髓上端与延髓相连，位置固定，使脊髓节段的位置由上而下逐渐高于相应的椎骨，因此成人的脊髓和脊柱的长度是不等的（图 8-2）。因为脊髓比脊柱短，因而发自腰、骶、尾的神经根在穿出相对应椎间孔之前要在椎管内垂直下行一段而形成马尾（cauda equina）。因此，成人第 1 腰椎以下的椎管内已无脊髓，只有马尾。在临床上常选择在第 3、4 或第 4、5 腰椎间行腰椎穿刺，获取脑脊液或注射麻醉药，以避免损伤脊髓。

掌握脊髓节段与椎骨的对应关系有重要的临床应用意义。成人脊髓的长度与椎管的长度不一致（图 8-2），所以脊髓的各个节段与相应的椎骨不在同一高度。成人的上颈髓节段（$C_{1 \sim 4}$）大致平对同序数椎骨，下颈髓节段（$C_{5 \sim 8}$）和上胸髓节段（$T_{1 \sim 4}$）约平对同序数椎骨的上 1 块椎骨，中胸髓节段（$T_{5 \sim 8}$）约平对同序数椎骨的上 2 块椎骨，下胸髓节段（$T_{9 \sim 12}$）约平对同序数椎骨的上 3 块椎骨，腰髓节段平对第 10 ～ 12 胸椎，骶髓、尾髓节段平对第 1 腰椎。

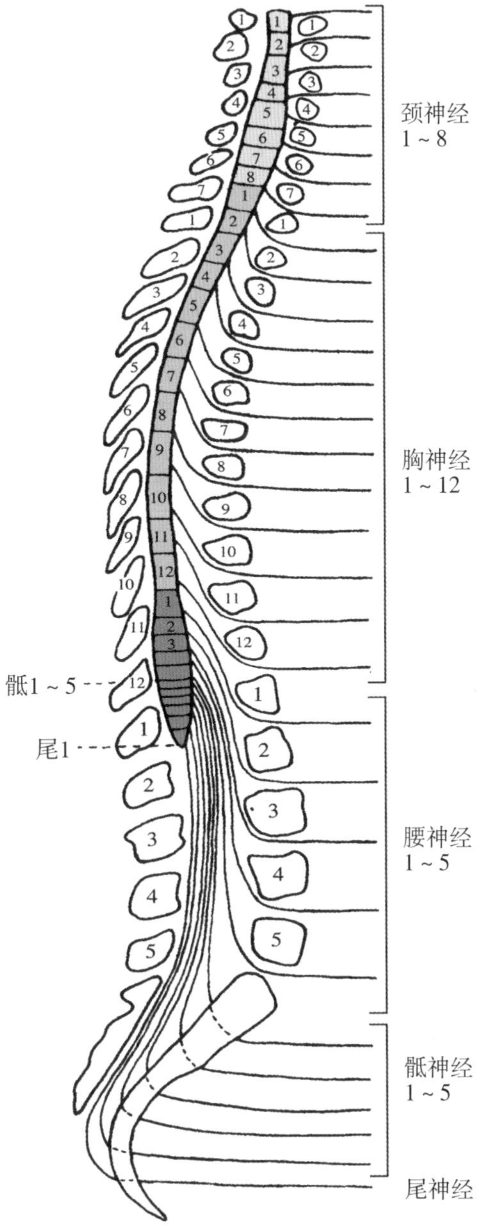

二、脊髓的内部结构

脊髓由灰质（gray matter）和白质（write matter）组成（图 8-3）。在新鲜脊髓的横切面上，可见中央有一细小的中央管（central canal），围绕中央管周围的是"H"形的颜色发暗的灰质和外围颜色浅淡的白质。在脊髓的不同节段，灰、白质的量是不同的，在颈膨大、腰骶膨大处灰质量多，颈部白质量多。

（一）灰质

脊髓灰质由神经元胞体、突起、神经胶质和血管等组成。脊髓灰质内有各种不同大小、形态和功能的神经元，其中大多数神经元的胞体集聚成群或成层，称为神经核或板层（图 8-4）。在横切面上，这些灰质柱呈突起状，称为角。

灰质的前面扩大部分称为前角（anterior horn），后面较细部分称为后角（posterior horn），前、后角之间的移行部分称为中间带（intermediate zone）。从脊髓第 1 胸节到第 3 腰节的中间带向外侧突出形成侧角（lateral horn）。由于前角、后角和侧角在脊髓内呈柱状，在纵切面上，灰质纵贯成柱。中央管前、后方的灰质分别称为灰质前连合和灰质后连合。后角基部外侧一些灰质向外

颈神经 1 ～ 8

胸神经 1 ～ 12

骶 1 ～ 5

尾 1

腰神经 1 ～ 5

骶神经 1 ～ 5

尾神经

图 8-2　脊髓节段与椎骨的相应位置关系

侧突入白质内，与白质相互交织形成网状结构（reticular formation）（在颈部最为明显）。根据 20 世纪 50 年代 Rexed 对猫脊髓灰质的研究，将脊髓灰质分为 10 个板层，并从后向前用罗马数字 Ⅰ～Ⅹ命名，现认为人的脊髓也有同样的分层。由于这种板层模式更能反映脊髓的联系和功能特性，已被广泛采用。

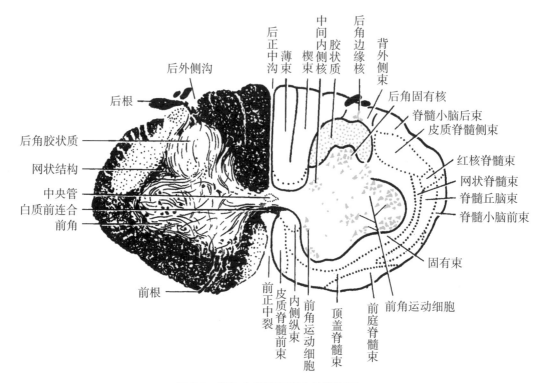

图 8-3　新生儿脊髓颈膨大的横切面

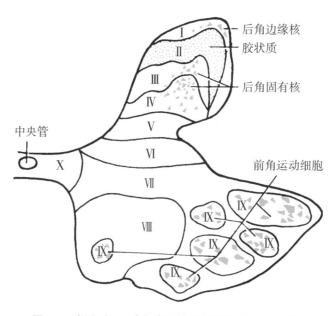

图 8-4　脊髓（C_6，人）灰质主要核团及 Rexed 分层

　　Ⅰ层与背外侧束相邻，内含后角边缘核（见于脊髓全长），是脊髓丘脑束的起始细胞；Ⅱ层占据后角头的大部分，习惯上称为胶状质（见于脊髓全长），其与三叉神经脊束核同源，调控脊

髓丘脑束的传入；Ⅲ层和Ⅳ层最显著的结构为后角固有核（见于脊髓全长），其中Ⅳ层的后角固有核是脊髓丘脑束的起始细胞；Ⅴ层和Ⅵ层内含脊髓丘脑束的起始细胞，并接受皮质脊髓束的下行纤维。

脊髓中间带由Ⅶ层组成。Ⅶ层的外侧（相当于侧角）有中间外侧核，含交感神经的节前神经元（其中支配眼的交感神经节前神经元的胞体位于 $T_{1\sim2}$ 节段）。在 $S_{2\sim4}$ 脊髓节段，Ⅶ层外侧部有骶副交感核，含副交感神经的节前神经元。

Ⅸ层主要由前角运动神经元组成，位于前角的最腹侧。颈、腰骶膨大处可分为前角内侧核（见于脊髓全长，支配躯干肌）和前角外侧核（lateral nucleus）（支配四肢肌）。另外，在 $C_{1\sim6}$ 脊髓节段，Ⅸ层有脊髓副核（发出副神经脊髓根，支配胸锁乳突肌和斜方肌）和膈核（ $C_{3\sim6}$ 脊髓节段，支配膈肌）。

前角运动神经元包括大型的 α- 运动神经元（支配梭外骨骼肌纤维）和小型的 γ- 运动神经元（支配梭内骨骼肌纤维）。它们的轴突组成前根，直达骨骼肌。其中 α- 运动神经元引起骨骼肌收缩，γ- 运动神经元调节肌张力。前角内还有一类小型中间神经元称为 Renshaw 细胞（Renshaw cell），该细胞接受 α- 运动神经元轴突的侧支，其轴突与同一个或其他 α- 运动神经元形成突触，对 α- 运动神经元起抑制作用。位于颈膨大和腰骶膨大处的前角运动神经元有一定的定位排列，其中由内向外为躯干肌和上肢肌（或下肢肌），由腹侧向背侧为伸肌和屈肌。

案例 8-2

女童，6 岁。近两天腰痛、双腿痛。突然发热，T 39.5 ℃。次日早晨不能下床，左下肢不能活动。体格检查：头、颈、两上肢和右腿无运动障碍，左下肢完全瘫痪。左腿肌张力减退，腱反射（膝和跟腱）消失。3 周后，左大腿能够屈收，并能伸膝，但其他运动未见恢复。1 个月后，足肌、小腿肌和大腿后面肌松弛，明显萎缩。无其他任何感觉障碍。

分析：患者的临床诊断是什么？出现"左下肢完全瘫痪"等症状的原因是什么？

案例解析

（二）白质

脊髓白质主要由纤维束组成。白质借脊髓的纵沟分为 3 个索。前正中裂与前外侧沟之间为前索，前、后外侧沟之间为外侧索，后正中沟与后外侧沟之间为后索。纤维束大致可分为 3 类：联络脑和脊髓的长的上行纤维束和下行纤维束，以及联络脊髓各节段的短的固有束，图示的纤维束位置只是其大概位置（图 8-3）。

躯干和四肢的传入冲动都经脊神经后根进入脊髓，后根进入脊髓时分为内、外侧两部分。内侧部较大，由粗的有髓纤维组成，沿后角的内侧进入后索或后角，传导本体感觉和触压觉；外侧部较小，由细的无髓纤维或薄髓纤维组成，这些纤维在后角尖和脊髓表面间上升或下降 1～2 个脊髓节段形成背外侧束（又称 Lissauer's tract）并进入后角，传导皮肤痛、温觉和内脏感觉。进入脊髓的后根基本分为长的升支、短的降支和侧支，并直接或间接（通过中间神经元）与前角、中间带或后角发生联系，完成各种信息的传递。本节只介绍几种与运动系统相关的传导束。

1. 薄束（**fasciculus gracilis**）和楔束（**fasciculus cuneatus**）　为上行传导束（图 8-3），位于脊髓后索，由同侧后根内侧部脊神经节细胞中枢突上升所形成。其中薄束成自第 5 胸节以下的脊神经节细胞的中枢突，楔束成自第 4 胸节以上的脊神经节细胞的中枢突。该神经节细胞的周围突分布于肌、腱和关节的本体感受器和精细触觉感受器，由薄束和楔束传导躯干、四肢的本体感觉（肌、腱和关节的位置觉、运动觉和振动觉）和精细触觉（皮肤的两点间距离辨别觉和物体的纹理觉），并上行至延髓分别止于薄束核和楔束核。薄束和楔束在脊髓后索有明确的定位关系，薄束位于内侧，见于脊髓后索的全长（T$_5$以下占据整个后索），楔束位于外侧（仅见于T$_4$以上）。在T$_4$以上的后索，由内向外依次由来自骶、腰、胸和颈段的纤维排列而成。脊髓后索病变，使由薄束和楔束向大脑皮质传导的本体感觉和精细触觉路径受损，致使患者在闭目时，不能确定自己肢体的位置和运动状况而出现站立不稳，走路如踩棉花，也不能辨别物体的形状等。

2．**脊髓丘脑束**（spinothalamic tract）　是上行传导束，分为脊髓丘脑侧束和脊髓丘脑前束，分别位于脊髓外侧索前半部和前索，并分别传递由后根传入的痛、温觉信息和粗触觉、压觉信息。两束在脊髓又合称为脊髓丘脑束（图 8-3）。该束主要起自后角边缘核（Ⅰ层）和后角固有核（Ⅳ层），少部分也起自Ⅴ～Ⅷ层，发出纤维经白质前连合斜越上升 1～2 个脊髓节段，交叉到对侧的外侧索和前索上行（脊髓丘脑前束含有小部分不交叉纤维）。进入脑干后两束合并走行，又称脊髓丘系。脊髓丘脑束在脊髓有明确的定位关系，由外向内依次由来自骶、腰、胸和颈段的纤维排列而成。若一侧脊髓丘脑束损伤，可出现对侧损伤平面 1～2 脊髓节段以下分布区域的痛、温觉的减退或消失。因传导触、压觉的脊髓丘脑前束为双侧投射，故不出现明显症状。

3．**皮质脊髓束**（corticospinal tract）　是下行传导束，起始于大脑皮质的躯体运动区和躯体感觉区，在锥体下端，有 75%～90% 的下行纤维交叉至对侧形成锥体交叉，交叉后的纤维行于对侧脊髓外侧索的后部形成**皮质脊髓侧束**（lateral corticospinal tract），并直达骶髓；未交叉的纤维行于同侧前索的最内侧形成**皮质脊髓前束**（anterior corticospinal tract），仅到达脊髓中胸部；

另有少量未交叉纤维在同侧下行加入皮质脊髓侧束，称为皮质脊髓前外侧束，大部分终于颈髓（图 8-5）。

皮质脊髓侧束在下行过程中逐节止于Ⅳ～Ⅸ层，支配四肢肌。皮质脊髓前束在下行过程中，大部分纤维经白质前连合逐节交叉到对侧止于Ⅳ～Ⅸ层，而一小部分不交叉纤维止于同侧。这些纤维主要支配躯干肌。因此，四肢肌受对侧大脑皮质的支配、而躯干肌受双侧大脑皮质的支配。实际上，仅有很小部分皮质脊髓束直接终止于前角运动神经元（Ⅸ层），而绝大部分皮质脊髓束终止于Ⅳ～Ⅷ层，并通过中间神经元的中继再与前角运动神经元联系。皮质脊髓束在外侧索有一定的定位关系，对各部的支配由外向内依次为骶、腰、胸和颈部。该束损伤时，会出现同侧肢体的痉挛性瘫痪，表现为肌张力增高，腱反射亢进，浅反射（腹壁反射，提睾反射）减弱或消失，并出现病理反射（如 Babinski 征）。

此外，下行传导束中还有可调控屈肌肌张力的红核脊髓束、可调控伸肌肌张力的前庭脊髓束、可调控颈肌活动以完成视听反射的顶盖脊髓束、可调控肌张力的网状脊髓束和完成头、颈部姿势反射性调节的内侧纵束等。

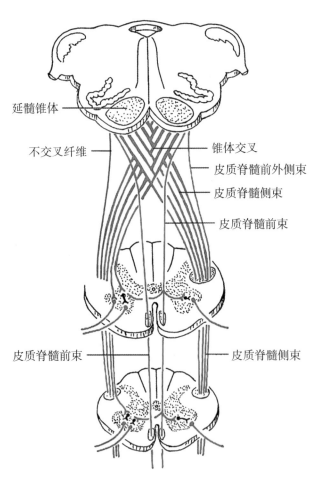

延髓锥体

不交叉纤维　　　　　　　　　锥体交叉
　　　　　　　　　　　　　　皮质脊髓前外侧束
　　　　　　　　　　　　　　皮质脊髓侧束

　　　　　　　　　　　　　　皮质脊髓前束

皮质脊髓前束　　　　　　　　皮质脊髓侧束

图 8-5　皮质脊髓束

三、脊髓的功能

脊髓功能可分为两方面：一是传导功能，由上、下行传导束实现，即躯干和四肢浅、深感觉及大部分内脏感觉通过脊髓传导到脑，而脑对躯干、四肢骨骼肌运动及大部分内脏活动的调控也要通过脊髓来完成；二是反射功能，包括内脏反射和躯体反射，内脏反射是指排尿反射、排便反射等，躯体反射可分为节段内反射和节段间反射，也可依刺激部位的不同分为深反射（如膝跳反射、跟腱反射和肱二头肌反射等牵张反射）和浅反射（如当肢体某部位皮肤受到伤害性刺激时的屈曲反射），在病理情况下可出现病理反射（如 Babinski 反射）。

框 8-1 脊髓病变

1. 脊髓前角病变 常见于脊髓灰质炎即小儿麻痹症，主要伤及前角运动细胞（属下运动神经元损伤），出现所支配的骨骼肌呈弛缓性瘫痪，表现为肌张力低下，腱反射消失，浅反射消失，肌萎缩，无病理反射，感觉无异常。

2. 中央灰质周围病变 常见于脊髓空洞症，主要损伤在白质前连合，阻断了脊髓丘脑束在此的交叉纤维，引起相应部位的痛、温觉消失，而本体感觉和精细触觉无障碍，这种现象称为感觉分离。

框 8-2 脊髓再生

脊髓损伤仍是目前致残率很高的疾病之一，脊髓再生是治疗脊髓损伤最理想的治疗方法，但由于神经系统可塑性较差，神经元再生能力有限，脊髓损伤再生修复是当今医学界亟待解决的难题。

近年来，研究者确定了几种潜在治疗策略来促进脊髓再生修复，包括激活神经元内在再生能力、改善微环境、细胞移植、神经调控与康复训练、脑机接口和联合治疗等。通过药物或基因操作调控细胞的轴突再生机制，有望重新激活神经元内在生长程序，诱导轴突再生。通过去除抑制性因素和增加营养支持改善损伤局部微环境，有助于增强神经可塑性，促进神经功能恢复。研究表明，细胞移植是目前最具应用前景的治疗策略之一，其通过多种机制介导脊髓损伤后的功能改善。近年来，研究者采用脊髓刺激和脑刺激等神经调控技术与康复训练相结合，促进了神经功能的恢复。脑机接口是结合神经生理学、计算机科学和工程学的一种新型治疗技术，研究显示其有助于增强神经的可塑性。尽管目前单一治疗措施在临床前脊髓损伤动物模型中显示出了治疗希望，但其再生效果有限，未来临床试验需重点关注联合治疗方案，加强多学科、多技术领域交叉合作以确定最佳组合策略，有效促进脊髓损伤患者的脊髓再生。

第二节　脊神经

脊神经（spinal nerves）与脊髓相连，共31对。每对脊神经由**前根**（anterior root）和**后根**（posterior root）在椎间孔处合成。前根由运动纤维组成，后根由感觉纤维组成，后根在椎间孔处有膨大的**脊神经节**（spinal ganglion，图8-6）。

31对脊神经包括8对**颈神经**（cervical nerves）、12对**胸神经**（thoracic nerves）、5对**腰神经**（lumbar nerves）、5对**骶神经**（sacral nerves）和1对**尾神经**（coccygeal nerves）。第1颈神经在枕骨与寰椎间穿出椎管，第8颈神经在第7颈椎和第1胸椎间的椎间孔穿出，以下的胸神经和腰神经均分别在同序数椎骨下方的椎间孔穿出。第1～4骶神经的分支分别穿出相应的骶前、后孔，第5骶神经和尾神经由骶管裂孔穿出。

每一对脊神经都是混合性的，感觉纤维传导来自躯体和内脏的感觉冲动，运动纤维分别控制骨骼肌和平滑肌、心肌的运动和腺体的分泌。脊神经含有4种纤维成分：①**躯体感觉纤维**：分布于皮肤、骨骼肌和关节。②**内脏感觉纤维**：分布于内脏、心血管和腺体。③**躯体运动纤维**：支配骨骼肌的运动。④**内脏运动纤维**：支配平滑肌、心肌的运动，控制腺体的分泌。

脊神经出椎间孔后，立即分为前支、后支、脊膜支和交通支。

前、后支均为混合性。**前支**（anterior branch）粗大，支配颈、胸、腹（脊神经后支支配范围以外的）以及四肢的骨骼肌，并分布至相应区域的皮肤。前支除T_2～T_{11}外，其余各支分别组成神经丛，即颈丛、臂丛、腰丛和骶丛。**后支**细小，穿横突间（骶部的出骶后孔）后行，主要分布于项、背、腰、臀部的皮肤和项、背及腰骶部深层肌，分布有较明显的节段性。**脊膜支**细小，经椎间孔返回椎管，分布于脊髓的被膜和椎骨的骨膜、韧带和椎间盘等。**交通支**连于脊神经与交感干之间的细支。每条脊神经均有灰交通支连于交感干，但T_1～L_3脊神经还有白交通支与交感干相连。

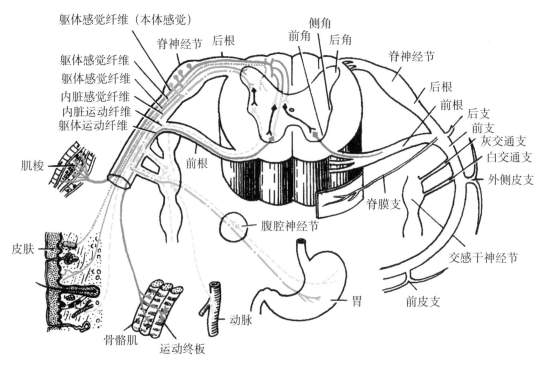

图8-6　脊神经的组成、分支和分布模式图

一、颈丛

颈丛（cervical plexus）由第 1 ~ 4 颈神经的前支构成，位于胸锁乳突肌上部深面，中斜角肌和肩胛提肌起始处的前方。

颈丛的分支：①皮支在胸锁乳突肌后缘中点附近浅出，由此向上分布于耳后和枕部皮肤，向前分布于颈部皮肤，向外下方分布至颈下部和肩部皮肤。故胸锁乳突肌后缘中点是颈部皮神经阻滞麻醉的部位。皮支主要包括**枕小神经、耳大神经、颈横神经、锁骨上神经**。②肌支主要支配颈部深层肌、舌骨下肌群、肩胛提肌。

膈神经（phrenic nerve）（$C_{3~5}$）：为混合性神经，沿前斜角肌的前面下行，在锁骨下动、静脉之间经胸廓上口进入胸腔。在胸腔中，它与心包膈血管伴行，越过肺根的前方，在纵隔胸膜与心包间下行，在膈的中心腱附近入膈。膈神经中的运动纤维支配膈肌；感觉纤维中有些传导膈肌的本体感觉，多数是分布于覆盖膈中央部的胸膜和膈下腹膜，其他感觉纤维分布于纵隔胸膜和心包。另外右膈神经的感觉纤维还分布到肝、胆囊和肝外胆道的浆膜。一侧膈神经损伤表现为伤侧半膈肌瘫痪，腹式呼吸减弱，严重时可有窒息感。

颈袢（ansa cervicalis）（又称舌下神经袢）：为颈丛与舌下神经之间的交通联系。第 1 颈神经前支的大部分纤维加入舌下神经，并与之同行，除部分纤维直接支配甲状舌骨肌和颏舌骨肌外，其余的纤维离开舌下神经，构成颈袢上根，与第 2、3 颈神经部分纤维构成的颈袢下根合成颈袢，由颈袢发出分支支配舌骨下肌群。

二、臂丛

臂丛（brachial plexus）由第 5 ~ 8 颈神经前支和第 1 胸神经前支的大部分组成。它们自斜角肌间隙穿出，经锁骨的后方进入腋腔。组成臂丛的各神经根出椎间孔后先合成上、中、下 3 个干，每个干再分成前、后股，各股入腋腔后形成外侧束、内侧束和后束 3 个束包绕腋动脉（图8-7）。臂丛在锁骨中点上方比较集中，且位置较浅，常作为上肢手术时进行臂丛神经阻滞麻醉的部位。在腋腔内臂丛集中包绕着腋动脉，也可在此进行臂丛神经阻滞麻醉。

臂丛的分支，按发出部位可分为锁骨上、下两部分。

锁骨上部的分支是较短的神经，发自臂丛的根和干，分布于颈深肌、背部浅肌（斜方肌除外）、部分胸上肢肌和上肢带肌。主要的分支有：**肩胛背神经、肩胛上神经、胸长神经**（图8-7）。

锁骨下部的分支都发自 3 个束，分支分布于肩部、臂、前臂和手的肌、关节和皮肤。主要的分支有：

腋神经（axillary nerve）（$C_{5,6}$）：发自后束，在腋窝紧贴肱骨外科颈向后穿四边孔，至三角肌深面。腋神经的分支：①肌支，支配三角肌和小圆肌；②皮支，分布于肩部等部位的皮肤。

肌皮神经（musculocutaneous nerve）（$C_{5~7}$）：自外侧束发出后，斜穿喙肱肌，在肱二头肌和肱肌之间下行，发出肌支支配这 3 块肌（图8-8）。终支称为前臂外侧皮神经，分布于前臂外侧的皮肤。

桡神经（radial nerve）（$C_5 ~ T_1$）：发自后束，在肱动脉后方下行，伴肱深动脉入桡神经沟，至肱骨外上髁前上方，分为浅、深两支。桡神经的分支：①肌支，自桡神经本干发出分支，支配肱三头肌、肱桡肌和桡侧腕长伸肌；桡神经深支支配前臂后群肌；②皮支，在腋窝处发出臂后皮神经，分布至上肢后面大部分及手的"虎口"等处的皮肤。

正中神经（median nerve）（$C_6 ~ T_1$）：以内侧根和外侧根分别起自内、外侧束，两根夹持腋动脉，向下合成一干，伴肱动脉沿肱二头肌内侧沟降至肘窝。在桡侧腕屈肌腱和掌长肌腱间进入腕管，在掌腱膜的深面至手掌，分成终支（图 8-7，图 8-8）。正中神经在臂部无分支，在肘部、前臂和手掌的分支：①肌支，支配前臂前群肌（肱桡肌、尺侧屈腕肌和指深屈肌的尺侧半除外）和部分的手内在肌群；②皮支，主要分布于桡侧 3 个半指掌面等处的皮肤。

　　尺神经（ulnar nerve）（$C_8 \sim T_1$）：发自内侧束，沿肱动脉的内侧、肱二头肌内侧沟下行，向下经肱骨内上髁后方的尺神经沟，伴行尺动脉内侧下降，本干经屈肌支持带的浅面入掌（图 8-7，图 8-8）。尺神经在尺神经沟处位置表浅，易于触及。尺神经的分支：①肌支，支配尺侧腕屈肌和指深屈肌的尺侧半及部分手内在肌群；②皮支，分布于手尺侧部的皮肤。

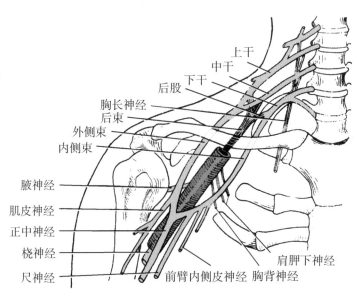

图 8-7　臂丛的组成模式图

三、胸神经前支

　　胸神经前支共 12 对，其中第 1 ～ 11 胸神经前支行于相应的肋间隙中，称为**肋间神经**（intercostal nerve），第 12 胸神经前支走行于第 12 肋下方，称为**肋下神经**（subcostal nerve）。

　　肋间神经在肋间内、外肌之间，肋血管下方，沿肋沟前行，发出外侧皮支分布于胸、腹侧面的皮肤，前皮支分布于胸腹前壁的皮肤。肌支支配肋间肌、腹肌的前外侧群。

　　胸神经的前支在胸、腹壁皮肤的分布有明显的节段性，按神经顺序由上向下依次排列（图 8-9）。大致分布如下：T_2 相当胸骨角平面，T_4 相当乳头平面，T_6 相当剑突平面，T_8 相当肋弓下缘平面，T_{10} 相当脐平面，T_{12} 分布于脐至耻骨联合连线的中点处。临床上实施椎管内麻醉时，多以此测定麻醉平面的位置，亦可以此为体表标志检查感觉障碍的平面。

四、腰丛

　　腰丛（lumbar plexus）由第 12 胸神经前支的一部分、第 1 ～ 3 腰神经前支及第 4 腰神经前支的一部分组成。腰丛位于腰大肌深面，腰椎横突的前方（图 8-10）。

　　腰丛除分支支配髂腰肌和腰方肌外，主要分支分布于腹股沟区及大腿的前部和内侧部，包括髂腹下神经、髂腹股沟神经、生殖股神经、股外侧皮神经、股神经和闭孔神经等。

股神经（femoral nerve）（$L_{2\sim4}$）为腰丛发出的最大分支。股神经先在腰大肌与髂肌之间下行，穿腹股沟韧带中点稍外侧深方达大腿前面，随即分为下列分支：①肌支，支配耻骨肌、股四头肌和缝匠肌；②皮支，有数条，其中**隐神经**（saphenous nerve）为最长的皮支，分布于髌下、小腿内侧和足内侧缘的皮肤（图 8-11）。

闭孔神经（obturator nerve）（$L_{2\sim4}$）自腰大肌内缘穿出后，向下沿盆侧壁穿经闭膜管出骨盆，分前、后两支。前支行于长收肌和短收肌间，后支行于短收肌深面。闭孔神经的皮支分布于大腿内侧的皮肤，肌支支配大腿内收肌群和闭孔外肌（图 8-11）。

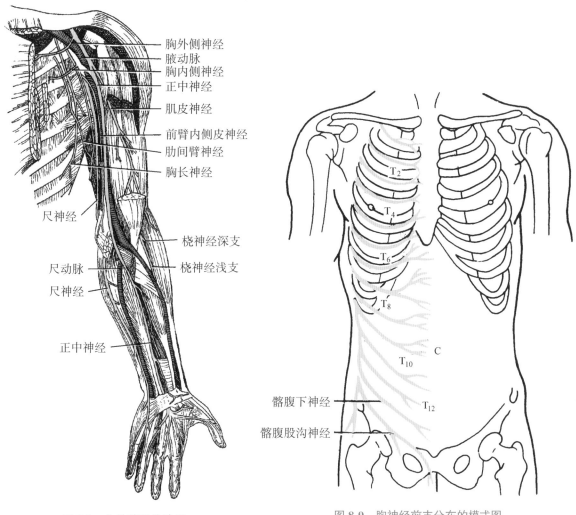

图 8-8　上肢前面的神经　　　　　　　　　　图 8-9　胸神经前支分布的模式图

五、骶丛

骶丛（sacral plexus）由第 4 腰神经前支的一部分和第 5 腰神经前支合成的**腰骶干**（lumbosacral trunk）、全部骶神经和尾神经的前支组成（图 8-10）。骶丛位于盆腔内，骶骨和梨状肌的前面，髂内血管和输尿管的后方。

骶丛发出一些短的肌支支配梨状肌、闭孔内肌、股方肌、肛提肌和尾骨肌等。其主要分支有（图 8-12）：

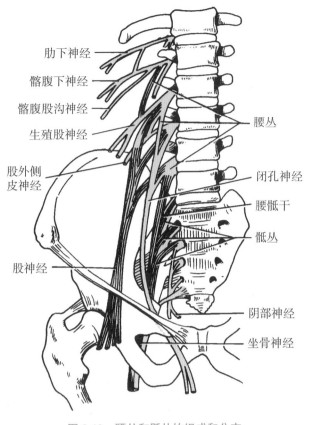

图 8-10　腰丛和骶丛的组成和分支

肋下神经
髂腹下神经
髂腹股沟神经
生殖股神经
股外侧皮神经
股神经
腰丛
闭孔神经
腰骶干
骶丛
阴部神经
坐骨神经

臀上神经（superior gluteal nerve）（$L_4 \sim S_1$）：由骶丛发出后，伴臀上血管经梨状肌上孔出骨盆，支配臀中肌、臀小肌和阔筋膜张肌。

臀下神经（inferior gluteal nerve）（$L_5 \sim S_1$）：伴臀下血管经梨状肌下孔出骨盆，支配臀大肌。

坐骨神经（sciatic nerve）（$L_4 \sim S_3$）：是全身最粗大的神经，经梨状肌下孔出骨盆至臀大肌深面，在股骨大转子与坐骨结节之间下行至大腿后面，经股二头肌深面下降至腘窝，通常在腘窝上角处分为胫神经和腓总神经。坐骨神经本干发肌支支配股二头肌、半腱肌和半膜肌。

胫神经（tibial nerve）：为坐骨神经干的直接延续，在小腿伴胫后动脉行于比目鱼肌深面，继而穿踝管至足底分为足底内、外侧神经，分布于足底的皮肤和足底诸肌。胫神经在小腿部的分支有：①肌支，支配小腿后群肌；②关节支，至膝关节和距小腿关节；③腓肠内侧皮神经。

腓总神经（common peroneal nerve）：自坐骨神经分出后，沿股二头肌内侧行至腓骨头后方，经腓骨长肌深面绕腓骨颈向前，并分为腓浅神经和腓深神经。**腓浅神经**在腓骨长、短肌与趾长伸肌间下行，分出肌支支配腓骨长、短肌，主干发分支分布于小腿外侧、足背及第 2 ~ 5 趾背的皮肤；**腓深神经**发出后行向前下，伴随胫前动脉经伸肌支持带深方至足背，发出肌支支配小腿前群肌和足背肌，皮支分布于小腿前面及第 1、2 趾相对缘的皮肤。

阴部神经（pudendal nerve）（$S_{2 \sim 4}$）：伴阴部内血管穿梨状肌下孔出骨盆，绕坐骨棘的后方，经坐骨小孔至坐骨肛门窝。分支有：肛神经（分布于肛门部皮肤和肛门括约肌）、会阴神经（皮支分布于阴囊或大阴唇的皮肤，肌支支配会阴诸肌）和阴茎（阴蒂）背神经。

框 8-3　神经损伤

桡神经损伤：若在臂中段损伤，导致不能伸肘、伸腕和伸指，抬前臂时呈"垂腕"姿态。感觉丧失区域以手背的"虎口"最为显著。

正中神经损伤：若臂部主干损伤，可累及全部分支，引起前臂屈腕能力明显减弱，不能旋前，鱼际肌萎缩，不能对掌，手显平坦，拇、示、中指不能屈曲，称为"猿手"。感觉障碍以拇、示、中指的指腹最为显著。

尺神经损伤：若肱骨内上髁的后方损伤尺神经，运动障碍表现为屈腕能力减弱，环指、小指的末节指骨不能屈，小鱼际肌萎缩，骨间肌萎缩，各指不能互相靠拢。拇指无法内收，呈现"爪形手"。感觉丧失的区域以小指尺侧最为显著。

腓总神经损伤：腓骨颈骨折易伤及腓总神经，使足和趾不能背屈，表现为足下垂并内翻（称为马蹄内翻足）。患者步行时，因足下垂而须用力抬高下肢，呈"跨阈步态"。感觉障碍主要为小腿外面和足背皮肤。

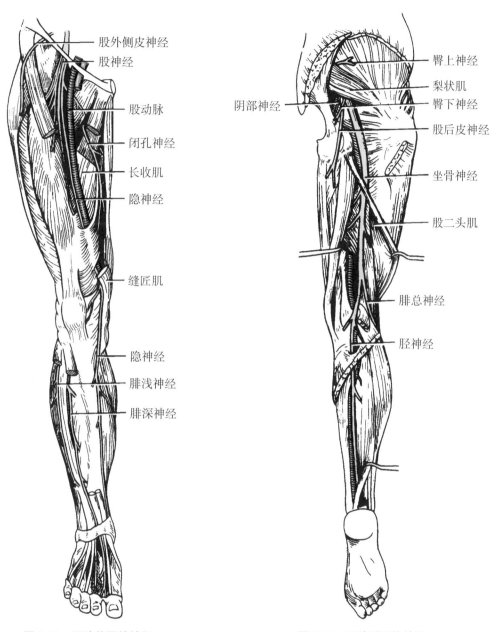

股外侧皮神经
股神经
股动脉
闭孔神经
长收肌
隐神经
缝匠肌
隐神经
腓浅神经
腓深神经

臀上神经
梨状肌
阴部神经
臀下神经
股后皮神经
坐骨神经
股二头肌
腓总神经
胫神经

图 8-11　下肢前面的神经　　　　　　图 8-12　下肢后面的神经

框 8-4　健侧颈神经移位术

　　据数据统计，中枢神经损伤是致残率最高的疾病之一。以脑卒中为例，我国现有 400 多万脑卒中幸存者，致残率高达 75%，其中 40% 为严重残疾。这些患者出现躯体瘫痪，有的上肢同时失去相应功能，严重影响患者生活质量。经过数十年的研究，我国华山医院手外科团队找到了治疗中枢损伤性上肢偏瘫的方法：健侧颈 7 神经移位术。通过这种方法在外周建立了由健侧大脑半球到瘫痪肢体的"通道"，实现了由健侧大脑控制左右两侧肢体，从而使瘫痪上肢重获新生。

第三节　脑　神　经

　　脑神经（cranial nerves，图 8-13）是连于脑的周围神经，共 12 对，通常按其与脑相连的部位，从上至下的顺序编码，用罗马数字表示，其排列顺序及名称依次为：Ⅰ 嗅神经、Ⅱ 视神经、Ⅲ 动眼神经、Ⅳ 滑车神经、Ⅴ 三叉神经、Ⅵ 展神经、Ⅶ 面神经、Ⅷ 前庭蜗神经、Ⅸ 舌咽神经、Ⅹ 迷走神经、Ⅺ 副神经及Ⅻ舌下神经（"Ⅰ 嗅Ⅱ 视Ⅲ 动眼，Ⅳ 滑Ⅴ 叉Ⅵ 外展，Ⅶ 面Ⅷ 听Ⅸ 舌咽，迷走及副舌下全"）。脑神经将位于脑干、间脑和端脑的中枢结构与分布在外周组织器官中的感受器和效应器联系在一起，形成功能整体。

　　脑神经的纤维成分较脊神经复杂，每对脊神经均含有 4 种纤维成分，而每对脑神经所含纤维成分不尽相同，共有 7 种纤维成分，与运动系统相关的主要有一般躯体感觉纤维（分布于头面部皮肤、肌、肌腱及口、鼻腔大部分黏膜与眼的角膜和结膜等）、一般躯体运动纤维（支配由头部肌节发生的眼外肌、舌肌等骨骼肌）和特殊内脏运动纤维（支配由鳃弓衍化成的咀嚼肌、面肌

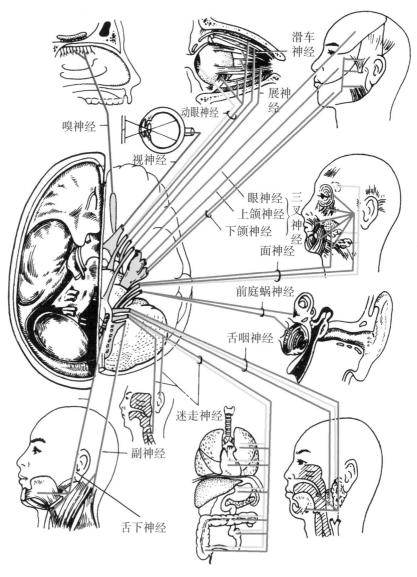

图 8-13　脑神经概况

和咽喉肌等骨骼肌），本节主要简介与运动系统相关的脑神经，包括三叉神经、面神经和副神经，其余脑神经将在《神经系统》一书中进一步学习。

一、三叉神经

三叉神经（trigeminal nerve）是脑神经中最粗大的混合性神经（图 8-14）。由一般躯体感觉和特殊内脏运动两种纤维组成。

一般躯体感觉纤维的神经元胞体位于三叉神经节（trigeminal ganglion）内。三叉神经节又称半月神经节，形似半月形，位于颅中窝颞骨岩部前面近尖端的三叉神经压迹处，由假单极神经元组成。神经元的周围突自节的凸缘发出三大分支，由上内向下外依次为眼神经、上颌神经和下颌神经，分布于面部的皮肤、眼及眶内、口腔、鼻腔、鼻旁窦的黏膜、牙和脑膜等，传导分布区的痛、温、触、压等一般躯体感觉冲动；其中枢突汇集成粗大的三叉神经感觉根，由脑桥基底部和小脑中脚交界处入脑，终于三叉神经脑桥核和三叉神经脊束核。

特殊内脏运动纤维起于三叉神经运动核，组成细小的三叉神经运动根，由脑桥基底部与小脑中脚交界处出脑，加入下颌神经，支配咀嚼肌等。运动根内尚含有与三叉神经中脑核联系的一般躯体感觉纤维，传导咀嚼肌等的本体感觉冲动。

下颌神经（mandibular nerve）是三叉神经三大分支中最粗大的一支，自三叉神经节发出后，向下经卵圆孔出颅至颞下窝，在翼外肌深面分为前、后 2 干。前干细小，以运动纤维为主，发出数条肌支支配咀嚼肌、鼓膜张肌和腭帆张肌等，发出一支感觉支颊神经至颊区；后干粗大，以感觉纤维为主，分支分布于硬脑膜、下颌牙及牙龈、舌前 2/3 及口腔底的黏膜、耳颞区及口裂以下的皮肤，发出细小的肌支支配下颌舌骨肌和二腹肌前腹等。

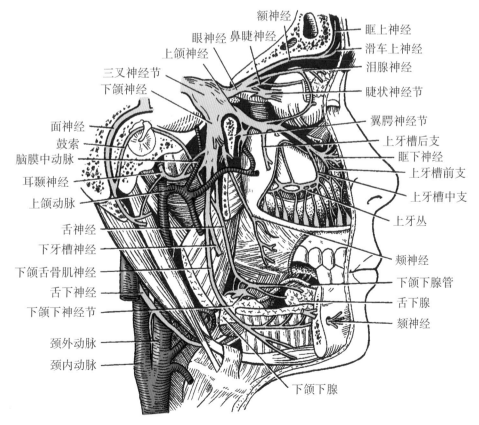

图 8-14　三叉神经（深层）

下颌神经的主要分支有：

下牙槽神经（inferior alveolar nerve）：为混合性神经，在舌神经后方与其并行向下，经下颌孔入下颌管，在管内分支构成下牙槽丛，分支分布于下颌牙和牙龈，其终支自颏孔穿出，称为颏神经，分支分布于颏部及下唇的皮肤和黏膜。下牙槽神经中的运动纤维，在其入下颌孔前分出，形成下颌舌骨肌神经，行向前下支配下颌舌骨肌和二腹肌前腹。

咀嚼肌神经（nerves for muscles of mastication）：属特殊内脏运动神经，下颌神经中的大部分运动纤维在该神经穿过卵圆孔下降至颞下窝后，即离开下颌神经干形成短的神经分支，包括咬肌神经、颞深神经、翼内肌神经和翼外肌神经，支配全部咀嚼肌。

三叉神经在头、面部皮肤的分布范围，大致以眼裂和口裂为界。眼神经分布于鼻背中部、睑裂以上至矢状缝中点外侧区域的皮肤；上颌神经分布于鼻背外侧，睑裂与口裂之间，向后上至翼点处的狭长区域的皮肤；下颌神经分布于口裂与下颌底之间，向后上至耳前上方一带的皮肤。

二、面神经

面神经（facial nerve）含有特殊内脏运动纤维（起于脑桥的面神经核，主要支配面肌的运动）和一般躯体感觉纤维（传导耳部皮肤的躯体感觉和面肌的本体感觉）等4种纤维成分（图8-15）。面神经由较大的运动根和较小的中间神经2个根组成，其运动根由特殊内脏运动纤维构成，2个根自延髓脑桥沟外侧部出脑后入内耳门合成一干，穿过内耳道底进入面神经管，先水平走行、后垂直下行由茎乳孔出颅，转向前穿过腮腺至面部。面神经在管内转折处形成膨大的膝状神经节。面神经走行途中发出较多分支，主要集中在面神经管内和腮腺实质内，分别称为面神经管内的分支和颅外的分支。

面神经管内的分支包括鼓索、岩大神经和支配镫骨肌的镫骨肌神经。

面神经出茎乳孔后，发出一些细小分支支配额肌枕腹、二腹肌后腹、茎突舌骨肌和耳周围肌；其主干前行进入腮腺实质，在腮腺内分为数支并交织成丛，由丛发出颞支、颧支、颊支、下

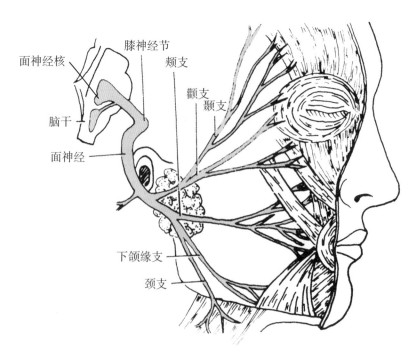

图 8-15　面神经

颌缘支、颈支5组分支（图8-15），分别由腮腺的上缘、前缘和下端穿出，呈扇形分布，支配面肌及颈阔肌等。其中**颞支**常为3支，自腮腺上缘发出，支配额肌和眼轮匝肌等。**颧支**3～4支，自腮腺前缘上方发出，支配眼轮匝肌和颧肌等。**颊支**3～4支，自腮腺管的上、下方发出，支配颊肌、口轮匝肌和其他口周围肌。**下颌缘支**自腮腺前缘的下方发出，沿下颌缘向前至下唇诸肌。**颈支**由腮腺下端近下颌角处穿出，行向前下，在下颌角附近至颈阔肌深面，支配该肌。

案例解析

◗ 案例 8-3

　　女，51岁。夜间受寒，晨起发现口眼歪斜，左侧面颊动作不灵活，到医院就诊。查体发现：左侧额纹消失，左眼闭合困难，左侧角膜反射消失，左侧口角下垂且鼻唇沟变浅，鼓腮不能，无听觉过敏和口干等其他异常。

　　分析：面肌受哪一对神经支配？该患者发生了什么病变？病变的具体定位在哪里？

三、副神经

　　副神经（accessory nerve）含特殊内脏运动纤维，由颅根和脊髓根两根汇合而成（图8-16）。颅根含有起自延髓疑核的特殊内脏运动纤维，由延髓橄榄后沟下部、迷走神经根丝下方出脑；脊髓根的纤维起自脊髓颈段的副神经核，在脊神经前、后根之间出脊髓，此根向上经枕骨大孔入颅，在颈静脉孔处，颅根和脊髓根合成副神经干，经颈静脉孔出颅，出颅后再分为2支。来自颅根的纤维加入迷走神经，支配咽喉肌；来自脊髓根的纤维，经颈内动、静脉之间行向后外下方，由胸锁乳突肌的上部内侧分出一支进入该肌，再经胸锁乳突肌后缘上、中1/3交点附近浅出，斜向后下，于斜方肌前缘中、下1/3交点处至斜方肌深面，分支支配此两肌。副神经在上述位置表浅、恒定，周围无重要结构，临床上可在此处获取部分副神经与面神经吻合用于治疗面肌瘫痪。

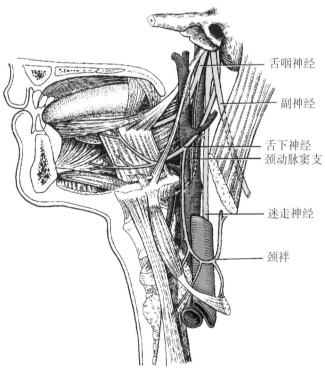

舌咽神经

副神经

舌下神经
颈动脉窦支

迷走神经

颈袢

图 8-16　副神经

框 8-5 临床联系

当一侧三叉神经周围性完全损伤时，出现的感觉障碍为同侧面部皮肤及口腔、鼻腔黏膜感觉丧失，角膜反射消失；运动障碍为患侧咀嚼肌瘫痪，张口时下颌偏向患侧，闭口时患侧咬合无力。临床常见的三叉神经痛可波及整个三叉神经或某一分支的分布范围，可发生在三叉神经任何一支，疼痛部位和范围与受累的三叉神经或某支分布区一致，压迫三叉神经终支穿出处——眶上孔、眶下孔、颏孔，可诱发患支分布区的疼痛发作。

当一侧副神经损伤时，可因患侧胸锁乳突肌和斜方肌瘫痪，导致头不能向患侧屈，面不能转向健侧，患侧不能耸肩。颈静脉孔是舌咽神经、迷走神经与副神经穿过颅腔的共同通道，此处的病变常会累及上述神经，使其功能受损，出现"颈静脉孔综合征"。

小 结

脊髓位于椎管内，是感觉和运动系统的低级中枢。前角运动神经元支配躯干肌和四肢肌，白质含有传递本体感觉和痛温觉的上行传导束和支配随意运动等的下行传导束，完成重要的功能。脊神经可分为颈神经、胸神经、腰神经、骶神经和尾神经，脊神经前支混合形成颈丛、臂丛、腰丛和骶丛，发出神经分支分布于躯干和四肢。与运动系统密切相关的脑神经主要是三叉神经、面神经和副神经。

整合思考题

某糖尿病患者出现股四头肌萎缩、肌力减弱，大腿前内侧和小腿内侧皮肤感觉减退。该患者可能病变的神经是哪支？其解剖学依据有哪些？运用神经相关知识，分析臀部肌内注射的安全区和危险区，并解释其原因。

L8-4u
参考答案

（刘怀存 康利军 李文生）

第九章 运动系统中的生物力学、材料学与人工智能

导学目标

※ 基本目标

1. 复述椎间盘、脊柱韧带和椎骨的生物力学特征，加深对脊柱功能和脊柱损伤机制的认识。

2. 以骨盆为例，说出生物力学建模与有限元仿真分析在运动系统中的应用，分析脊柱的生物力学特点。

3. 复述骨、软骨、韧带组织的力学性质和应力特征，运动系统修复的材料分类；明确不同组织间修复材料类别的差异；理解运动系统修复材料在实际治疗中的优势和局限性。

4. 列举人工智能在运动系统疾病诊疗中的主要应用方向。

※ 发展目标

1. 从脊柱稳定性角度学习脊柱结构损伤及其重建对脊柱稳定性的影响，为脊柱外科术式的改进和创新提供生物力学依据。

2. 预测有限元技术构建数字化人体模型进行力学分析的进一步推广与应用。

3. 分析骨、软骨、韧带组织的力学性质差异，思考相应材料在制备成型时所需的工艺技术特征。

4. 分析人工智能如何辅助骨科医生进行诊断、骨科手术机器人的临床应用，以及疾病转归分析工具的应用前景。

第一节 运动系统中的生物力学

运动系统由骨、关节和骨骼肌组成，全身的骨通过关节构成骨骼。骨骼构成人体的支架，赋予人体基本形态，起着保护、支持和运动的作用。骨骼肌借肌腱附着于相邻两块骨的骨面上，收缩时以骨连结为支点，牵引骨改变位置，产生各种运动。在运动过程中，骨是杠杆，关节起枢纽作用，骨骼肌则是运动的动力器官。

生物力学是医学研究的工具之一。它从分析生物体（器官）的几何特点和力学特征入手，研究生物体（器官）的受力状态及其工作方式，从中找出表现其相互关系的本构方程，建立有关的

数学模型，正确反映生物体的运动规律，对于临床工作具有重要的指导意义。了解运动系统的生物力学，能够更好地理解各种运动损伤及关节退行性病变的力学机制，有利于关节矫形手术及假体材料的设计优化。

一、骨骼肌的运动方式

骨骼肌作为运动的动力器官，所承担的功能大致可概括为两种：一种是静力性工作，使身体各部之间保持一定的姿势，取得身体相对的平衡；另一种是动力性工作，如伸手取物、行走和奔跑等动作。这些骨骼肌的运动方式，包括以下 6 个方面。

（一）向心工作

向心工作指肌肉的起、止点互相接近，因起点相对固定，一般指肌肉的止点移向肌的起点。但有时，这种情况可以颠倒，例如背阔肌可以内收臂，而在臂固定时，背阔肌又可以上提躯干。骨骼肌在进行向心工作时，其外形常变短、变粗，肌肉质地变硬。

（二）离心工作

离心工作指肌肉的起点和止点彼此背向移动，肌肉外形变长、变细，且质地也会变硬。例如当人呈坐位、下肢固定不动、躯干向后仰时，屈髋肌进行离心工作，以抵抗重力作用，不至使躯干突然过度后仰。肌肉的离心工作比向心工作容易进行，因此常先用离心工作训练麻痹的肌，然后再进行肌肉的向心工作。

（三）静力工作

静力工作指一块或一群肌肉维持一定位置时所做的工作。虽然肌肉本身在进行工作，但外观上并没有变化。例如将臂举至水平方向时（例如警察指挥交通时采取的姿势），肱骨外展肌必须做静力工作，以抵抗重力向下牵拉上肢的力量。

肌肉的静力工作是各种肌肉工作中最易于疲劳的工作，这是由于肌肉在静力工作中产生的代谢产物，不如其他动作方式中产生的代谢产物那样容易排出。因此，从事固定姿势工作的人，应当不时更换姿势。

（四）肌肉与骨骼的杠杆运动

运动的类型及范围取决于关节的结构及作用于关节的骨骼肌种类。较短、较粗的骨骼肌引起的关节运动通常范围较小，而较长、较细的骨骼肌运动范围较大。单有肌肉的收缩，不能使身体运动，必须借骨骼的杠杆作用方能产生运动。肌肉收缩使肌肉的附着点靠近，作用于关节，产生躯干及四肢的移动。肌肉的活动采取下述三种杠杆形式（图 9-1）。

1. 平衡杠杆　其运动支点位于重点与力点之间。此杠杆运动多见于身体比较稳定或平衡的部位，例如颅骨与脊柱的联结便是平衡杠杆的原理。当头仰视时，面颅部分便是重点，支点是寰枕关节的额轴，力点位于支点后方，即脑颅后方。背肌收缩时，作用于脑颅后方，力量超过颜面部的重量，从而使头得以仰起。

2. 省力杠杆　其运动重点位于支点与力点之间。其作用是用较小的力量抵抗较大的重量。足的运动便属于这种杠杆运动，即支点位于距趾关节的横轴上，重点（体重）落于距骨上，小腿三头肌作用于跟骨结节，根据杠杆的原理（力 × 力臂＝重力 × 重力臂），这种杠杆力臂长，而重力臂短，故小腿三头肌仅用较小的力量便可抵抗较大的体重。这种杠杆运动在人体中并不多见，虽然省力，但速度较慢。

3．速度杠杆运动　这种杠杆运动在人体内较普遍。其力点在重点与支点之间。例如肘关节的运动便属于这种杠杆运动，支点位于肱骨和尺骨的联结线上，力点位于肱肌和肱二头肌的抵止处，重点位于前臂的远侧。由于这种杠杆的重力臂大于动力臂，故肱二头肌和肱肌必须用较大的力量才能使前臂移动。速度杠杆运动的速度通常较快。

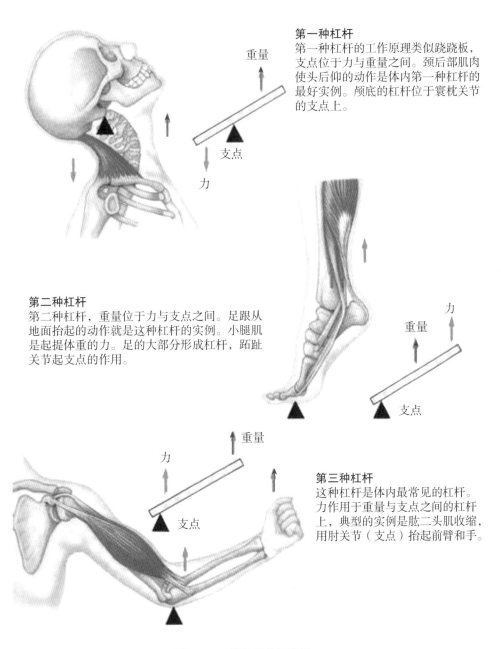

第一种杠杆
第一种杠杆的工作原理类似跷跷板，支点位于力与重量之间。颈后部肌肉使头后仰的动作是体内第一种杠杆的最好实例。颅底的杠杆位于寰枕关节的支点上。

第二种杠杆
第二种杠杆，重量位于力与支点之间。足跟从地面抬起的动作就是这种杠杆的实例。小腿肌是起提体重的力。足的大部分形成杠杆，跖趾关节起支点的作用。

第三种杠杆
这种杠杆是体内最常见的杠杆。力作用于重量与支点之间的杠杆上，典型的实例是肱二头肌收缩，用肘关节（支点）抬起前臂和手。

图 9-1　三类杠杆的示意图

（五）肌力的角度与关节运动

肌肉作用于骨骼产生拉力，这种拉力的方向称为拉力线。拉力线与骨骼的长轴越趋向直角，则肌越省力，如肘关节屈成 90° 时，肱肌和肱二头肌可产生最大的力量，因此拧紧螺丝时，屈肘状态比伸肘状态省力。反之，拉力线与骨骼长轴越趋向平行，则肌越费力。例如当人仰卧时，腰大肌的拉力线与脊柱几乎平行，故由仰卧运动至坐立位时比较费力。

（六）肌肉的排列与关节运动

对于肌肉来说，肌束的排列形式有纵行、横行和斜行三种。对于一个多轴关节来说，斜行的肌纤维能够同时和几个关节轴发生联系，因而能做不同的运动。一块肌肉，有时可以由几种不同方向排列的纤维束构成，如果这块肌全部收缩，则所表现的动作是合力；但这块肌若部分收缩，部分弛缓，结果就表现出部分收缩动作。如位于背部浅层的斜方肌，便能产生上述几种现象。

负责关节运动的肌肉的分布通常与此关节的运动轴有关。对关节的任何一个运动轴，总有作用方向相反的两组肌肉（如屈肌和伸肌，内收肌和外展肌）。例如运动滑车关节（如指骨间关节）的肌群就有两组，分别排列在关节的前面和后面，前面为屈肌，后面为伸肌。运动双轴关节的肌群则有四组，如腕关节，除有屈肌和伸肌外，还有内收肌和外展肌。多轴关节，除有屈、伸和内收、外展肌以外，还有旋内肌和旋外肌两组。

每个关节运动轴都有两组作用方向相反的肌群，它们在功能上是互相对抗、互相依存的，故互称拮抗肌。对一个运动轴来说，如果功能相同的肌肉超过一块，则这些功能相同的肌肉互称为协同肌。拮抗肌是相互对立的、制约的，但在某种程度上又是统一的、协调的。例如某一关节能屈到某一程度，有赖于屈肌的收缩和伸肌适当的松弛，两组肌群在功能上互相协调，才能完成。屈指肌充分收缩，才能紧握拳头，但屈指肌的充分收缩，必须在腕关节伸的状态下才能完成，因此腕伸肌与屈指肌属于协同肌。

对于两轴以上的关节，肌肉之间相互的拮抗关系不是固定不变的，它们能够在另一轴的运动上变成协作关系。如桡腕关节为二轴关节，能进行屈、伸和收、展动作，故有两组拮抗肌。跨过桡腕关节前方的为屈肌，跨过其后方的为伸肌。位于桡腕关节矢状轴内侧的屈肌和伸肌共同收缩时，使桡腕关节内收，位于矢状轴外的屈肌和伸肌同时收缩时，可使桡腕关节外展，如此又构成了桡腕关节的收肌和展肌。由此可见，一块肌肉通常可有几种作用，其作用可由其与各种轴的关系推论得知。

肌肉的相互关系，除了合作和拮抗以外，还有共济关系。例如起于脊柱、止于肩胛骨的肌群收缩时，能固定肩胛骨，有利于起自肩胛骨的肌群牵引肱骨。后者是直接产生动作的，所以这些肌肉都是协同肌中的主动肌，而前者对后者是起保护作用的，所以称为共济肌，亦称固定肌。

框 9-1 肌力和肌电

肌力和肌电是两个不同的概念，它们分别描述了肌肉的不同特性，肌力主要描述的是肌肉的力量输出，而肌电则是描述肌肉在活动时产生的电信号。

肌力是指肌肉主动收缩的力量，是人的机体或机体某一部分肌肉收缩或舒张时克服内外阻力的能力。肌力的测定方法主要包括徒手肌力检查（MMT）、等长肌力检查（IMMT）、等张肌力检查（ITMT）和等速肌力检查（IKMT）等。

肌电，全称为肌电图（electromyography，EMG），是指将单个或者多个肌细胞或者部分肌肉组织活动时产生的生物电变化，经电极引导，放大、记录和显示所获得的电压变化的一维时间序列信号图形。肌电信号的评估方法主要包括原始表面肌电信号分析、时域分析、频域分析和针电极肌电信号采集等。

二、关节的生物力学举例

（一）肩关节

复杂的解剖结构使肩关节的活动性能极佳，超过了所有其他关节。肩胛带由3块骨骼和4个关节组成；3块骨骼包括锁骨、肩胛骨和肱骨近端，4个关节包括胸锁（sternoclavicular，SC）关节、肩锁（acromioclavicular，AC）关节、盂肱关节和肩胸关节；盂肱关节又常被称为肩关节。

肩袖是肩关节主要的动态稳定组织，其主要功能是将肱骨头固定在关节盂（窝）内，同时能充分活动。肩袖由4块肌肉组成（冈上肌、冈下肌、肩胛下肌和小圆肌），它们附着于肱骨头并在其周围形成一个套袖样结构。肩袖肌肉可内旋（肩胛下肌）和外旋（冈下肌、小圆肌）肱骨，并与三角肌一起实现外展（冈上肌）。肩胛下肌可产生2倍于外旋肌的力量。三角肌是盂肱区域最表浅的肌肉，也是主要的肩部外展肌，三角肌起于肩峰并附着于肱骨中部。肩袖可以压紧关节盂中的肱骨头，从而稳定盂肱关节。肩外展超过90°时，肩袖无力可导致肱骨头向上半脱位，诱发撞击综合征。

肩关节的运动也依赖于肩锁关节、胸锁关节以及肩胸关节，它们能够大幅度补偿盂肱关节的运动。肩锁关节是常见的损伤部位，而盂肱运动和肩胸运动之间的协调对于肩关节的功能尤为重要。适当的肩胛运动和稳定性不仅可以使肱骨头在外展时位于关节盂内的正确位置，为肩袖肌肉移动肱骨提供一个坚实的基础，还能适当抬升喙肩弓，从而减少撞击综合征的风险。负责肩胛稳定性和运动的肌肉主要包括斜方肌、前锯肌、菱形肌和肩胛提肌。而大圆肌、背阔肌和胸大肌为盂肱关节提供了额外的动态稳定性，对作为主要动态稳定组织的肩袖起到了支持作用。

框9-2　肩关节复合体的运动范围

肩关节为人体最灵活的关节，理论运动范围如下：

前屈：肩关节可以向前屈曲180°。

后伸：肩关节可以向后伸展45°～50°。

内收：肩关节可以内收30°～45°。

外展：肩关节可以外展180°，这包括盂肱关节外展120°以及肩胛胸廓关节上旋60°（胸锁上抬30°和肩峰锁上旋30°）。

旋转：肩关节可以进行内旋和外旋。测试旋转角度的方式是：屈肘90°，小臂与矢状面呈30°内收夹角。

（二）膝关节

膝关节解剖与稳定结构：膝关节涉及股骨、髌骨和胫骨3块骨，由内侧胫股关节、外侧胫股关节和髌股关节3个部分组成，它们共用一个滑膜腔。膝关节内的胫骨和股骨部分内衬有透明软骨，半月板能够提供额外的减震，并在关节之间分配力。前交叉韧带和后交叉韧带通过限制前后运动以及弯曲和伸展提供稳定性；内侧和外侧韧带在各自的平面上提供支撑；其他有助于膝关节稳定性的结构包括髂胫束和后外侧结构。

前交叉韧带（anterior cruciate ligament，ACL）起源于股骨外侧髁的内侧面，止于胫骨髁间隆起的前内侧（图5-21）。前交叉韧带是胫骨相对于股骨的前向约束主要结构，并作为对胫骨旋转和外翻应力的次要约束。前交叉韧带包含两个部分，分别为前内侧束和后外侧束。后交叉韧带（posterior cruciate ligament，PCL）起源于股骨内侧髁的前外侧，止于髁间隆起的后方（图 5-22），是膝关节最厚、最强壮的韧带。PCL 为胫骨后移提供了主要约束，特别是在膝关节弯曲超过 30° 的情况下，并为外旋提供了主要约束，特别是在膝关节弯曲 90° 或以上的情况。

内侧副韧带（medial collateral ligament，MCL）分为浅层和深层。浅层起源于股骨内上髁的近端和后部，提供对抗外翻或外旋的稳定性。深层 MCL 是关节囊的增厚，当浅层 MCL 受伤时，深层 MCL 提供二级外翻稳定性。而外侧副韧带（lateral collateral ligament，LCL）为膝关节的内翻应力提供了主要约束，并可增强 PCL，防止股骨在减速和下冲时的前移。半月板位于股骨髁和胫骨平台之间，加深了髁与胫骨关节的窝。外侧半月板呈 "O" 形，活动性更大。内侧半月板活动度小，更容易受到剪切和旋转力的影响，相比外侧半月板受损的风险更高。除了结构作用外，半月板还能缓冲压缩力，并在关节润滑中发挥作用。

虽然人们普遍认为膝关节是股骨和胫骨之间的简单铰链，但膝关节的实际运动更复杂。股骨髁的轮廓是椭圆形的，而不是圆形的，膝关节旋转中心随着关节的弯曲和伸展而变化。旋转与滑动的比例在个体之间略有不同，并在膝关节弯曲和伸展过程中发生变化。总的来说，膝关节运动的两个方面类似于摇椅的运动，因为它的股骨既能旋转，又能沿着胫骨平台发生滑动。这些屈伸生物力学的基本知识有助于人们了解一些膝关节损伤模式。例如，膝关节过伸（即闭合链）会导致前方关节软骨的压迫损伤；如果膝关节是一个简单的铰链，预期的过伸伤将包括前方软组织和后部关节囊撕裂。然而，由于膝关节的多中心旋转和前后滑动，过伸实际上增加了前关节表面的承重压缩力，这也解释了人们所观察到的损伤模式。

了解膝关节的旋转也有助于人们了解某些膝关节的损伤机制。前交叉韧带为限制膝关节过度前移提供了重要约束，并限制胫骨过度内旋。如果前交叉韧带撕裂，会失去这些约束，这种不受限制的移动和内侧旋转使胫骨向前移动并强行撞击股骨外侧髁，这些生物力学特性解释了急性前交叉韧带断裂后 MRI 图像中出现的经典 "对吻伤"。膝关节外侧不受控制的旋转力也解释了为什么在急性前交叉韧带损伤中伴随的外侧半月板损伤非常常见，而不是更广泛已知但不太常见的内侧半月板、内侧副韧带和前交叉韧带损伤的 "三联征"。

（三）足部的基础结构和生物力学

足部功能包括作为刚性平台支撑站立、在步态中缓冲着地的冲击力，并在行走或跑步时作为蹬离地面的可屈杠杆。除了足后段、足中段、足前段这些独特的解剖学区域外，足部还可在长轴上分为内侧柱和外侧柱功能单元。

在一个正常的步行步态周期中，足跟在足旋后状态下着地，此时关节锁定使足部硬直。着地后，足中段旋前，以便在足趾蹬离地面期间内侧柱能蹬地（图 9-2）。足中段和足前段之间的 Lisfranc 关节高度稳定，能使前足运动的同时支持横弓。足部稳定性由下列结构提供：跖面和背面的韧带，有 Lisfranc 韧带越过凹陷的第二跖跗关节，以及胫前肌腱附着点（进一步稳定背侧）和胫后肌腱附着点（进一步稳定跖面）。因此，除了第二跖跗关节，Lisfranc 关节的稳定性都源于肌腱和韧带的附着，它们使该区域可轻微背屈和跖屈运动，并在步态中产生弹簧样动作，跖骨远端的关节（跖趾关节）则高度灵活。总的来说，这种足中段固定、Lisfranc 关节灵活性低和跖趾关节灵活性高的结构使得足中段 - 足前段复合体成为强大的杠杆，可以对抗体重并在奔跑时驱动前向动作或在跳跃时驱动向上动作。在步态的终末期，足前段旋后，提供一定程度的最终辅助推送作用。外侧柱也提供了本体感受反馈和额外的足部缓冲垫作用。

不同脚型的研究显示，结构会影响足部正确旋前及在步态周期中遵循正常动作模式的能力。其他研究显示，不同脚型会影响足部着地模式，并决定是由足部的哪个区域来吸收最大冲击力。然而，足部结构和步态模式只能预测压力测定中的部分变异，而压力测定值在不同的行走和跑

步速度下也有差异。因此，尽管足部结构和形状可能在损伤中起着重要作用，但步态力学也同样
重要。

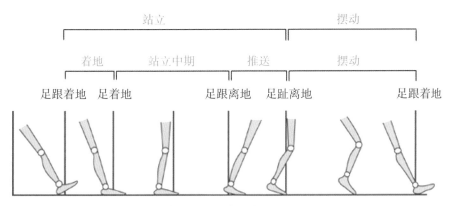

图 9-2 正常步行步态周期

三、脊柱的生物力学

脊柱由椎骨通过椎间盘、关节及韧带连接而成，构成人体的中轴，承担着传递载荷、保护脊
髓和提供三维生理活动等功能。脊柱生物力学从强度、疲劳和稳定性三个方面研究脊柱的功能。

（一）脊柱各组分的生物力学

1. 椎体 椎体（vertebral body）主要由骨松质构成，表面为薄层骨密质，呈短圆柱状，中部
略细，两端膨大。上、下面粗糙，可分为两个区域：中心部凹陷多孔，由软骨板（终板）填充至
边缘的高度；边缘部突起且为骨密质，与椎间盘牢固附着。椎骨的**骨小梁**（**bone trabecular**）依
据力线的作用方向而呈三个方向的排列（图 9-3）。由于椎骨的轴向应力最大，因此在垂直方向上
的骨小梁最为坚硬。骨小梁依正常应力的轨迹方向（轴心力）而排列，以发挥其最大的生物学功
能。80% 的椎骨表面载荷是通过骨小梁传递的。呈水平走行的骨小梁起着侧方支架的作用，以防
呈垂直状的骨小梁弯曲变形。椎骨网状结构的功能是抵抗轴向应力和弯矩。

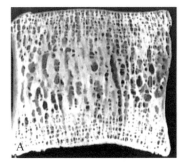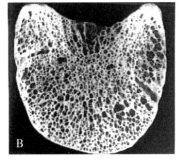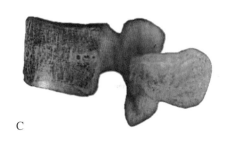

图 9-3 腰椎椎体的骨小梁力线方向
A. 冠状切面 B. 水平切面 C. 矢状切面

椎体主要承受**压缩载荷**（compressive force）。随着椎体负重由上而下地增加，椎体也自上而
下地变大，如腰椎椎体的形态比胸椎和颈椎的厚而宽，承受较大的负荷。椎体的力学性能与解剖
形状、骨量相关。不同椎体承受负荷所占体重的百分比均有所不同，总的趋势是自上而下逐渐增

大，由 $L_1 \sim L_5$ 分别为 50%、53%、56%、58%、60%。成人椎体的强度随年龄增长而减弱，尤其是 40 岁以后表现更为明显。当椎体骨量减少 25% 时，其抗压强度可减低 50%，骨质疏松由于骨量的减少，质量下降，容易出现**微骨折**（microfracture），是出现疼痛的原因之一，向椎体内注入骨水泥可以部分恢复其抗压强度而缓解疼痛。

椎体骨密质和骨松质承受压缩负荷的比例与年龄有关：40 岁以前分别为 45% 和 55%，40 岁以后则达到 65% 和 35%。骨松质在被破坏前可压缩 9.5%，而骨密质仅有 2%，这说明骨密质在压缩负荷作用下更容易发生骨折。因此，在压缩载荷下，骨密质首先骨折。如载荷继续增大，才出现骨松质破坏。骨髓的存在有助于增加骨松质的抗压强度和吸收能量的能力，在较高的动力性载荷下这种作用更有意义。骨松质能量吸收的机制是骨小梁间隙减小。因此，椎体内骨松质的功能似乎不仅是与骨密质外壳一起分担载荷，而且在高速加载时是抵抗力型峰载的主要因素，椎体的动态强度高于静态强度。

框 9-3　施莫尔（Schmorl）结节

当椎体因压缩而破坏时，终板总是首当其冲。其骨折形式可分为三种类型：中央型骨折、边缘型骨折及全终板骨折。正常时椎间盘变化最易造成中央型骨折，压缩载荷使髓核产生液压力，该压力使纤维环外层纤维拉伸并使终板中心承受压缩载荷。因应力与弯矩成正比，终板中心的弯矩最大，所以最可能首先骨折。当椎间盘退变时，髓核不能产生足够的液压，压缩载荷大部分传递到下一椎体的周围，以致终板四周骨折，而中心变形很小。载荷极高时导致整个终板骨折。终板及其附近骨松质的骨折可能影响其本身的通透性，从而破坏椎间盘髓核的营养供给，即使骨折愈合，通透性亦受到妨碍，从而导致椎间盘退变。而这一薄弱区域也可能被髓核穿过向椎体内突入，形成施莫尔（Schmorl）结节。

骨质疏松时椎体内骨小梁变得稀疏，首先是横向骨小梁消失，然后是垂直骨小梁变化，此时椎体抗压缩能力下降，其中椎体中间部由于受到髓核挤压，较前后变形更为明显，形态呈中间凹、前后缘高，相邻骨质疏松椎体在 X 线检查中表现为"双鱼征"；恶性肿瘤如转移癌由于破坏椎体松质骨及皮质骨，更容易发生病理骨折，由于肿瘤呈膨胀性生长，后缘凸入椎管可以在 MRI 检查中显示；多发性骨髓瘤的椎体在骨质和受力的双重作用下，其骨折形态多种多样（图 9-4）。

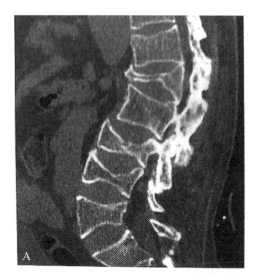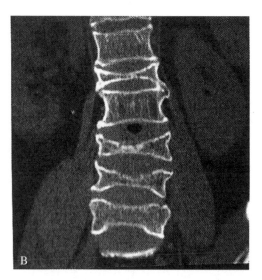

图 9-4　骨质疏松椎体改变（CT）
A．矢状面　B．冠状面

2. 椎间盘 椎间盘位于相邻椎体之间，总厚度约占骶骨以上脊柱全长的1/4。椎间盘是一种黏弹性固体材料，具有蠕变和松弛等特性，可以吸收震荡能量。在较小的负载作用下，卸载后变形消失，若负载过大，则出现不可逆变形。髓核是一种液态团块，内含大量亲水性氨基葡聚糖，呈凝胶样组织。其含水量随年龄及载荷不同而变化较大，出生时含水量达90%，18岁时约为80%，但随着人体衰老，水分含量逐渐降低。70岁时可下降至70%。当水分含量变化时，椎间盘的黏弹性就会改变。在压缩载荷作用下，髓核中的水分通过终板外渗，髓核体积减小，压缩载荷减小后，水分再进入，髓核体积又增大。在负荷情况下，髓核呈流体静力状态，在相邻椎体间形成一个垫，贮存能量并分散载荷。纤维环由纤维软骨组成，纤维软骨内有多层相互交叉的胶原纤维束，纤维与椎间盘平面呈30°，相邻的两层纤维束的走向相互交叉，呈120°。纤维环纤维的独特排列方向使椎间盘具有一定程度的抗扭转能力。纤维环的后部与后纵韧带相编织。纤维环内层纤维附于软骨终板，而外层纤维则直接止于椎体的骨性部分，这些纤维被称为Sharpey纤维，在后部与后纵韧带编织。在椎体与椎间盘之间为软骨终板，由透明软骨构成。椎间盘可承受并分散负荷，同时能制约过多的活动，这是其重要的生物力学功能。压缩载荷通过终板作用于髓核和纤维环，髓核内部产生的液压使纤维环有向外膨胀的趋势，外层纤维环承受了最大张应力，内层纤维环承受的张应力较外层小，但承受了一部分压应力。

椎间盘承受压缩载荷时，髓核内的压力为外压力的1.5倍，纤维环承受的压力为0.5倍，而后部纤维环的张应力是外压的4~5倍。

框 9-4 椎间盘与压缩载荷

椎间盘在低载荷时主要提供脊柱的柔韧性，并随负荷的增加而加大刚度，在高负荷时则提供脊柱的稳定性。研究表明，过大的压缩载荷只会造成椎间盘的永久变形，不会造成髓核突出，甚至在椎间盘后外侧有纵行切口时椎间盘突出也不会发生。当加大压缩负荷直至超过限度，最先发生破坏的始终是椎体，而与椎间盘正常与否无关，这是造成胸腰椎体爆裂骨折的机制之一。椎间盘后外侧突出是由某些特定的载荷类型造成的，而非纯压缩载荷所致，椎间盘退变往往与关节突关节及周围肌肉韧带退变同时存在，其生物力学变化及发生机制很复杂。

节段运动（segmental movement）可以使椎间盘部分承受拉伸载荷。弯曲载荷在椎间盘产生拉伸和压缩应力，各作用于椎间盘的一半。扭转（torsion）是引起椎间盘损伤诸负荷中最主要的类型，扭转载荷在椎间盘的水平面和垂直面上产生**剪切应力**（shear force），其应力大小与距旋转轴的距离成正比。纤维环对抗扭转负荷的能力较弱。

椎间盘还具有黏弹特性，主要表现为**蠕变**（creep）和松弛。所谓蠕变系指一段时间内在负荷持续作用下所导致的持续变形，也就是变形程度因时间而变化。而**应力松弛**（stress relaxation）或**负荷松弛**（load relaxation）则指材料承受负荷后变形达到一定程度时应力或负荷随时间而减低。椎间盘的黏弹性使其自身能够有效地缓冲和传递负荷。负荷量越大，所产生的变形就越大，蠕变率也就越高。

腰椎的前屈范围在正常情况下傍晚要比早晨大5°左右，椎间盘的退行性改变对其自身的黏弹性亦有明显的影响。当椎间盘发生退变后，其蠕变率与初始松弛率均增加，达到平衡时的负荷也将减低。这说明椎间盘发生退行性改变后缓冲和传递负荷的功能相应减弱。

椎间盘的黏弹性还表现为具有**滞后**（hysteresis）特性。滞后是指黏弹性材料在加负与卸负过程中的能量丢失现象，通过滞后这一过程，椎间盘可有效吸收能量，而且载荷越大，滞后作用也越大，从而具有防止损伤的功能。椎间盘的滞后程度还与年龄、负荷量及节段有关。椎间盘变性后，水分减少，以致弹性降低，逐步丧失储存能量和分布应力的能力，抗载能力也因此减弱。

框9-5　老年人的脊柱退变

脊柱生物力学随年龄变化而有所不同，这有助于理解老年人脊柱退变后的一些症状和体征。青少年及年轻人脊柱活动灵活，柔韧性强，可以做较大范围的屈伸、侧屈及旋转运动；老年人脊柱活动范围则明显变小，甚至感觉不灵活，自述"僵硬"，活动后才能缓解，这是正常现象，不必过分忧虑。

3. 椎弓根和关节突　椎弓根和椎弓峡部均为应力集中区域，但椎弓根的损伤在临床非常少见，多数椎弓峡部裂患者亦无明显外伤，一般认为腰椎椎弓峡部裂是由局部应力异常增高导致的**疲劳骨折**（fatigue fracture）。

脊柱节段的活动类型取决于**关节突关节**（zygapophysial joint）面的方向，而关节突关节面的方向在整个脊柱上有一定的变化。下颈椎的关节突关节面与冠状面平行，与水平面呈45°，允许颈椎发生前屈、后伸、侧弯、旋转和一定程度的屈伸。腰椎关节突关节面与水平面垂直，与冠状面呈45°，允许前屈、后伸和侧弯，但限制旋转运动。

关节突除了引导节段运动外，还承受压缩（compressive force）、拉伸（tensile force）、剪切（shear force）、扭转（torsion force）等不同类型的负荷，其承受负荷的多少因脊柱的不同运动而变化。后伸时关节突关节的负荷最大，占总负荷的30%（另外70%由椎间盘负荷）。前屈并旋转时关节突关节的负载也较大。关节突关节所承受的压缩负荷占腰椎总负荷的18%。

关节突关节承受拉伸负荷主要发生在腰椎前屈时，当腰椎前屈至最大限度时所产生的拉伸负荷有39%由关节突关节来承受。此时上、下关节突可相对滑动5～7 mm，关节囊所受拉力为600 N左右，而正常青年人关节囊的极限拉伸负荷一般在1000 N以上，大约相当于人体重量的2倍。

当腰椎承受剪切负荷时，关节突关节大约承受了总负荷的1/3，其余2/3则由椎间盘承受。但由于椎间盘的黏弹性受负荷后发生蠕变和松弛，这样几乎所有的剪切负荷均由关节突关节承受，而附着于椎弓后方的肌肉收缩使上、下关节突相互靠拢，又在关节面上产生了较大的作用力。腰椎关节突关节的轴向旋转范围很小，在1°左右。实验表明，当轴向旋转范围超过1°～3°时即可造成关节突关节的破坏。因此限制腰椎的轴向旋转活动是腰椎关节突关节的主要功能。

4. 韧带　韧带的主要成分为胶原纤维和弹力纤维，胶原纤维使韧带具有一定的强度和刚度，弹力纤维则赋予了韧带在负荷作用下延伸的能力。韧带内的大多数纤维排列近乎平行，故其功能较为专一，往往只承受一个方向的负荷。脊柱韧带的功能主要是为相邻脊柱提供恰当的生理活动，同时也可产生所谓的"预应力"以维持脊柱的稳定。在严重骨质疏松患者，骨质破坏比韧带破坏更容易发生。

脊柱的韧带承担脊柱的大部分牵张载荷，它们的作用方式犹如橡胶筋，当载荷方向与纤维方向一致时，韧带承载能力最强。当脊柱运动节段承受不同的力和力矩时，相应的韧带被拉伸，并对运动节段起稳定作用。

脊柱韧带有多种功能：其一，韧带的存在既允许两椎体间有充分的生理活动，又能保持一定姿势，并使维持姿势的能量消耗至最低程度；其二，通过将脊柱运动限制在恰当的生理范围内以及吸收能量，对脊柱提供保护；其三，在高载荷、高速度加载外力下，通过限制位移，吸收能量，来保护脊髓免受损伤。上述功能特别是能量吸收能力，随年龄的增长而减退。关节突关节囊韧带在抵抗扭转和侧屈时起作用。棘间韧带对控制节段运动的作用不明显，而棘上韧带具有制约屈曲活动的功能。研究发现，棘上韧带具有很高的抗破坏强度，实际上结合它们与瞬时旋转轴的距离，此韧带在脊柱稳定性方面发挥着重要作用。横突间韧带在侧屈时承受最大应力，该韧带与侧屈活动的**瞬时旋转轴**（instantaneous axis of rotation，IAR）相距较远，杠杆臂较长，故有良好的机械效应。在所有脊柱韧带中，黄韧带在静息时的张力最大，单纯切除不会引起脊柱不稳定，但动态运动条件下尤其是屈曲和后伸时其确切的作用尚不清楚。有一点可以明确，脊柱不稳定会促进黄韧带的退变及骨化。

对脊柱的前纵韧带、后纵韧带、关节囊韧带、黄韧带和棘间韧带进行的破坏试验显示，前纵韧带、关节突和关节囊强韧，棘间韧带和后纵韧带薄弱。

框 9-6 瞬时旋转中心和旋转中心

瞬时旋转中心和旋转中心的概念在某些情况下可能会有所混淆，但它们实际上是描述不同物理现象的术语。瞬时旋转中心是描述物体在某一特定瞬间的旋转状态，而旋转中心是描述物体在其整个运动过程中的旋转状态。

5．**肌肉** 椎旁肌在维持脊柱直立姿势中的作用亦不能被低估。在休息和活动时，没有完整的椎旁肌作用，脊柱动态的稳定性就无法保持。肌力和肌张力是保持姿势的必需条件。神经和肌肉的协同作用产生脊柱的活动。主动肌引发活动，而拮抗肌控制和调节活动。

放松站立时，椎体后部肌肉的活动性很低，特别是颈、腰段。研究显示，这时腹肌有轻度的活动，但不与背肌活动同时进行，腰大肌也有某些活动。支持躯体重量的脊柱在中立位时具有内在的不稳定性，躯体重心在水平面的移动，要求对侧有一有效的肌肉活动以维持平衡。因此，躯体重心在前、后、侧方的移位分别需要背肌、腹肌和腰大肌的活动来保持平衡。

脊柱侧屈时竖脊肌及腹肌都产生动力，并由对侧肌肉加以调节。在腰椎完成轴向旋转活动时，两侧的背肌和腹肌均产生活动，同侧和对侧肌肉产生协同作用。

框 9-7 脊柱活动及姿势的维持

肌肉正常运动是维持脊柱活动及姿势的重要因素，完全性颈髓及高位胸髓损伤的患者，其腰大肌、髂肌、腹肌、竖脊肌等维持坐姿的肌肉全部瘫痪，这些患者不能自行坐起，所以乘坐轮椅困难，需要支具或上肢才能维持坐位。胸腰段脊髓损伤的患者由于损伤平面较低，这些肌肉不会完全失神经支配，而是会残留部分功能而能维持坐姿，所以即使双下肢瘫痪也能使用轮椅。先天性肌肉疾病患者同样如此，常呈"坍塌脊柱"，所以需要坚强的脊柱内固定融合才能维持坐位。

（二）脊柱功能单位

脊柱生物力学功能有3个方面：①运动功能，提供在三维空间范围内的运动；②承载功能，自头颈和躯干将载荷传递至骨盆；③保护功能，保护椎管内的脊髓及神经。椎体间盘及前、后纵韧带主要提供脊柱的支持功能以及吸收对脊柱的冲击能量，而运动功能主要依靠椎间关节复合体来完成。躯干肌及韧带也提供脊柱的稳定性以及辅助维持身体姿势。正常脊柱的功能必须依靠脊柱的结构完整性、稳定性与柔性之间的相互作用以及肌肉的强度和耐力。

脊柱功能单位（functional spinal unit，FSU）是指两个相邻椎体及其结构，包括椎间盘、韧带、关节突及关节囊的复合体，是代表脊柱运动的基本单位。脊柱节段运动的叠加构成了脊柱在空间的三维运动。了解了 FSU 的力学行为，就可以描述某段脊柱甚至是整体脊柱的力学特性，所以目前大多数的脊柱生物力学研究以 FSU 作为研究对象，以便于数学计算和数学模型建立。

脊柱节段运动的复杂性还表现在脊柱各种运动之间的偶联。所谓**偶联**（coupling），系指沿一个方向的平移或旋转同时伴有沿另一个方向的平移或旋转运动。脊柱的活动不仅仅是单方向的，而且是多方向活动的偶联，不同方向移位运动之间，不同方向角度运动以及移位运动与角度运动之间均可出现偶联。在脊柱生物力学中，通常将与外载荷方向相同的脊柱运动称为主运动，把其他方向的运动称为偶联运动。偶联作用的意义相当重要，意味着一个 FSU 出现异常运动，可能其他邻近的运动单位也会出现异常运动。

瞬时旋转轴，刚体在平面运动的一瞬间，其体内总有一不动线，称为**瞬时旋转轴或旋转中心**。平面运动可以用 IAR 的位置和旋转量来完整描述。每一种脊柱运动都有不同的 IAR。

脊柱节段运动通常用 3 个角度位移和 3 个线位移来表示。3 个角度位移量是前屈后伸、左右侧弯和左右轴向旋转，3 个线位移量是上下、左右和前后的位移。脊柱在 6 个自由度中的平移和转动范围称为活动幅度。脊柱节段运动的幅度称为脊柱**运动范围**（range of motion，ROM）。在脊柱生物力学中将 ROM 划分为**中性区**（neutral zone，NZ）和**弹性区**（elastic zone，EZ）。NZ 代表前屈与后伸、左侧弯与右侧弯或左轴向旋转与右轴向旋转运动的零载荷之间的运动范围的一半，即零载荷与中立位之间的运动范围；EZ 表示从零载荷至最大载荷的脊柱运动范围。

（三）脊柱不稳定的生物力学

1. 脊柱稳定性系统　稳定和不稳定是反映结构状态的一个力学概念。近年来在脊柱外科临床和脊柱生物力学领域中都广泛地应用脊柱不稳定的概念和方法来指导临床实践。Panjabi 认为脊柱的稳定系统由 3 个部分构成：①椎骨、椎间盘、韧带构成了**被动子系统**（passive subsystem），或称为内源性稳定系统；②由脊柱周围的肌肉、肌腱、内压组成**主动子系统**（active subsystem），亦称外源性稳定系统；③**神经子系统**（neural subsystem）控制上述两个子系统，使它们协调起来，实现脊柱稳定。上述 3 个子系统中任何一部分的破坏均会产生以下结果：立即从其他系统中得到补偿，恢复脊柱的正常功能导致一个或多个子系统的长期适应性反应，虽然恢复了脊柱的正常功能，但改变了脊柱稳定系统的状态；产生一个或多个子系统的损伤，造成脊柱功能丧失。

2. 脊柱不稳定的定义　脊柱不稳定意味着脊柱受到很小载荷时，椎体就出现不良的显著位移。在临床上常以病因、体征、损伤史来描述脊柱不稳定，其定义也是多种多样的，如损伤后即刻出现的早期不稳定，损伤后逐渐发展的后期不稳定，脊柱负载能力降低的力学不稳定。目前对脊柱不稳定尚无一个广泛接受的清晰定义。

Frymoyer 从腰椎疾患的临床出发，根据病因学及放射影像学表现将腰椎不稳定分为 4 种类型，包括轴向、旋转、移位以及后滑脱、医源性不稳，并就每一种不稳定类型提出了相应的外科治疗方案。

框 9-8　脊柱的异常运动的判断

屈曲、后伸动力位 X 线片已广泛用于判断脊柱的异常运动。X 线片上提示节段不稳定的征象包括椎间隙变窄、骨赘形成、脊椎滑移等。但是，这些仅能提供二维的图像。由于真实脊柱运动是三维的，且不稳定包括偶联运动的显著改变，故 X 线平片提供的脊柱运动准确性就很差。其他导致误差的因素还有平片上解剖标志的定位、中央投照时图像变形、胶片质量以及测量技术等。有报告表明，腰椎矢状面上平移测量的差为 1～4 mm，或为 3%～15% 椎体矢状径。但是此方法比较简单，故临床上经常应用。

（四）骶骨及其韧带的生物力学

1. 骶髂关节的生物力学　骶髂关节面的骶骨侧为透明软骨，髂骨侧为纤维软骨，二者的厚度比为 3：1。髂骨侧软骨的退变重于骶骨侧，中央区重于两端。骶髂关节逐渐由尾侧、前方的滑膜性关节向头侧、后方移行为韧带联合性关节，二者之间无明显分界，软骨面渐呈退行样变而模糊不清。

重力负载的增加使骶髂关节后方韧带张力增加，使骶骨更深地埋入髂骨直至极限，以减弱来自上部躯干的负载或下肢的反向冲击力，并使之从两侧关节快速分散，为此关节要做一定程度的旋转运动，这只是关节的分离和韧带的牵拉，然而它在吸收能量上却有重要意义，因此有人以作用于腰椎上的压应力代表体重，检验骨盆带对骶髂关节不稳的保护作用，发现骨盆带与肌肉训练结合能增强骨盆的稳定性，明显减少骶髂关节的活动。

骶髂关节的线运动和角运动可能有助于减弱阔步行走中从髋关节与下脊柱间力的传递，如果骶髂关节固定，躯干的惯性力矩可能转移到股骨头，可引起骨小梁微骨折和软骨下骨硬化，从而诱发退变性骨关节炎；而躯干的惯性力矩和骨盆的减速力矩间的剪力如不被吸收，而是转移到邻近的软组织，即第 5 腰椎与第 1 骶椎间椎间盘，就会引发椎间盘的退变，导致节段不稳或椎骨滑脱。

2. 髂腰韧带的生物力学　根据形态观察，髂腰韧带前部分犹如稳定桅杆的纤绳，连于第 5 腰椎与两侧髂骨间，有稳定腰椎、维持其中立位的作用。当腰后伸时，腰骶韧带紧张可防止 $L_5 \sim S_1$ 椎间隙过分变宽，有防止腰椎滑脱的作用。髂腰韧带后部分坚韧宽厚。连于第 5 腰椎横突与髂后上棘的前内侧骨面之间。由于横突位于髂后上棘的前内侧方，直立时腰椎前凸增加，髂腰韧带后部通过牵拉横突而稳定第 5 腰椎，可防止腰椎滑脱。与 $L_3 \sim L_4$ 或 $L_4 \sim L_5$ 腰椎的横突间韧带相比，髂腰韧带更为坚韧强大，当峡部完整时，第 5 腰椎稳定。髂后上棘或髂嵴后 1/3 取骨术会破坏髂腰韧带的附着点，行横突切除术时需剥离该韧带附着点。上述手术的结果均可削弱该韧带的作用，从而使第 5 腰椎峡部承受应力增加，进而可导致峡部裂的发生。同样，当峡部不连时髂腰韧带所承受的应力也增加。

（五）骨盆的生物力学建模与有限元仿真

数字化人体是 20 世纪 90 年代兴起的一项信息技术和医学学科互相交叉、综合发展起来的世界前沿性研究领域，通过获取人体断面数据并在计算机内整合、重建成人体数字化三维立体结构图像，构建人体数字信息研究平台，广泛应用于疾病诊断、新药开发、外科手术方案、运动分析等医学领域。利用 3D 有限元技术构建数字化人体模型进行力学的分析，是生物力学研究中常用的计算机仿真方法。

有限元技术可以逼真地建立 3D 人体骨骼、肌肉、血管等器官组织模型，并赋予其生物力学材料特性，通过计算机仿真，不仅能够模拟机械性实验常见的拉伸、弯曲、扭转、三点弯、抗疲劳等力学实验，还可以模拟不同实验条件下（几何约束、固定载荷、冲击载荷、温度特性等）模型任意部位的变形、应力/应变分布、内部能量变化、极限破坏分析等生物力学指标的分布和变化情况。应用有限元法解决运动系统生物力学问题，优点在于物理概念清晰，易于掌握，同时具有灵活性和通用性，对各种复杂的骨骼几何结构、边界条件、材料的不均匀性都能加以解决。近年来，有限元技术发展非常迅速，尤其随着计算机和软件技术发展的突飞猛进，其在运动系统生物力学研究中逐渐占据主导地位，成效显著，具有广阔的发展前景。

对骨盆骨折各种力学行为进行计算机仿真模拟不仅有助于对骨盆骨折类型的研究，而且对于骨盆骨折后内固定的力学行为特征的研究也有着重要的意义。为了解骨盆骨骼在各种受力状态下的应力、应变分布情况，以往多采用大体标本生物力学实验的手段，但该实验手段复杂，且无法在人体上直接做实验，因此很难准确反映出骨骼在各种不同受力情况下的应力分布规律。近年来，研究者大多采用数值计算的方法进行分析，从而形成骨盆计算生物力学建模与有限元仿真分析。

这里就骨盆的生物力学特点描述骨盆有限元仿真的基本内容和对象特征，并简要介绍有限元仿真方法的基本过程及其特点。

1. 骨盆的生物力学特点 骨盆在人体行走和跑跳时起着传导重力和支持、保护盆腔脏器的作用。人体直立和坐位时通过不同的重力弓传导自身重力。人体直立时，体重自第5腰椎、骶骨，经两侧的骶髂关节、髋臼传至两侧下肢股骨头，再由股骨头向下传导至下肢，这种弓形力传递线称为股骶弓。当人体呈坐位时，重力由骶髂关节传至两侧坐骨结节，这种弓形力传递称为坐骶弓。骨盆前部有两条约束弓，防止上述两弓向两侧分开：一条在耻骨联合处连接两侧耻骨上支，使股骶弓不致被挤压；另一条为两侧耻骨、坐骨下支连成的耻骨弓，可约束坐骶弓不致散开。由于约束弓不如重力弓坚强有力，所以当发生外伤导致骨盆损伤时，约束弓的耻骨上支较下支更易骨折。

2. 有限元法在骨盆生物力学研究中的应用 有限元法在骨盆生物力学中的应用内容包括骨盆的模型构建、力学分析及其内外固定系统等几个方面的研究，在确立仿真对象的基本力学特性后，通过计算机三维重建建立有限元几何模型，然后建立其分析模型，最后进行计算与分析。

由于计算机硬件方面的限制，早期的学者大多采用近似生理几何形状的2D模型来进行简单骨骼有限元分析。随着硬件设备的更新和软件技术的提高，各种数字化影像技术的发展使计算机三维重建技术不断完善，也使骨骼3D有限元建模和分析方面得到飞速的发展，从而使骨盆3D建模成为现实。模型材料属性的设定是根据Carter和Hayes提出的一种利用表观密度来计算骨骼的弹性模量的方法。随着科学的发展，特别是CT在测量骨密度上的应用，很多学者开始利用CT扫描获得的数据来计算骨骼的弹性模量，并将其应用于有限元的分析。Goel于1978年最初报告了骨盆3D有限元分析，但限于当时的计算机技术及软件，其构建的骨盆与长骨的研究相比仍显得比较粗糙，存在较大的误差。Dawson等通过CT扫描数据建立有限元模型，该模型采用74张3 mm厚的CT断层重建，根据CT图像采集灰度值，应用内插值法计算出单元表观密度和弹性模量，并对每一个单元进行具体设定。Anderson等建立个性化的有限元模型。骨盆松质骨由19000**四面体**（tetrahedral elements）、皮质骨由31000**壳单元**（shell elements）组成。考虑到之前的骨盆有限元模型建立过于简化，Phillips等进一步将骨盆附着的肌肉、韧带等条件赋予有限元模型，使模型更加逼真。模型中包括42块肌肉、7条韧带。该模型通过激光3D扫描建模，将形成的**点状云图**（point cloud）转化成四面体网格，用内插值法修复缺损区，皮质骨为恒定厚度2 mm，皮质骨和松质骨弹性模量与泊松比分别设为18000 N/mm^2、0.3和150 N/mm^2、0.3。该研究较以前骨盆建模更加接近客观实体，结果比以往更能反映实际力学环境下的情况。国内钱齐容等应用CT扫描，重建骨盆有限元模型用于骨盆力学分析。苏佳灿在建立有限元单元时根据每个单元的坐标找到对应的CT值，经过计算得到弹性模量和泊松比。为了简化计算，将弹性模量分为256个等级，根据单元所对应的CT值得到其对应的弹性模量，分别对每一个单元进行材料属性的设定，用以构建骨盆和髋臼3D有限元模型。

骨盆有限元的分析是建立在骨盆模型构建的基础上的，模型构建的精度与材料赋值影响着力学分析的结果。随着计算机硬件的飞速发展与各类有限元应用软件的持续改进，有限元模拟仿真的精确度与计算速度不断获得提高，其对骨盆的生物力学机制有更深入的理解和预测。从分析过程看，动态过程（瞬态、冲击、碰撞等）逐渐取代静态过程，这为模拟众多的实际人体动作过程提供了可能。1978年Goel首先建立骨盆有限元模型，分析了正常骨盆应力分布。Dawson等通过所建模型，模拟5520-15550 N侧方力对骨盆的冲击时，骨盆应力分布以及预测骨盆骨折。在8610 N侧向冲击力下，由于能量首先集中在对侧的耻骨支而出现骨折。由于该模型是对骨盆高速冲击进行线性弹性分析，因而适用于高速冲击伤，而其线性模式不适用于慢性损伤。Anderson等建立有限元模型，用于不同个体的骨盆形状、骨皮质厚度以及弹性模量的评估，同时检测骨盆受

力后应力 - 应变改变的灵敏度及骨与软骨的材料性能。同时将所建模型与实验结果相对照，二者结果呈线性相关（r^2=0.824）。试验认为皮质骨厚度与弹性模量对骨盆应力变化起主要作用，其他参数对结果影响敏感度较低。Phillips 等将附有肌肉与韧带的骨盆有限元模型与固定的骨性骨盆模型的有限元分析结果进行比较，研究发现，附有肌肉与韧带的模型的应力与位移明显不同于骨性骨盆模型，而且在非活体试验中，骨性骨盆模型起主导作用。因此，固定的骨性骨盆试验分析不能完全取代在体条件。

钱齐容等应用 3D 有限元建立骨盆模型，将骶髂关节周围的韧带根据其刚度设立为多个**索单元（gap element）**，模拟坐位、单腿站立、双腿站立三种情况下骶髂关节的应力分布。由于考虑到骨盆后环的韧带，所建模型有一定实用性，但骨盆周围软组织未纳入骨盆模型，其模型仍需改进。苏佳灿等利用 CT 图像采集的信息计算单元骨密度和弹性模量。在建立有限元单元时根据每个单元的坐标找到对应的 CT 值，经过计算得到弹性模量和泊松比。为了简化计算，将弹性模量分为 256 个等级，根据单元所对应的 CT 值得到其对应的弹性模量，分别对每一个单元进行材料属性的设定，构建骨盆和髋臼 3D 有限元模型。同时在骨盆 3D 有限元模型行静力载荷分析主应力值、应力分布以及骨盆单元在主应力方向上的改变。莫福浩等利用中国男性的人体测量学开发了具有活动三维肌肉的下肢 - 骨盆有限元模型，用于人体的生物力学分析，更贴近国人的实际情况。为弥补大多数研究在研究骨盆的生物力学时都忽略了腰椎和股骨影响的不足，李建和等建立了带有和不带有肌肉和韧带的脊柱 - 骨盆 - 股骨复合体的三维有限元模型，分析完整骨盆、骶髂关节损伤的骨盆及三种骨盆固定技术，最大程度地模拟人体实际骨盆环境，尤其是骨盆周围组织仿真。

Garcia 等应用骨盆有限元模型，建立不同骨盆骨折的类型，分析骨盆的不同内固定方法及外固定力学强度。结果显示，当应用联合外固定或耻骨联合钢板内固定时，髂骨外固定和前路外固定结果相同。在垂直和旋转不稳定型的骨盆骨折中，外固定效果差，而内固定明显增加了其稳定性。在合并骶骨骨折时，单纯应用耻骨联合钢板固定不充分，需加用两枚骶髂螺钉才能达到稳定性要求。该结果与骨盆力学测试结果相符，较好地验证了临床观察结果。张景僚、张美超等对低髂拉力螺钉和前路钢板两种不同内固定术治疗骶髂关节分离的疗效进行了有限元分析研究，结果证明骶髂拉力螺钉的固定效果要优于前路钢板，主要表现为前者的三维稳定性比后者要好，且应力集中程度有所下降。李建和等进行生物力学测试以验证人工骨盆的数值结果，证明后路髂骶骨螺钉固定具有更好的固定稳定性和较低的内固定失败率及骨盆断裂风险。

由于有限元法本身所具有的优点，该法已被应用到骨盆的应力分析和骨盆内外固定系统的设计、研究中，丰富了临床与基础研究的实验手段，最终为临床提供了生物力学基础和理论依据。然而，有限元模型是对实际情况的模拟，不可能将研究的所有问题全部包括进去，而且存在一定的缺陷或不足。相信今后随着计算机硬件和有限元软件技术的日益发展，材料性质测验完善，有限元计算的结果将比以往更能反映实际力学环境下的响应，骨盆有限元分析将会得到更进一步的推广与应用。

（丁慧如　方　璇　黄文华）

第二节　运动系统的生物材料

在运动系统疾病诊治的临床实践中，生物材料在骨、关节和软组织修复与重建中发挥了重要作用。除了提供必需的支持和稳定作用外，生物材料也被开发用于诱导组织修复和再生、药物控制释放、降低感染风险以及个性化治疗等。因此，越来越多的科学家、临床医生和药物研发者开始关注生物可吸收材料在骨科植入物中的应用。近年来，材料科学的进步提升了生物材料的优势，赋予了生物材料更好的生物相容性、生物仿生性、强度和耐久度，使其可以为运动系统疾病提供有效的支持和解决方案，有助于组织的修复、再生和患者的康复。

生物材料的设计与生理结构的材料学特性密切相关，以下将从运动系统主要结构的材料学特性和运动系统应用的生物材料两方面介绍运动系统中生物材料的意义及应用现状。

一、运动系统主要结构的材料学特性

（一）骨的材料学特征

表 9-1　人体常见骨的力学性能

解剖部位	相对密度	拉伸强度极限（MPa）	最大拉伸（%）
胫骨	0.16	174±1.2	1.50
股骨	0.28	124±1.1	1.41
肱骨	0.084	125±0.8	1.43

骨是由胶原纤维和羟基磷灰石组成的复合材料，具有优异的力学性能。骨的几何形态、纤维与基质的联结、纤维联结点的构造等因素都会对骨的力学性能产生影响，具体如表 9-1 所列。骨的形态是长期自然进化的结果，且符合功能适应性原理，即自然进化的趋向是以最小的结构材料来承受最大的外力。长骨骨皮质的离心性排列和松质骨的三维框架结构都是这种功能适应性的结果。应力对骨的改建、生长和吸收起着调节作用，应力过高或过低都会使骨逐渐萎缩。

松质骨的力学性能是骨骼、肌肉系统中重要的研究领域之一。研究表明，尽管松质骨压缩性能可因不同部位、不同年龄和不同方向存在差异，但松质骨压缩性能与充满液体的多孔工程材料相似，其应力 - 应变曲线具有 3 个特征：即初始的线性上升曲线，随后呈现一段几乎平行的曲线，最后又出现上升曲线。这与松质骨承受压缩载荷后骨小梁变形机制有关，松质骨在初始较小的应变状况下，其应力 - 应变曲线呈线弹性。在非对称性松质骨结构，杆状或板状骨小梁互相交错，这种松质骨结构在压应力作用下使骨小梁产生弹性弯曲变形，而在对称性松质骨结构中，杆状或板状骨小梁呈柱状排列，在垂直受压状况下呈纵向变形。在水平方向则发生类似非对称性的松质骨弯曲变形。当应变量不断上升，不同性质的松质骨可产生弹性屈服、塑性屈服或脆性屈服。松质骨压缩性能的另一个显著特征是其具有良好的能量吸收，并远远超过皮质骨。松质骨在压缩负载下良好的能量吸收性能，对于骨与关节软骨起着重要的缓冲和保护作用。在非破坏性松质骨压缩测试中，其变形负载曲线可表现为 3 种能量形式：①负载能量：为松质骨最大变形时总的能量，由压缩应力 - 应变曲线下面积表示，负载能量为卸载和滞后能量之和；②卸载能量：为松质骨在压缩过程中储存和卸载后恢复的能量，故又称为弹性能量，由弹性变形曲线的面积表示；③滞后能量：由于松质骨的黏弹性特征，滞后能量为负载 - 卸载过程中所消耗的能量。研究发现，松质骨压缩过程中的卸载和滞后能量吸收性能，在应变率达到 0.06 时，压缩强度和刚度呈正相关。

骨组织可以被视为一种黏弹性固体材料，具有各向异性，力学特性复杂，在不同种类、湿度、温度、年龄、性别等状态下其力学性能不同。皮质骨质密，能承受较大载荷，但抗张力能力较小，当其变形超过原长 2% 时即会断裂；海绵状骨为多孔形结构，储能能力强，变形可超过原长的 7%。新鲜湿润骨最大形变可达 1.2%，而干燥骨较脆，应变能力仅为 0.4%。在进行骨的机械性能测定时应尽量模拟骨骼在机体内的生理状态，减少实验误差。由于骨组织结构及功能与其力学特性及力学环境状态密切相关，决定了不同的应力刺激对骨代谢和骨愈合有不同的影响。

1. 应力种类的影响　骨折愈合早期，纵向载荷产生的压应力能驱动成骨细胞及成纤维细胞向分化成骨方向发展，对骨愈合有利；而剪切和扭转载荷产生剪应力，易造成骨断端动态摩擦，对形成的毛细血管和骨痂有很大伤害作用，并可驱动成纤维细胞增殖，产生纤维组织而不利于骨折愈合。但在骨折愈合中后期，各种应力对骨痂形成或改建均有一定促进作用。

2. 应力大小的影响　骨折愈合需适当的生物力学环境或最佳应力水平，即固定后的骨断端有适宜的应力刺激，能促进对骨折愈合起决定作用的成骨细胞、成软骨细胞和成纤维细胞增殖分化。不同的愈合阶段，所需的应力大小不同，愈合早期，骨愈合区组织刚度低，承受外力能力差，所需应力水平亦低；随着愈合区组织刚度增加，其承受负荷的能力加大，所需刺激的应力水平也随之增加。只有当骨断端应力水平与愈合区组织刚度互相平衡和协调时，组织才能良好分化和愈合；否则，应力过大，超过组织承受能力，会损伤形成骨痂，使骨组织坏死吸收，导致骨萎缩；反之，应力过小，不足以引起弹性变形，组织分化难以产生，可能导致骨延迟愈合或骨不连。

3. 应力刺激方式的影响　有研究发现，间歇性应力刺激较连续性应力刺激更能激发骨组织细胞活性，表现为表达葡萄糖 -6- 硫酸 - 胱氨酸（G6PD）的骨细胞数及活力均明显增加，对 ^{3}H- 尿嘧啶核苷酸的摄取量增强，并与应力刺激的强弱相关联。提示骨组织对间歇性或循环性应力刺激有更敏感的感受特性。

框 9-9　骨小梁排列方向与骨骼结构效能

骨组织的排列是具有方向性的。例如，股骨需要承受来自不同方向的力和扭矩，因此骨小梁的排列需要具有一定的方向性以增强骨头的抗压、抗拉和抗扭矩能力。骨小梁排列方向也与股骨所在的生物力学环境有关。在股骨中，骨小梁的排列方向与股骨所受的力方向一致，在股骨颈区域，骨小梁排列成环形，以增强股骨颈的抗压能力和抗扭矩能力；在大转子区域，骨小梁排列成扇形，以增强股骨大转子的抗拉能力和抗压能力。

骨小梁的方向性受到先天发育和后天锻炼的双重因素影响。在骨骼发育过程中，骨组织会根据机械应力的方向和大小进行自适应的生长和重塑。这种自适应过程受到遗传因素的调控，使得骨小梁的排列在一定程度上具有天生的方向性。而在日常运动中，骨组织会根据所承受的机械应力进行不断的改建和调整，进一步塑造骨小梁的方向性。长期进行的运动会使骨骼受到特定的力学刺激，进而促进骨小梁的适应性重塑，这种适应性重塑过程会使得骨小梁的排列更加符合力学要求，以提高骨骼的结构效能。

（二）关节软骨和半月板的材料学特征

关节软骨和半月板的材料组成包括固态物质（占湿重的 20% ~ 40%）及水（占湿重的 60% ~ 80%）。固态物质中，胶原纤维约占总量的 58%，蛋白黏多糖占 40%，还有占不到 2% 的软骨细胞。这一组织结构应视为一种双相性材料：一个多孔的、有通透性的且由纤维增强的固体相和一个自由流动的液体相。实验证实，水分与离子可在液体静压或渗透压梯度的作用下，在整个多孔通透的固定相中流动。水与离子亦可由于软骨组织承受压缩或拉伸载荷而在组织中流动。液体在组织内流动可对固定基质产生巨大的摩擦阻力。这种由一相向另一相传递载荷的方式深深地影响着组织的力学性能。

关节软骨对载荷呈现一种黏弹性响应。蠕变和应力松弛是软骨对载荷的典型力学反应。因此，关节软骨的材料特性在很大程度上取决于加载的速度及负荷持续的时间。图 9-5 显示了一条典型的变形 - 时间曲线。在这个实验中，对髌骨软骨施加 10 N 的载荷，持续约 5 min。在这 5 min 内，液体被从关节软骨中挤出，变形接近于最大变形。5 min 后卸载，软骨不能立即回复到其原始厚度，而是需要时间慢慢恢复。

另一个类似的实验则显示出加载时间的重要性（图 9-6）。使关节软骨承受一常量载荷（5N）1 min，则其可在卸载后 1 min 内回复其原始形态；倘若负载时间持续 2 min，则卸载 4 min 后软骨尚未恢复到原始形态。一般而论，负载时间越长，恢复也就越慢。这是由于在迅速加载并迅速卸载的情况下（如在跳跃时），没有足够的时间使软骨组织析出液体，因而软骨表现出一种弹性单相材料的性质。而当持续负载时，软骨内的液体被挤出，组织变形不断增加；一旦卸载，也需要一个相当的时间使液体得以重新扩散到组织内，以恢复软骨原有的形状。

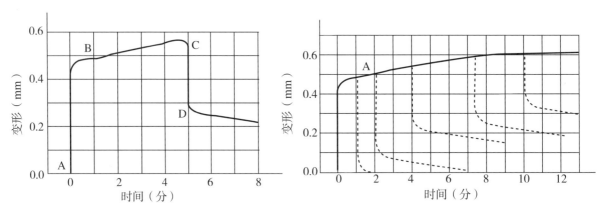

图 9-5　正常髌骨软骨的变形 - 时间曲线　　　　图 9-6　负载持续时间对软骨变形的影响

关节软骨的摩擦系数极低，为 0.001 ~ 0.03。到目前为止，尚无任何一种人造固定固体材料可以获得比关节软骨更低的摩擦系数。相比较而言，洁净的金属表面摩擦系数为 0.5 ~ 2 或更高，经油润滑的金属表面的摩擦系数为 0.3 ~ 0.5，聚四尔乙烯覆盖的表面摩擦系数为 0.05 ~ 0.1。可见，滑膜关节的优越性是十分显著的，关节软骨之间如此低的摩擦系数，是在关节滑液的润滑作用下实现的。当关节运动时，压力致使液体自软骨内渗出，而渗出的区域恰在负重区的前下部，从而为运动提供润滑。负载高峰区通过后，该区软骨重新吸收液体，为下一轮运动做好准备。被压出的液体量虽不大，但能增加液膜厚度，加强关节的润滑状态。同时，上述机制迫使液体通过软骨基质进行循环，从而将营养物质带入软骨内以营养软骨细胞，在关节软骨的新陈代谢过程中起着重要作用。

半月板除了具有上述与关节软骨相似的材料特征外，还表现出某些自身特点。首先，半月板的内部应力分布方式明显不同。当关节软骨受到应力作用时，其内部的胶原纤维可将应力转换为拉应力。但由于软骨与骨的复杂的连接方式，在软骨下层存在拉、压和剪切应力传导。而在半月板，压力则被转换成环向的拉应力，由其环形排列的强大的 I 型胶原纤维所承受。其次，相对于关节软骨而言，半月板的厚度变化很大，其结构亦不均匀。这就造成半月板的不同部分之间力学性能上的差别。从总体上看，内侧半月板的中部及后部较为薄弱。

框 9-10　软骨退行性变及预防措施

目前研究认为，软骨的力学失衡是导致软骨退行性变的重要因素之一。可能由以下原因导致：①过度使用或受伤：长期的重复性运动或者关节受伤会导致软骨受到过度的压力和摩擦，从而损伤软骨组织，导致软骨的退行性变。②关节不稳定：关节的不稳定会导致软骨受到不均匀的压力，从而加速软骨的退行性变。关节不稳定可能来自于肌肉力量不平衡、韧带松弛或者关节周围结构的损伤。③静态姿势不良：长期保持不良的姿势，例如长时间站立或坐姿不正确，会导致软骨受到持续性的压力，从而加速软骨的退行性变。

软骨的退行性变会导致关节疼痛、僵硬和功能障碍，严重影响生活质量。因此，预防软骨的退行性变需要注意避免过度使用和受伤，保持良好的姿势，加强肌肉力量和稳定性训练，以及保持适当的体重等措施。同时，一旦出现软骨的退行性变，及时进行适当的治疗和康复训练也是非常重要的。

（三）韧带的材料学特征

韧带主要由 I 型胶原和弹性蛋白构成。其超微结构的特点与其所担负的生理功能密切相关。胶原纤维是由前胶原分子先聚集成微纤维，再集合成亚纤维，然后组成胶原纤维的基本结构单元——原纤维。在偏光显微镜下观察，胶原纤维呈波纹状卷曲。此卷曲对韧带的生物力学行为有明显的影响。

韧带的主要生理功能是抗拉伸载荷，故拉力实验是研究韧带力学性能的基本实验方法。最常用的手段是先制备骨 - 韧带 - 骨复合体（即包括所要测试的韧带及其两端所附的骨），然后将标本夹持在拉力实验机上，测试其载荷 - 位移曲线，进而分析其力学行为（图 9-7）。根据曲线的形态及其与韧带结构在受力后变化的情况，可将曲线分成以下 5 个区域。

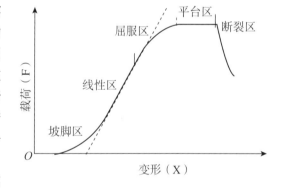

图 9-7　韧带的载荷 - 伸长曲线

第一区：又称"坡脚区"。此区间负载增加不大，胶原纤维的波纹状卷曲部分被拉直，韧带伸长。

第二区：为线性区。此区间胶原纤维完全伸直，并与负载取向一致，韧带组织表现出其刚度，变形与负载呈线性关系，在此区内，胶原纤维开始发生微细断裂。

第三区：屈服区。此区间负载增加减慢，但伸长加速，胶原纤维束发生进行性断裂。

第四区：平台区。此区间负载不再增加，但韧带继续被拉长。此阶段韧带连续性虽然维持，但其组织破坏已十分严重。

第五区：断裂区。此区间组织不再支持负载，韧带完全断裂。

尽管以上各区的具体数值可因标本种类不同（如不同韧带、不同年龄组或不同动物）和测试条件各异（如不同夹持方法、不同加载速度或不同实验环境）而表现出一定的变化，但曲线的基本特征仍然反映出骨 - 韧带 - 骨复合体的结构特性。一般认为，从第一区到第二区的前部属韧带的生理负载区，其中第一区与临床所做关节稳定性实验的负载总量相一致。自第二区后部起，即进入韧带损伤区。

框 9-11　韧带断裂手术治疗后的康复治疗和力学稳态恢复评估

　　韧带断裂的主要临床手术治疗策略是修复、移植、重建韧带，以恢复其完整性和功能。但在手术治疗后，为了恢复韧带功能，需要进行康复治疗，以帮助患者逐步恢复肌肉力量和关节活动范围，提高关节的稳定性和灵活性。包括物理治疗如功能性电刺激、按摩、热敷等，以及运动康复如肌肉力量训练、关节活动范围训练、平衡训练等。

　　术后观察患者的临床症状和进行力学测试是评估韧带修复术后力学稳态恢复情况的重要方法。观察的临床症状包括疼痛程度、关节活动范围等指标；力学测试则包括关节稳定性、肌肉力量等指标。通过这些方法可以了解患者的恢复情况，判断韧带修复术后的效果和预后。

　　由于上述骨 - 韧带 - 骨复合体的结构性能受到诸如韧带本身的力学性能、韧带组织的几何特征（横截面积、长度及形状）和韧带附着点特有性能等诸多变数的影响，若要比较与研究韧带自身的力学性能（弹性模量、极限拉伸强度、最大应变以及应变能密度等），就需要尽可能排除一些影响因素。采取的方法包括：①用应力 - 应变曲线取代负载 - 位移曲线，从而排除韧带组织几何特征的影响；②调整测试方法及条件，使标本的失效（断裂）出现在韧带组织本身，而不在其附着点，从而摒除韧带附着点固有力学特征的影响。近年来，由于一些先进测试手段的应用（如用激光测量横截面积，用高速摄影测试韧带受力后变形的情况等），使实验结果的精度得到一定的提高。

二、运动系统应用的生物材料

（一）用于骨缺损修复的生物材料

　　骨缺损是运动系统损伤的主要挑战之一。随着人们健康观念的转变和运动需求的增加，骨缺损的发病率也持续增加。骨组织是代谢极为活跃的结缔组织，有着很强的再生能力，小型的骨缺损通常不需要额外的干预就可以愈合。然而当骨缺损面积较大以至超过自身愈合能力极限时，常会出现延迟愈合、不愈合和病理性骨折等问题，需要进行额外的干预修复缺损骨组织。

　　传统的骨缺损治疗包括自体骨移植和异体骨移植。自体骨移植具有骨量不足、创伤大和大小不匹配等局限性；异体骨移植具有免疫原性，移植后可能出现免疫排斥反应而导致植入失败。现代骨缺损修复材料由于组织工程学的迅速发展为骨缺损的治疗方案提供了更多的可能，主要包括金属材料、生物陶瓷、高分子材料和复合材料等。理想的骨缺损修复材料应当具有良好的安全性、生物相容性、骨传导性和骨诱导性。骨传导性是指生物材料为成骨前体细胞在材料内部的增殖、迁移、分化提供支架结构；骨诱导性是指生物材料可以释放特定的物质，从而诱导成骨前体细胞成骨性分化的能力。

　　1. 金属材料　自 20 世纪 50 年代后期不锈钢关节假体研发使用之后，金属材料在骨科领域的使用有着长足的进展。金属材料有着优秀的力学性能，多用于承重较多的部位，如长骨、椎骨的骨缺损和关节的置换等。但是也存在一定的问题，普通的金属材料在生理环境下会受到腐蚀，因而长期植入体内时会增加人体金属离子的水平，从而产生副作用。作为体内植入材料的金属，应当具备良好的耐腐蚀性和生物相容性。

　　（1）生物惰性金属：钛及其合金在骨科植入物中被广泛使用，其结构与骨组织结构相似，具有较高的机械性能和良好的生物相容性。但其力学性能与骨组织的力学性能不匹配，长期使用的惰性钛会引起邻近骨组织吸收且易形成纤维组织，导致植入物失效和松动风险增加。近年来，多孔钽作为新型骨小梁金属备受关注，具备生物相容性良好、弹性模量相对较低、耐腐蚀性好和高孔隙率等优势，能促进细胞黏附和生长，提高生物固定效果。然而，多孔钽的形状和微观结构受限，且制备成本高、工艺复杂，难以广泛定制和应用。

（2）可降解金属：镁和锌是人体内重要的金属元素，对机体内环境稳态的维持和生长发育有着重要的影响，因此镁和锌降解产生的金属离子并不会对机体产生副作用，反而可以促进成骨细胞的增殖和分化。镁离子可以通过各种信号通路的介导，在细胞和分子水平作用于成骨细胞和破骨细胞，调节骨生成和重吸收间的平衡，进而增加骨硬度、骨诱导能力等因素，促进骨缺损的修复。镁锌合金是用于治疗骨缺损的可降解金属材料，具有良好的生物相容性和成骨活性。

2．生物陶瓷　生物陶瓷是指一类具有修复和重建人体受损组织功能的无机非金属材料。生物陶瓷具有良好的可降解性、生物相容性和力学性能，一直以来都是组织工程材料研究的重点，其中研究最为广泛的就是磷酸钙基生物陶瓷和生物活性玻璃。

（1）磷酸钙：以磷酸钙为原材料的生物陶瓷具有良好的骨传导性、可降解性和生物相容性，然而传统的磷酸钙生物陶瓷机械强度较差，只能用于非承重区域的骨缺损。目前，最常用的磷酸钙生物材料是羟基磷灰石和β-磷酸三钙。

1）羟基磷灰石：人体骨骼中的主要无机成分是羟基磷灰石。羟基磷灰石的钙/磷比为1.67，材料性质稳定、不易降解，将其植入体内后对成骨细胞的黏附和增殖具有一定促进作用，因而具有良好的生物相容性、生物活性、骨传导性和骨诱导性。然而，此类材料的脆性较大，抗弯折能力差，力学性能较差。近年来，随着3D打印技术和纳米技术的迅速发展，多项研究制备了三维多孔的组织工程羟基磷灰石支架，其具有较强的力学性能，可用于骨缺损的治疗。

2）β-磷酸三钙：β-磷酸三钙的化学组成与羟基磷灰石相似，钙/磷比为1.5。β-磷酸三钙与人体骨骼中的无机成分相仿，在体内可以自然生物降解，具有良好的生物相容性。近年来，有研究表示，β-磷酸三钙由于其微观多孔结构，可以具有一定的细胞黏附性，从而促进成骨细胞的黏附和增殖。并且β-磷酸三钙的降解速率与缺损处骨组织的再生速率较为匹配，有利于缺损局部的修复再生。然而，β-磷酸三钙的降解速率不完全可控，并不能完美匹配骨组织的再生速率。除此之外，β-磷酸三钙的机械性能较差，脆性大，因而无法应用于承重部位的骨组织修复。

（2）生物活性玻璃：生物活性玻璃是一种以氧化钙、二氧化硅为主要成分的骨修复材料，其具有较好的生物活性，并且可以诱导骨组织细胞成骨分化、促进成骨细胞的基因表达。生物活性玻璃的缺点是机械强度较低，难以满足负重部位的骨缺损修复需求。近年来，多项研究通过将有机材料（壳聚糖、胶原蛋白、丝素蛋白和海藻酸盐等）或金属材料（铜、钴、锶和镁等）掺入生物活性玻璃的成分中，增强其机械强度和生物活性，从而更好地匹配人体小梁骨和皮质骨。

3．高分子材料

（1）人工合成高分子材料：人工合成的高分子材料易于加工，原料成本低，具有良好的机械性能和降解性能。目前，研究较多的人工合成高分子材料主要有聚乳酸、聚乙烯、聚羟基乙酸及其相关衍生物等，已有多项研究制备得到高分子支架材料用于骨缺损修复。然而人工合成的高分子材料在植入机体后其降解产物往往会产生一定的炎症反应或对骨缺损的修复产生阻碍作用。例如，聚乳酸在体内水解后可生成羧酸，在缺损局部营造出酸性微环境，从而对细胞的增殖和骨缺损的修复产生抑制作用。近年来，随着组织工程领域的进展，人工合成高分子支架通过复合种子细胞和生长因子可显著提高材料的生物活性，进一步促进骨缺损的修复。除此之外，可降解人工高分子材料可与无机高分子复合，通过调控二者的比例与成分可以模拟人体骨骼的天然结构，为细胞的黏附和增殖提供适宜的微环境。

（2）天然高分子材料：目前，用于骨缺损修复的天然高分子材料主要包括丝素蛋白、胶原、纤维蛋白、海藻酸盐和壳聚糖等。这些材料都具有良好的安全性、生物相容性和可降解性。然而天然高分子材料存在降解速度较快、机械强度不足和一些原材料价格昂贵、不易获取等问题，不宜单独用于骨缺损修复，多与金属材料、生物陶瓷和人工高分子化合物等形成复合材料用于修复骨缺损。

4．复合材料　金属材料、生物陶瓷、高分子化合物在骨缺损修复中都有其各自的优缺点，各种材料的缺点限制了其应用范围和修复效果。因此，目前的骨组织工程领域通常将数种材料、种子细胞和细胞因子以特定的比例和制备技术复合，制成复合材料以满足骨缺损修复的要求。

（1）多种类型材料的复合：由于单一材料有着明显的缺点，目前的骨缺损修复材料的研究多是几种材料的复合，这样弥补了单一材料在骨修复中的缺点，使得复合材料可兼具优良的生物相容性、机械强度和可降解性等特点。例如，将磷酸八钙与改性的胶原蛋白进行结合，制成复合材料支架。该支架可以克服胶原蛋白原有的机械性能较差和骨诱导性较差的缺点，从而提高胶原蛋白对骨缺损修复的治疗作用。

（2）添加种子细胞的复合材料：用于骨缺损修复支架的种子细胞包括骨髓、滑膜、脂肪和外周血来源的间充质干细胞、成骨细胞等。该复合材料的制备方法是，首先将种子细胞进行体外培养种植于支架上，然后植入体内进行骨缺损的修复。这种方法由于细胞来源往往是同种异体细胞，容易引起患者自身的免疫应答，从而影响缺损部位的修复效果。

（3）添加细胞因子的复合材料：细胞因子在骨修复的过程中起着重要的作用。常用于骨缺损修复组织工程领域的细胞因子包括骨形态发生蛋白 -2（bone morphogenetic protein-2，BMP-2）、血管内皮生长因子（vascular endothelial growth factor，VEGF）和胰岛素样生长因子 -1（insulin like growth factor-1，IGF-1）等。通过在材料中添加骨诱导因子 BMP-2，可以募集间充质干细胞并促进其向成骨方向分化；通过在材料中添加血管内皮生长因子 VEGF，可以增强材料的血管活性。然而生物材料中所添加的细胞因子降解速率快和释放不稳定等缺点仍然是当今骨组织工程领域亟待解决的问题。

框 9-12　骨组织损伤再生过程中的生长因子和细胞类型调控

　　骨组织损伤再生包括血肿机化期、纤维骨痂期、骨性骨痂期和骨形成改建期 4 个主要阶段。血肿机化期损伤部位发生炎症反应释放大量炎症介质，募集多种细胞并促进骨修复相关生长因子生成。且该阶段大量的内皮细胞形成新生血管，为损伤部位的修复提供充分的氧气及营养支持。紧接着的纤维骨痂期，成骨细胞会分化成骨原细胞，这些细胞可以分泌胶原蛋白和骨基质等物质，形成初级骨。最后的骨性骨痂期和骨形成改建期，成骨细胞与破骨细胞会分泌骨吸收因子和骨形成因子，协调骨吸收和骨形成的平衡，重塑初级骨形成成熟骨组织。整个过程受多种生长因子和细胞类型调控，它们相互作用促进骨组织再生。例如，血管内皮生长因子可以促进血管的形成，成骨细胞分化因子可以促进成骨细胞的分化，骨形成因子可以促进骨的形成和改建等。同时，多种类型的细胞，如成骨细胞、骨母细胞、骨吸收细胞等，也可以相互作用，协同完成骨组织损伤再生的过程。

（二）用于软骨损伤修复的生物材料

　　软骨由于缺乏血管、神经和淋巴管，发生损伤后自我愈合、修复能力极其有限，目前对于软骨损伤的修复还没有完全令人满意的临床治疗方案。组织工程是使软骨组织重建和再生最有希望的方法之一。软骨组织工程主要包括生物材料、种子细胞以及活性因子。其中软骨组织工程生物材料要求其不仅具有适当的机械性能，还能促进细胞增殖、分化和新组织形成。理想情况下，软骨组织工程支架是多孔性的、高度生物相容性的、无细胞毒性的；在新组织形成后适当降解，降解产物不会引起炎症反应，最终与周围组织融为一体并填充缺损组织。

关节盘是一种类似月牙状或圆盘状的纤维软骨组织，主要由水、细胞外基质和软骨细胞组成。在人体膝、腕和颌的枢纽关节部位，均有关节盘存在。膝关节关节盘（半月板）位于股骨和胫骨平台之间，发挥着重要的作用。膝关节半月板的截面形状为三角形，内侧厚度薄于外侧，上表面形状类似凹槽，与股骨相匹配，下表面平整，与胫骨平台紧密连接。半月板的胶原蛋白结构非常复杂，根据胶原纤维排列的不同，可分为 3 个部位，表面和中央部位的胶原纤维较短，呈无序排列，此胶原纤维层能较好地承载、传递和分散压力；底层部位的胶原纤维沿周向排列，可对软组织的环状应力起到很好的抵抗作用；中间层部位的胶原纤维随机排列，可稳固圆周状纤维。

1. 天然高分子材料　天然高分子材料主要分为蛋白质和多糖两大类，具有良好的生物相容性和亲水性，已经在组织工程中被广泛利用。

（1）蛋白质

1）胶原蛋白：胶原蛋白是细胞外基质中含量最丰富的蛋白质，约占哺乳动物体内总蛋白的 30%，由 3 个 α 多肽链组成一个特征性的三螺旋结构，三螺旋的氨基酸序列由甘氨酸重复序列（Gly-X-Y）组成，X 通常是脯氨酸，Y 通常是 L-4- 羟基脯氨酸。

胶原蛋白抗原性极低，其抗原性主要来源于非螺旋部分的端肽区，三螺旋结构和螺旋区的氨基酸序列也具有微弱的抗原性，可通过酶解端肽区或引入交联剂以进一步降低胶原蛋白的抗原性。此外，胶原蛋白还具有多孔结构、渗透性、良好的生物相容性和生物降解性等优点，但是其机械性能较差。在 3D 打印过程中，一般应用以下方法来改善机械性能：①使用交联剂来增强其机械性能；②使用多组分生物墨水；③使用更高浓度的胶原蛋白。

2）明胶：明胶通常是由胶原蛋白通过加热和酶促变性等过程不可逆水解而产生的，该过程破坏了胶原蛋白的三螺旋结构，但明胶的氨基酸组成仍与胶原蛋白非常相似。因此，明胶仍具有与胶原蛋白类似的生物活性，且来源更广泛、价格更低廉。但明胶机械性能较差，无法单独用作支架材料，可通过物理、化学和生物的方法来增强明胶的机械性能：①通过调节明胶溶液的 pH 和温度，改变明胶分子之间的氢键，从而改变明胶的机械性能；②使用化学交联剂进行交联，例如戊二醛的醛基和明胶中赖氨酸或羟赖氨酸的氨基之间可以形成稳定的键来连接明胶分子；③使用天然化合物进行交联，例如使用京尼平进行交联，比使用戊二醛所产生的细胞毒性小很多，并且交联后的两种明胶机械性能相差不大；④谷氨酰胺转移酶能够使明胶之间形成稳定的共价键，显著提高明胶的机械性能。

3）丝素蛋白：丝素蛋白主要从蚕丝中提取，常见的蚕丝可分为两种，一种是从桑蚕中提取的桑蚕丝，另一种是从其他种类的蚕（例如柞蚕、蓖麻蚕和天蚕等）中提取的非桑蚕丝。非桑蚕丝具有很多精氨酸 - 甘氨酸 - 天门冬氨酸（Arg-Gly-Asp）序列，可以促进细胞的黏附、增殖和分化。

丝素蛋白无毒性、刺激性，具有可调节的生物降解性，可加工成凝胶、薄膜、泡沫、支架和纳米纤维等，已被应用在骨、神经、皮肤和软骨再生中。其性质与氨基酸构成有关，含有大量丙氨酸（-Ala-）n 序列的丝素蛋白具有高度有序的晶体结构，而包含聚甘氨酸 - 丙氯酸（-Gly-Ala-）序列的丝素蛋白大多具有 β- 折叠区域，β- 折叠的含量越多，其机械性能越好。

4）纤维蛋白：纤维蛋白是纤维蛋白原的聚合产物。纤维蛋白原作为一种血浆蛋白质，存在于动物体的血液中。人和牛的纤维蛋白原分子量在 330 000 ～ 340 000，二者之间的氨基酸组成差别很小。纤维蛋白具有良好的生物相容性，具有止血、促进组织愈合等功能。纤维蛋白粉可用作止血粉、创伤辅料、组织填充剂等。

其中纤维蛋白黏合剂（又称生物蛋白胶）的作用机制是通过模拟人体血液凝固的最后阶段级

联反应，形成呈白色半透明胶体凝块状的纤维蛋白多聚体来发挥效用。纤维蛋白原的浓度与凝块强度成正比，而凝血酶的浓度与凝块形成的速率成正比，因此具有良好的黏合及止血作用。

（2）多糖：天然多糖种类繁多，根据其组成可分为均多糖和杂多糖，按其结构可分为直链多糖和支链多糖。天然多糖均由单糖聚合并通过糖苷键相连构成，其性质取决于不同重复单元的特征，如环的大小和构型等。但不同种类的多糖具有很多共同的优点，如生物相容性、多功能性、高化学反应活性和生物降解性等。

1）壳聚糖：当甲壳素脱乙酰度超过 60% 时，即可得到壳聚糖。甲壳素和壳聚糖都不是均聚物，均含不同比例的 N- 乙酰 -D- 氨基葡萄糖和 D- 氨基葡萄糖，单糖之间通过 β-1，4 糖苷键连接。壳聚糖具有价格低廉、生物相容性好、可生物降解、无毒、生物可再生和无免疫原性等特点，可被加工成凝胶、粉末、微球、膜、海绵、纳米纤维、细丝和多孔支架，还可与其他材料混合形成复合支架，已在临床用于修复皮肤伤口。其功能包括：①可防止出血，保护伤口免受环境刺激物的伤害；②通过促进间充质和内皮细胞的增殖来促进肉芽组织和血管形成；③在伤口愈合的纤维增生期使成纤维细胞分泌 IL-8，从而促进成纤维细胞和内皮细胞的增殖和迁移。壳聚糖与软骨细胞外基质中的糖胺聚糖化学结构相似，具有良好的生物活性和较强的软骨再生能力，但壳聚糖的机械性能很差，在体内易降解。

2）纤维素：纤维素是由葡萄糖单体通过 β-1，4 糖苷键连接而成的长链线性多糖 $(C_6H_{10}O_5) n$，结构较稳定，且纤维素链之间存在强氢键，所以纤维素溶解性较差，但具有生物相容性、生物可降解性和低细胞毒性等优点，可加工成薄膜和水凝胶等不同形式。纤维素表面缺乏与细胞黏附相关的蛋白质，不利于细胞的黏附，可将纤维素表面进行修饰或与细胞亲和力较高的材料混合，改善材料与细胞的亲和力。

3）透明质酸：透明质酸（HA）是由 D- 葡糖醛酸和 N- 乙酰 -D- 氨基葡萄糖重复二糖组成的一种直链多糖，是关节软骨基质和滑液的组成成分，具有独特的流变性，当透明质酸的相对分子质量从 $(2 \sim 3) \times 10^6$ 降低至 6×10^5 时，透明质酸的这种性质将消失，软骨基质受损。透明质酸衍生物已被应用于临床，用来保护关节软骨。研究指出，通过 CD44/HA 通道可修复受损的软骨。透明质酸机械性能较差，在体内不稳定，很容易被降解。目前在人体内有 6 个已知的基因编码透明质酸酶：Hyal-1、Hyal-2、Hyal-3、Hyal-4 和 PH-20/Spam1，以及在人类体内转录但不翻译的 Phyal1 基因。

4）藻酸盐：藻酸盐是一种天然材料，由 β-D- 甘露糖醛酸（MA）和 α-L- 古洛糖醛酸（GA）通过 β-1，4 糖苷键连接而成，可从海藻中提取，也可通过细菌获得。藻酸盐具有生物相容性和体内可降解性等优点，但其机械强度低。通过与 Ca^{2+}、Ba^{2+} 等二价阳离子交联，藻酸盐的机械性能可得到提升，其中 Ca^{2+} 由于没有细胞毒性而被广泛应用。

框 9-13　可注射的天然生物材料在软骨损伤和退化治疗中的应用

在临床治疗中，根据疼痛等级口服或者选择注射药物是首选的治疗形式，因为它具有较小的创伤和较短的康复期。因此，材料植入形式也应该是复合可注射的，以实现更加精准和有效的治疗。在材料的选择方面，天然生物材料如壳聚糖、透明质酸具有良好的生物相容性，它们可以通过关节腔注射的方式用于治疗软骨损伤和退化。这些材料具有保护软骨的作用，可以减缓软骨的损伤和退化。此外，这些材料还可以促进软骨细胞的增殖和分化，从而促进软骨的再生和修复。因此，在临床治疗中，选择合适的材料并采用合适的治疗方式，可以更好地实现软骨损伤和退化的治疗。

2. 人工合成高分子材料　合成材料具有可预测的物理和化学性质，可以通过将这些材料混合组成共聚物，实现对其机械性能和降解速率的控制，但也存在着不容忽视的缺点，如可能产生具有一定细胞毒性的酸性降解产物，甚至会引发炎症反应。

（1）聚乳酸：聚乳酸由乳酸直接缩聚或通过环状二聚体丙交酯开环聚合而成。乳酸是手性分子，以两种立体异构形式存在，即 L-(+)-乳酸（左旋乳酸）和 D-(–)-乳酸（右旋乳酸），其中聚左旋乳酸已应用于临床。聚乳酸具有无毒、可生物降解吸收、机械强度高和可塑性好等特点，已被广泛应用于组织工程支架中。聚乳酸在人体中降解会得到酸性产物，产生炎症反应，引起肥大细胞和单核巨噬细胞等炎症细胞的聚集。此外，聚乳酸具有疏水性，且表面缺乏细胞黏附相关的结构，不利于细胞黏附。因此，聚乳酸已较少单独用作组织工程支架材料。

（2）聚乙醇酸：聚乙醇酸由乙交酯（乙醇酸的环化二聚体）经开环聚合而成，降解后会产生 H^+，pH 的变化可以反映材料的降解速率。体内外实验结果显示，聚乙醇酸纤维降解速率较慢，具有更好的机械性能。

（3）聚乙二醇：聚乙二醇由重复的乙二醇基 $[—(CH_2CH_2O)\,n—]$ 组成，已广泛用于分离和纯化助剂、医疗器械的润滑剂等。聚乙二醇在生物环境中是惰性的，在体内几乎不会引起炎症反应，无毒性，细胞活化和黏附能力低，但功能末端活性很强，可对其进行修饰以增加生物活性，如可以交联 RGD 序列来增强对细胞的黏附能力。

（4）聚乙烯醇：聚乙烯醇化学性能稳定、黏弹性优越，生物相容性好且加工过程简单，在生物医药领域有着广泛的应用，比如伤口敷料、口服药物和软骨组织工程。尤其是其易成型及与自然关节软骨相似的结构和生物摩擦学特性，可以避免过早退变和降解，被认为是关节软骨良好的替代材料。但聚乙烯醇水凝胶也存在着无生物活性的缺点，聚乙烯醇水凝胶用于组织工程存在抗蛋白的问题，这会导致细胞黏附率低，并且经过冻干处理所得到的支架存在形状皱缩的现象，严重制约了其应用范围。半晶聚乙烯醇水凝胶弹性体的结构和性能非常接近于人关节软骨，其主要用途是在矫形外科手术中用于修复或替代关节软骨。典型产品为厚度为 2～3 mm 的平板状水凝胶弹性体（白色、不透明，触感类似于橡胶）。

3. 复合材料　复合材料可以综合上述两种材料的优点，并交联功能化结构。目前，用复合材料制备软骨组织工程支架的研究很多，其中多是以可降解的合成材料作为框架，使支架具有一定的机械性能，加入天然材料来提高支架的生物活性，例如胶原蛋白、明胶和软骨细胞外基质等，这些天然材料大多是天然软骨基质的组成成分，可以促进软骨细胞的黏附、增殖和分化。

框 9-14　关节软骨再生与修复的生物材料设计

　　骨关节炎中的关节软骨损伤和退化仍然是全球残疾的主要原因之一，尽管已经进行了大量的研究以了解疾病的病因并寻找预防和恢复性治疗，但临床标准仍然是根据疼痛分级进行药理学管理，直到需要更换整个关节。再生手术技术（如 ACI 或微骨折）导致纤维软骨在机械上比透明软骨弱，并且缺乏允许关节软骨作为低摩擦承重组织发挥作用的复杂组织。由于软骨关节腔的特点，生物材料的设计考虑了植入和注射的应用性，以及力学性能。复合材料的拓展可以用于软骨/软骨下骨一体化修复，从而实现再生性治疗。这些方法可以通过生物化学手段阻止软骨退化的进展，并重建受损的组织。生物材料的设计需要考虑将药物递送到受损组织，并在达到治疗目标后保持治疗效果。此外，对于软骨修复的再生方法，需要一种材料既能为细胞提供支架，又能提供机械支撑或润滑作用，以促进关节的再生。因此，合理设计的生物材料对于实现关节软骨的再生和修复具有重要意义。

（三）用于韧带损伤修复的生物材料

韧带作为抗拉伸载荷的重要组织结构，在维持关节稳定性方面起到重要作用，也因此易在激烈运动或致伤外力作用下发生损伤。例如，前交叉韧带（ACL）作为连接股骨和胫骨最主要的韧带，是重要的膝关节稳定装置。然而，随着全球体育运动的普及，ACL 损伤越来越常见，占膝关节损伤的 30%。然而，ACL 由于细胞密度低、营养不足和血液供应差等因素，其固有的愈合能力不佳，所以主要依赖于生物移植物的 ACL 重建术。仅在美国，每年 ACL 重建手术量就超过 10 万例。目前，ACL 重建术通常采用自体移植物、异体移植物。虽然自体移植物被认为是治疗的"金标准"，但仍然存在供区并发症等问题。类似的，异体移植物也因为宿主免疫反应、过敏反应、疾病传播风险而应用受限。为了解决这些问题，人们从生物材料学方面对人工韧带以及组织工程替代物进行了广泛探索，以期改善韧带损伤的治疗手段。

1. 人工韧带　人工韧带是由高强度合成材料制成的移植物，通常为不可降解材料，具有优良的机械强度、稳定性和耐久性，被认为有望作为自体 ACL 的替代物。与传统的自体移植物和异体移植物相比，用于 ACL 重建术的人工韧带不会出现供区并发症或疾病传播风险，且人工韧带的植入消除了生物移植物整合过程中的"韧带化"过程，从而避免了因组织坏死、血管化和组织重塑导致的移植物机械强度降低。因此，20 世纪 80 年代后期美国食品药品监督管理局（FDA）批准了大量合成材料用于韧带的修复和重建，常用的材料包括聚四氟乙烯（PTFE）、聚对苯二甲酸乙二醇酯（PET）等合成聚合物。

Gore-Tex 植入物是一种聚四氟乙烯材料，曾经应用于临床的人工韧带，其两端的骨性附着处为固体 PTFE 结，中间为 PTFE 纤维。Gore-Tex 植入物强度较高，可承受的最大拉伸应力达 4448 N，几乎是人类 ACL 生理极限的 2 倍，而且在循环负荷下拉伸延长现象不明显。Gore-Tex 植入物无需"韧带化"的特点使其能够提供术后即刻稳定性，利于早期康复的进行。因此，使用 Gore-Tex 植入物进行的 ACL 重建术被认为能够为 ACL 损伤的患者提供满意的短期和长期疗效。事实上，Gore-Tex 植入物在临床实践中取得了满意的短期疗效，通常能够恢复患者的膝关节稳定性并帮助患者回归运动，使得患者的主观评分得到显著改善。然而，随访观察发现，Gore-Tex 植入物存在较高的植入物相关并发症发生率，主要包括移植物失败和无菌性渗出等。长期的随访观察显示，半数患者出现移植物松动，以及两侧骨道的溶骨显像。以上证据表明 Gore-Tex 人工韧带的抗疲劳性以及组织相容性尚存在缺陷，无法长期替代生物韧带。最终 Gore-Tex 植入物不再被推荐用于进行 ACL 重建，撤出了市场。

以 PET 材料为核心的 LARS 人工韧带已广泛应用于临床，是我国目前唯一批准用于临床的产品。LARS 人工韧带吸取了早期人工韧带抗疲劳性能与组织相容性差导致失败的经验，采用仿生编织的方法，通过中段的游离聚酯纤维诱导与自体纤维组织的整合，以期提高植入物的长期稳定性。现有随机对照试验结果显示，与使用骨 - 髌腱 - 骨自体移植物进行 ACL 重建术相比，使用 LARS 人工韧带进行重建术后关节稳定性恢复效果明显更好。中长期前瞻性临床随访结果进一步表明，使用这种新型人工韧带进行 ACL 重建术的疗效与腘绳肌腱自体移植物相当，优于同种异体移植物。此外，LARS 人工韧带也保留了早期人工韧带的诸多优势，避免了自体移植物取材范围限制、并发症发生、异体移植物传播疾病的风险。与 Gore-Tex 植入物一样，LARS 人工韧带植入后也不存在"韧带化"的组织重塑过程，可以使患者在术后获得即刻稳定性，利于康复训练以及早期重返运动。目前研究显示，自体与异体移植物重建 ACL 术后重返运动平均所需的时间为 9 个月，而 LARS 人工韧带仅需 2 ~ 6 个月，因而有可能使运动员等对术后早期重返运动要求较高的特殊人群获益。然而，LARS 人工韧带的长期疗效方面仍然存在争议，有研究报道了 LARS 人工韧带较高的长期失败率和并发症发生率。有学者推测 LARS 人工韧带的 PET 编织结构存在"老化"的可能性，体内强度有可能随着时间推移而下降，然而目前对于材料"老化"对临床疗效的影响尚不明确，有待进一步研究证实。

2. 组织工程韧带　虽然上述以组织替代为主要思路的人工韧带表现出了优异的生物学性能以及满意的短期疗效，然而其长期疗效的不确定性成为其大规模临床应用的主要障碍。消除"韧带化"过程赋予了人工韧带即刻稳定的优点，却也带来了移植物 - 骨界面愈合不佳的问题。生理ACL 在骨界面的附着点，包括韧带、未矿化纤维软骨、矿化纤维软骨和骨组织等 4 个不同的过渡区域。矿化软骨通过降低骨骼和纤维软骨区之间的刚性梯度，允许逐层递进的力传导，更有效地传递张力。然而使用人工韧带重建 ACL 后，植入物与骨隧道的交界处往往会形成一层纤维瘢痕组织，而不是天然 ACL 骨止点的纤维软骨过渡区。在术后长期运动过程中，周围骨骼缺乏支撑，易出现应力集中，可能导致骨道扩大、移植物松动以及重建失败的发生。因此，越来越多的研究人员将重点转移到组织工程材料来再生组织结构或促进组织的修复，以达到修复损伤或取代组织的目的。

（1）人工聚合物材料：人工聚合物一般为生物惰性材料，其生物功能较少。不过，它们具有易制备、较稳定、可调节、形态多样和易于改性等特点。FDA 曾批准聚乳酸（PLA）、聚乙醇酸（PGA）、聚己内酯（PCL）和聚乳酸 - 羟基乙酸（PLGA）等可降解高分子聚合物材料应用于临床。因此，以人工聚合物为核心的组织工程材料在组织工程韧带构建研究中得到了广泛的应用。借助人工聚合材料易加工的特点，利用定制化编织技术可以控制不同节段的生物组织工程韧带的孔径、孔隙率、机械性能和几何形貌，诱导组织细胞向内生长，渗入整个支架并分泌胶原纤维实现内植物与组织的整合。然而生物惰性的特点致使人工聚合材料对种子细胞在其上附着、迁移、增殖和分化的效果十分有限，为组织整合带来障碍。此外，上述合成聚合物的降解产物多为酸性，易造成局部的炎症反应，不利于组织再生修复微环境的形成。

（2）天然聚合物材料：区别于人工聚合材料，从植物、动物或微生物中提取的天然聚合物因其良好的生物相容性和丰富的生物学功能而备受组织工程研究的青睐。由蚕丝、胶原蛋白、壳聚糖、藻酸盐、透明质酸等天然聚合物制备组织工程材料不仅具有生物降解的特性，通常也具有整合素结合位点，对细胞的黏附、增殖和分化行为具有调节作用。此外，部分天然聚合物材料还具有固有的生物学功能，包括抗炎、抗菌、抗氧化和促进细胞迁移等，为组织工程材料的功能化带来便利。然而，上述天然聚合物材料的提取、制备和加工过程仍缺乏标准化，造成批次间变异性较大。此外，其复杂的制备过程和昂贵的生产成本也使得其应用受到限制。因此，上述组织工程材料依然停留在实验阶段，距离临床转化还有一定距离。

组织工程材料除具有直接支持细胞的作用外，也可以装载、包装生长因子，刺激细胞的生长、增殖和分化。研究表明，多种生长因子参与韧带组织的损伤修复，其间相互协同、拮抗，形成一个动态稳定的网络。由于成骨和成血管是内植物"韧带化"的关键步骤，因而促进上述过程的生长因子在韧带组织工程研究中备受关注。转化生长因子 β（TGFβ）超家族在骨形成过程中至关重要，其家族成员骨形态发生蛋白（BMPs）已被广泛研究。BMP 可诱导 BMSC 等干细胞分化为软骨母细胞，进而分化为成骨细胞，启动软骨内成骨。实验表明，外源性 BMP-2 的添加可以促进骨再生，减少骨道增宽现象。作为促进血管生成的重要生长因子，血管内皮生长因子（VEGF）可以通过刺激内皮细胞促进血管的生成和长入，加速内植物血管化过程。另外，VEGF 还可与 BMP-2 发挥协同作用，调节血管生成，促进骨形成和骨愈合。成纤维细胞生长因子（FGF）主要作用于成纤维细胞，促进其增殖以及胶原的合成，有助于韧带附着点的重新建立。

框 9-15　组织工程韧带的体外训练与器官芯片

　　人工制造的组织工程韧带组织需要经过体外训练，才能发挥治疗所需的生物功能，近年来，相关研究主要集中在：①力学训练：通过动态负荷和生物力学刺激，模拟韧带在关节运动和正常生理条件下的受力情况，促进工程韧带的发育与适应。②生理环境模拟：将韧带暴露于特定生理化学成分，促进其成熟。③温、湿度控制：通过适宜的温、湿度条件，模拟关节内环境，有助于保持工程韧带的生物特性。

　　除此之外，组织工程韧带还可以用作器官模型，用于治疗以外的基础研究，例如损伤模拟，研究在模拟机械损伤等条件下，韧带的损伤模式、损伤后韧带的修复机制，深入理解其生物学过程。又如药物筛选与毒理测试，通过向组织工程韧带给予药物，直接观察对韧带细胞的作用，有效评估疗效与毒性。

（四）用于肌腱损伤修复的生物材料

　　肌腱是高度分化的纤维组织，其主要作用是传递肌肉与骨骼之间的机械应力。目前，人工合成材料一般由聚乳酸（PLA）、聚羟基乙酸（PGA）及两者的共聚物合成，这些材料可以工业标准化生产，并且具有良好的生物学特性。天然材料来源的丝素蛋白、明胶、壳聚糖等材料也在组织工程中被广泛利用。以上材料常以水凝胶支架的形式呈现。

　　水凝胶是亲水性聚合物交联形成的三维网状结构，具有很好的生物相容性及物质传递能力，被广泛用于模拟细胞外基质（extracellular matrix，ECM）及局部递送药物、细胞和生长因子。物理、生化和机械等特性的特殊组合可能是肌腱修复水凝胶材料的发展趋势。

　　肌腱复合材料最常用的制造技术之一是编织，类似于纺织工业。过去 20 年中很受欢迎的方法是静电纺丝，通过纺丝技术与天然生物材料相结合共同编织的生物复合材料逐渐被研究者们重视。静电纺丝是用途广泛的超薄纤维制备技术，可以制备模拟 ECM 的纤维材料，为细胞生长发育提供适宜环境。功能化电纺纤维膜还能有效阻隔肌腱与腱周组织，预防和缓解肌腱粘连。单向排列的电纺丝纤维可为肌腱细胞提供接触指导，使肌腱细胞与其 ECM 形成接近正常肌腱组织的高度有序结构。

框 9-16　肌腱修复材料的不良预后及并发症

　　使用人造肌腱、自体移植肌腱、同种异体肌腱等修复材料时，有一些不良预后是需要密切关注的，如感染、免疫排斥、机械故障、组织粘连。其中组织粘连是较为常见的一种并发症，其原因之一是所选用的肌腱生物材料本身不具备抗粘连特性，或者肌腱生物材料在植入过程中未能完全覆盖肌腱组织。此外，炎症反应、血肿形成、纤维蛋白沉积等也可能导致粘连。一旦肌腱生物材料与周围组织发生粘连，可能导致运动能力受限；力学性能下降，导致断裂、移位；组织粘连引发炎症和纤维化反应导致疼痛。

　　除了水凝胶与静电纺丝，脱细胞支架也是肌腱生物材料的常用形式之一。脱细胞生物支架是利用脱细胞技术去除组织中细胞和 DNA 成分的天然组织工程支架，其在降低免疫原性的同时保留了 ECM 成分，与人工支架相比，它的结构和生化性能更接近体内细胞的自然环境。脱细胞肌腱支架的生物活性成分、胶原蛋白排列和生物力学特性与天然肌腱高度相似，是肌腱修补的良好选择，在促进肌腱修复方面具有潜在应用前景。

　　运动系统的组织结构具有各自独特的材料学特性，赋予其特有的功能支持人体的运动。当运动系统的组织结构发生损伤时，多样的生物材料可以为临床修复与重建提供良好的策略与途径。通过适宜的材料选取与结构设计，传统的生物材料可以被植入人体替代受损的骨、软骨、韧带和肌腱，起到承担负荷、缓冲、润滑、抗拉伸等作用。组织工程技术的进步为生物材料在运动系统疾病治疗中的应用带来了新的可能，通过结合材料、细胞、生长因子的综合方法构建的组织工程材料可以再生组织结构或促进组织的修复，解决传统生物材料免疫排斥、炎症反应、强度和耐久度不足等问题。

　　然而，生物材料领域的创新成果转化为临床实践依然面临巨大挑战。在安全性方面，新型材料、干细胞和超生理剂量的药物应用依然存在健康风险，需要进行完善的临床前实验进行验证。在疗效方面，目前很多生物材料仍然停留在实验室阶段，没有经过大型的动物实验测试效果，使其临床转化能力受到限制。此外，动物模型与人类依然存在较大的差异，包括解剖、生物力学负荷、愈合能力、潜在疾病等。因此还需要客观、完善的评价体系评估生物材料的临床实用价值。在其他实际应用方面，如生产制造、商业监管、患者花费和医学伦理等问题也必须纳入到考虑范围之内。

小测试9-1：

（史尉利　钱　蕾　黄文华）

第三节　人工智能在运动系统疾病诊疗中的应用

　　骨科是外科的一个分支，主要研究运动系统疾病的防治，包括肌肉骨骼等结构的矫正和促进运动功能的恢复。人工智能（artificial intelligence，AI）和机器学习（machine learning，ML）在运动系统疾病诊疗领域的应用是骨科学科进步的重要一环，同时也是运动系统疾病诊疗未来的发展方向。常见的机器学习算法原理示意图见图9-8。

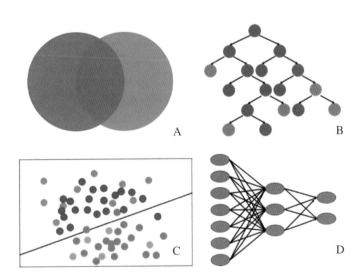

图9-8　常见的机器学习算法原理示意图

A．朴素贝叶斯算法；B．决策树；C．支持向量机；D．人工神经网络

框 9-17　人工智能

　　人工智能是一门新的技术科学，包括研究、开发用于模拟、延伸和扩展人的智能的理论、方法、技术及应用系统。近年来，随着数据处理能力的飞速发展，医工交叉逐步深入，人工智能在医学领域得到了广泛应用，在各种任务中的表现与人类相当或者比人类更好，尤其是在图像识别以及数据分析领域，为运动系统疾病的诊疗提供了新策略。

　　本章将展现人工智能在运动系统疾病诊疗中的几个关键应用场景，包括人工智能诊断、手术机器人和疾病转归分析工具三个方面。人工智能的深度介入将从基础到临床的不同层面，由纵向到横向，全面构建骨科学各亚专业；最终面向医务工作者、医疗从业人员及广大患者，引导现代科技赋能的骨科学生态体系的建立。

一、骨科人工智能应用概述

　　骨科学是外科学分支，主要关注肌肉骨骼系统的病理性改变，包括四肢、脊柱及其相关的骨骼、肌肉、血管、神经等结构。该专业侧重于肌肉骨骼病变的预防诊疗及形态和功能的纠正与恢复。肌肉骨骼系统病变也是医保系统的重大负担。在英国，骨科手术在外科手术的占比高达25%，每年英国国家医疗服务体系（National Health Service，NHS）支出为 47 亿美元。骨科病变严重影响个人工作和生活，并对国家的经济产生间接影响。在美国，每两个成年人中就有一个罹患骨科相关疾病，由此产生的经济生产力方面的负担约为 2130 亿美元，约占美国 GDP 的 1.4%。AI 技术正在全面融入骨科领域。运用 AI 技术开展骨科医学数据（包括影像、图谱、病历、药物模型及其他医学传感信息）驱动下的健康筛查与预警、疾病诊断与治疗、康复训练与评估、医疗服务与管理、药物筛选与评估等骨科领域的精准、智能、安全应用研究，不但提高了骨科医生的工作效率，减轻了医生的工作负担，同时也为患者提供了安全、有效的临床保障，极大程度地推进了临床骨科疾病的诊断、治疗和康复。采用人工智能在内的技术创新可以极大地改善骨科诊疗效率，提升治疗效果，并节省大量经济和医疗成本。鉴于以下特点，骨科领域应用人工智能技术有其独特的优势。

　　（1）骨科是一个技术密集型学科，技术进步不断推动着学科发展。骨科常规诊疗涵盖从假体植入到机器人手术。这就要求骨科医生对技术进步要有全面的认识，需要适当地评估、计划和部署这些先进技术在日常诊疗中的使用。一些新技术一旦被证明有效，将会很快在临床应用展开。

　　（2）骨科学科与先进技术制造联系紧密，这种密切联系意味着可以将临床医生的需求即时反馈，并形成成熟的合作伙伴机制。

　　（3）骨科具有相对明确的诊断和治疗路径，这有助于先进技术的规模化优化与应用。如髋关节置换术、膝关节置换术等，许多常见的骨科手术是模式化的。这种成熟的手术程序为新技术的研究、开发和优化提供了便利。

　　（4）骨科领域是"大数据"的先行者。骨科是首个建立国家和国际数据库的医学学科。而人工智能发展的一个关键问题可能是获得足够的数据来优化精度和性能。现有的相对成熟的骨科数据库可以为人工智能应用的发展提供坚实的数据基础。

　　目前，一系列基于人工智能的技术应用在骨科方向的研究得到了快速发展。最近的一项综述描绘了人工智能在骨科实践中的主要应用范围（图 9-9）。

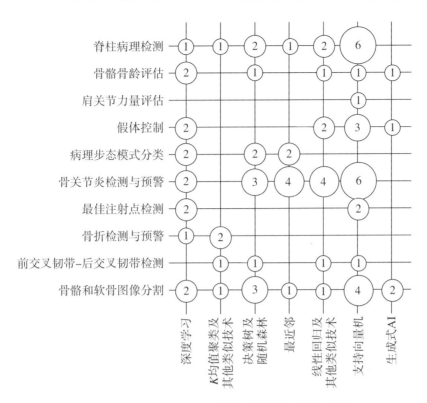

图 9-9　机器学习（ML）技术在骨科应用的气泡图

二、运动系统疾病人工智能诊断

运动系统疾病诊断依赖于影像技术的发展，常用的影像学诊断方法包括 X 线、超声、计算机断层扫描（CT）和磁共振成像（MRI）。绝大多数运动系统损伤通常由基层医生或急诊科首诊，在首诊时即会完成相对完善的影像学诊断方法，在后续治疗时，上级医生或者高层次的骨科专家会进行敏感度和特异度更高的影像学检查。在这个过程中，可能会导致治疗延迟或漏诊，进而引起更多的并发症，使患者的预后较差，增加后期治疗的复杂性并增加成本。

此外，鉴于医生经验的差别，骨折漏诊也占相当大的比例，进而影响患者的治疗效率。舟状骨骨折是常见的易漏诊骨折类型，漏诊常常导致缺血坏死，其中高达 20% 的舟状骨骨折是由影像学因素导致漏诊的。通过适当的体位像、连续成像、CT 或 MRI 扫描等方式可以提高这种骨折的诊断效率。足部 Lisfranc 骨折脱位的漏诊率也高达 20%。如果 X 线片拍摄不规范，漏诊率甚至可高达 50%。从这两个例子中可以看出，早期识别损伤机制，正确的成像方法，以及使用具有更高诊断能力的成像工具，均可以显著减少骨折漏诊，进而减少并发症的发生，降低医疗成本。

运动系统疾病诊断中人工智能的应用有助于降低漏诊的概率。其应用范围涵盖改进图像采集速度和预测方案，优化图像自动匹配分析，提升诊断释义精准性。

（一）肌肉骨骼图像采集

人工智能已被用于加快膝关节 MRI 图像的采集速度。在急性膝关节软组织损伤中，患者应尽早接受治疗，避免延误诊疗引起的并发症。而对疑似膝关节韧带或半月板损伤的准确诊断评估需要进行 MRI 扫描，但 MRI 扫描费用昂贵，且扫描时间长，其快速采集可以减少扫描时间，同时降低医疗成本。自 21 世纪以来，已经有了快速采集技术，但最终呈现的重建图像质量较低，往往包含伪影。机器学习等人工智能技术可以优化并加速影像的采集和重建，如将机器学习技术应用于膝关键 MRI 扫描中可以减少伪影，提高影像质量（机器学习算法建模以及临床转化流程示意图见图 9-10）。一些研究表明，使用人工智能技术可以保证 MRI 成像的质量，在一些情况下甚至优于标准影像重建方案。但是目前，国内医疗影像质控缺乏完整、统一的标准和切实可行的手段，医疗影像标准化、结构化数据严重不足，因而使得影像数据标注尤为困难。如何使病灶分割更加可观、提取特征更加稳定、识别病灶准确率进一步提高等问题都需要探讨和研究。目前研究内容多是对于简单病灶或征象的识别，是否能够达到"辅助"水平、如何对复杂疾病进行综合分析和诊断仍是要进一步研究的重点。肌肉骨骼系统疾病种类繁多，准确采集肌肉骨骼图像对于该类疾病的诊疗有不可忽视的作用。人工智能在采集肌肉骨骼图像方面有着巨大的发展前景，但还需要不断探索和突破。

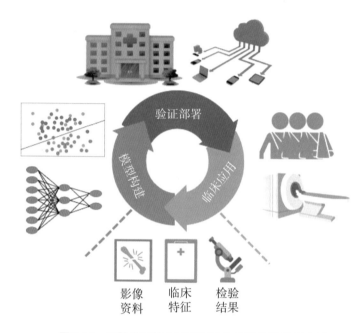

图 9-10　机器学习算法建模以及临床转化流程示意图

（二）肌肉骨骼图像判读

人工智能应用于放射学诊断判读前景巨大，目前已经有了使用卷积神经网络（convolutional neural network，CNN）的肌肉骨骼成像判读技术。卷积神经网络技术是人工智能中的机器学习的一种技术形式，非常适合执行各类分析判读任务。可以用于骨折的诊断，也可用于膝关节病变和各类脊柱病变的诊断。此外，还可以应用人工智能进行疾病分型，目前已经有利用人工智能进行关节炎程度的分型和脊柱畸形分型的成熟技术。人工智能也可应用于放射影像的图像分割，有助于临床或影像科医生进行下一步数据处理或诊断分析。有一项研究开发用于预测髋部 X 线片骨密度的深度学习模型，该模型用于训练直接从 X 线片中检出骨量减少和骨质疏松，且具有较高的准确度。还有学者开发预测髋关节平片骨密度的深度放射组学模型，并与放射医师的诊断结果进行比较，结果显示，深度放射组学模型的诊断准确度高于放射医师，其可在 X 线片上自动辅助筛选骨质疏松区。同时研究开发的从髋部 X 线片上预测初次全髋关节置换术后髋关节脱位发生的深度学习模型具有较高的敏感度和准确度，该模型有望用于快速识别具有术后脱位风险的患者。外国学者研究了 AI 对于放射科医师诊断的偏倚水平，在膝关节 X 线片上评估 AI 参与时医师对膝关节炎 Kellgren-Lawrence 分级的情况，发现放射科医师的诊断结果会向 AI 判读的方向偏倚，这种偏倚较多发生在分级中的中间等级。同时有研究开发了一个深度学习模型，可从骶髂关节 X 线片中预测骶髂关节活动性炎症的发生，并将该模型与专业放射医师报告结果进行比较，结果显示在 MRI 提示活动性炎症时，该模型仅利用 X 线片即可预测诊断，远远优于放射科医生对于 X 线片的诊断效能。人工智能在临床工作中的应用越来越广泛，其在骨肌影像技术及诊断上的研究和应用也在不断更新和成熟，未来将逐渐成为临床工作中的一项重要工具。

框 9-18　卷积神经网络

　　卷积神经网络（CNN）是一类包含卷积计算且具有深度结构的前馈神经网络（feedforward neural networks），是深度学习的代表算法之一。卷积神经网络具有表征学习（representation learning）能力，能够按其阶层结构对输入信息进行平移不变分类（shift-invariant classification），因此也被称为"平移不变人工神经网络"（shift-invariant artificial neural networks，SIANN）。

（三）骨折诊断

　　深度学习（deep learning，DL）算法通过放射学影像可以实现骨折自动诊断。最近的一篇综述回顾发现，应用人工智能工具能够比其他专业的医生（非骨科或放射科的医生）更准确地通过 X 线诊断骨折。另有一些研究发现，人工智能骨折诊断的准确度接近或等于骨科医生和放射科医生的水平，将人工智能诊断的结果用作参考时可以提供最大的收益。

　　解放军总医院日前提出了一项基于人工智能骨块重建和非监督图谱解析技术的髋部骨折三维分型系统，这套系统发现了后侧转子间嵴劈裂这一类被遗漏的不稳定髋部骨折类型，极大优化了髋部骨折治疗，显著提升了救治水平，与传统 AO 分型相比，其一致性提升了 50%。人工智能技术应用于远端桡骨骨折也获得了更令人印象深刻的结果，诊断灵敏度为 90%，特异性为 88%。图 9-11 所示为基于人工智能的髋部骨折诊断。有研究表明，AI 诊断肱骨近端、手部、腕关节、足踝和椎体骨折的表现已不亚于骨科医师和放射科医师。有外国学者使用 5 种经典的深度学习网络模型，在 256 000 张腕、手和踝关节的 X 线图像上的骨折检测准确率达到了 83%，对拍摄部位、视窗、体侧和体位判断的准确率均高达 90% 以上。这些技术有效提高了骨折的检出率，减少了误诊和漏诊风险，并显著降低了医师的工作量。

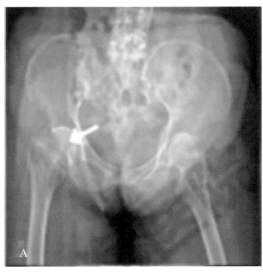
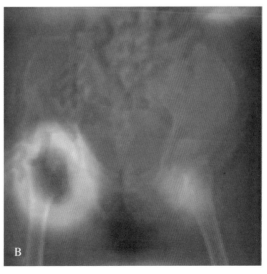

图 9-11　基于人工智能的髋部骨折诊断

实际上，骨科医生或放射科医生不仅是通过一张图片进行骨折诊断，他们还要考虑患者的具体情况，比较历次影像图片，并与其他医生交流。因此，仅仅依赖人工智能对放射学影像进行诊断是不恰当的，而计算机辅助诊断（computer-assisted diagnosis，CAD）工具的应用可以辅助医生提高诊断的准确率，这类工具对于其他专业医生（非骨科或放射科医生）或初级医生更有益处。但需要注意的是，AI 的使用不是为了替代放射科医师，而是帮助放射科医师提高诊断准确性并减少工作负担，将 AI 判别与放射科医师决策相结合，可以实现最准确、高效的影像学诊断。尽管 AI 辅助影像诊断的结果可能是相对准确的，但需要大量训练数据集，研发训练时间长。随着技术的不断进步，AI 辅助影像诊断的骨科应用范围有望进一步拓展。

（四）膝关节病变的影像诊断

目前已经开发了几种通过 MRI 影像识别膝关节软组织病变如前交叉韧带（ACL）撕裂或半月板撕裂的诊断工具。前交叉韧带撕裂是一种常见的运动损伤，通常需要及时进行手术治疗，以防出现膝关节关节炎等不良后遗症。同样，半月板撕裂也是常见的骨科损伤，需要手术处理。这两种病变都需要通过 MRI 影像学检查明确诊断并作为手术的参考依据。这类膝关节病变已成为许多人工智能诊断研究的重点。

有一项研究评估了基于 MRI 单张图像的深度卷积神经网络对膝关节前交叉韧带撕裂的诊断价值。该研究收集了 2017 年 1 月 1 日—2022 年 6 月 30 日海军第 971 医院 GreatPACS 影像存档与通信系统中 1663 例受检者的膝关节 MRI 图像，经一名骨科专科医生在每例患者 MRI 图像中手动选取 1 张图像并进行 ACL 正常或撕裂（正常 1111 张，撕裂 552 张）标注。将所有图像按照 83% 和 17% 的比例随机分配到训练集（1383 张）和测试集（280 张）中，用以训练并测试搭建的 ACL 智能诊断 DCNN 模型。通过阳性预测值（PPV）、阴性预测值（NPV）、准确率、灵敏度、特异度、受试者工作特征曲线下面积（AUC）等指标评估模型性能。该研究所搭建的 DCNN 识别 ACL 撕裂模型可作为深度学习这一新技术应用于医疗卫生领域的补充。另一项研究发现，基于卷积神经网络技术用于诊断前交叉韧带撕裂并对其进行分型（无撕裂、部分撕裂或完全撕裂）的诊断工具与放射科医生的诊断相比，有相似的特异性，但其诊断敏感性低于专业的放射科医生。但当这项技术被用于计算机辅助诊断工具时，与放射科医生相比，它的特异性提高了 4.8%。在前交叉韧带撕裂的分型方面，其仅在区分无撕裂和完全撕裂两种类型上与放射科医生水平相当，而识别前交叉韧带部分撕裂的能力较弱。卷积神经网络技术用于诊断半月板撕裂也显示出良好的结果，但与放射科医生的诊断相比仍略逊一筹，敏感性和特异性均不如放射科医生。此外，目前这项技术对半月板撕裂的分型尚未能实现，不能很好地指导临床下一步治疗。以上，虽然目前人工智能在膝关节病变的诊断中已经有一些成果，但其分型能力和诊断其他伴随的软组织膝关节损伤的能力仍不足，这意味着这些工具距离广泛应用还有很长的路要走。

（五）关节炎的影像诊断

骨关节炎（osteoarthritis，OA）是一种常见的老年骨关节退行性疾病。X 线检查通常是首选的影像学检查方法，但随着软骨保护治疗和关节镜技术的出现，更详细的影像学诊断方法（如 MRI）越来越多地被用于量化磨损的程度和位置。人工智能已经在这些成像诊断技术中得到应用。

Kellgren-Lawrence 分级系统是膝关节骨关节炎的一种常用分型方法，按照关节炎严重程度从轻到重分为 0 级（正常的膝关节）、Ⅰ 级、Ⅱ 级、Ⅲ 级、Ⅳ 级（最严重程度的膝关节骨性关节炎）。卷积神经网络技术通过膝关节 X 线片诊断并按照 Kellgren-Lawrence 分级的准确率已经高达 66.7%。另有一项研究将卷积神经网络和人口数据相结合，实现对非、轻度、中度和重度膝关节关节炎诊断的敏感性分别为 83.7%、70.2%、68.9% 和 86.0%，相对应的特异性分别为 86.1%、

83.8%、97.1% 和 99.1%。一项通过 X 线片诊断髋关节骨关节炎的研究结果表明，人工智能诊断能力与经验丰富的放射科医生相当。有研究采用 VGG-16 卷积神经网络算法，在 420 张髋部 X 线图像上训练并测试了诊断髋关节骨关节炎的能力，结果显示其准确率达 92.8%，敏感度和特异性分别为 95.0% 和 90.7%。外国学者使用 DenseNet 神经网络模型，根据 Kellgren-Lawrence 分级从 X 线图像上自动计算膝关节骨关节炎的严重程度，其准确性优于高年资骨科医师和放射科医师。近日的研究利用 DL 从 X 线图像中定位和分级 KOA，该模型确定了最小膝关节空间宽度面积，最大准确率为 98.5%，膝关节整体 OA 严重程度分类准确率为 98.9%。有研究开发了一个可靠且可推广的 ML 模型，以基线为基础，基于 5 个基线膝骨曲率区域，包括胫骨外侧高原、内侧中央髁、外侧后髁以及外侧和内侧滑车，预测 1 年的全身和区域软骨体积损失。该研究为预测 KOA 软骨退化提供了一种新的自动化系统，作为 OA 精准医疗的重要一步，可实时监测患者，这将显著改善临床预后。基于 MRI 的卷积神经网络诊断膝关节骨关节炎的敏感性比放射科医师更高，但特异性较低。因此，要获得与放射科医生或骨科医生相媲美的诊断准确率还有很长的路要走，但计算机辅助诊断技术的发展和应用可能是一条有效途径。

（六）骨科内植物影像识别

关节翻修成形术是骨科最难也是成本最高的手术之一。为了更好地进行术前计划，骨科医生必须首先明确之前的手术使用了哪种类型植入物及其具体型号，以便医生准备相应的手术工具。关节翻修的患者初次手术通常在不同医院进行，病历信息并不互通，患者也很难准确描述植入物的具体型号，因此很难在术前正确识别植入物类型。一项研究发现：88% 的外科医生报告认为准确识别之前内植物的型号是关节翻修成形术执行的关键障碍。人工智能工具已被用于对植入物进行识别，从而降低了因内植物识别困难而导致的手术延误风险。卷积神经网络深度学习算法能够使用平片来准确识别髋关节置换术植入物的类型。一项研究表明，其模型在测试集上的准确度为 99.6%。这类骨科内植物识别工具现在已经上市，可以识别来自多个关节的内植物器材，包括膝关节、肩关节和髋关节。但这些工具目前缺乏与之相关的已发表的研究论文，其识别准确性尚不清楚。

框 9-19　贝叶斯公式

贝叶斯公式是指当分析样本大到接近总体数时，样本中事件发生的概率将接近于总体中事件发生的概率。但行为经济学家发现，人们在决策过程中往往并不遵循贝叶斯规律，而是给予最近发生的事件和最新的经验以更多的权值，在决策和做出判断时过分看重近期的事件。面对复杂而笼统的问题，人们往往走捷径，依据可能性而非根据概率来决策。

（七）骨肿瘤的影像诊断

骨肿瘤相对罕见，其诊断也有一定困难。骨肿瘤是发生在骨骼中的一组罕见的异质性肿瘤，骨肿瘤与其他间充质和非间充质骨病变的多样性和相当大的形态学重叠导致其诊断的复杂化。AI 在骨肿瘤领域的应用提高了临床医生对该病诊断的效率和精准度，其主要在肿瘤的分型、边界勾画及生存预测等方面表现突出。早在 20 世纪 60 年代，放射科医师 Lodwick 就已经开始着手研发骨肿瘤的计算机辅助诊断工具。他开发了一个基于贝叶斯公式的计算机程序，该程序使用人口统计数据和放射学影像特征提高骨肿瘤的诊断准确率。在 8 种常见骨肿瘤类型的准确诊断率上达到了 77.9%。近年来，基于卷积神经网络深度学习技术开发的计算机辅助诊断工具进一步提高了诊断效率。目前已经开发了根据 X 线片分辨骨肿瘤良恶性的工具，也有根据放射影像通过决策树系统对骨病变进行分类、分期和分级的工具。此外，还有通过横断面 CT 图像上对椎体骨病变进行良性或恶性判读的诊断工具，这些工具的应用将在未来提高骨肿瘤的诊断水平。近年，有学者建立了一种 DL 算法，根据 X 线片上的侵袭性对骨肿瘤进行分类，发现该模型的 ROC 曲线下面积（AUC）为 0.877，可用于二元分类（良性与非良性）。随后，研究人员又在前者的基础上构建了一种 DL 和 ML 融合模型，可以根据患者的临床特征和病变的常规 X 线片对良性、恶性和中间骨肿瘤进行分类，较之前的二分类更加精细。股骨的近端部分是良性骨肿瘤和肿瘤样疾病最常见的解剖位置之一，也是其他恶性肿瘤骨转移的常见位置，对此，有一项研究开发了一种基于 AI 的模型，该模型在髋关节 X 线片上对股骨近端骨肿瘤分类方面表现出比执业骨科医生高得多的诊断准确性，并且该模型能够区分正常组织、良性肿瘤和恶性肿瘤的三级输出系统。大量文献表明，AI 对骨肿瘤图像处理较人工处理具有明显优势，如在肿瘤分割、绘画中没有盲区，标准化程度高，不受劳累、失误等因素的影响以及效率高等。但其判读的准确性仍有很大的进步空间，仍需大量模型对其进行优化。

三、骨科手术机器人

人工智能在骨科手术的应用主要以计算机辅助导航（computer-assisted navigation，CAN）、计算机辅助手术（computer-assisted surgery，CAS）或手术机器人的形式出现。尽管该技术在 20 世纪 80 年代后期就已经起步，但该领域的发展较慢，直到近几年才达到临床应用的水平。计算机辅助导航系统通常借助术前 CT 或放射影像来重建手术区域，可以为外科医生提供实时的术中反馈。手术机器人通常由计算机引导的手术器械操作，理论上可以更准确地放置植入物，避免医源性损伤。这些系统按照智能化水平也可以分为计算机辅助导航、机器人辅助和自动手术机器人，计算机辅助导航系统通常具有多个传感器，可以跟踪手术器械的空间位置并评估骨骼形态和对位方式，它们可为外科医生提供实时详细信息，充当实时手术参考系统；后两者则真正属于人工智能手术机器人的范畴。

机器人的自主程度存在区别。最基础的机器人缺乏自主性，只能按照预先编程运行一组重复且功能有限的任务。全自动机器人能够在没有人工干预的情况下执行复杂的任务。在这两个极端之间是半自动机器人，它们可以将人工智能算法整合到其功能中，或者可以使用人工智能通过自适应学习不断提高性能。根据不同的人 - 机器人交互模式，可分为 5 个等级：①远端操作被动式手术机器人，完全由医生操作（人在回路内），如达芬奇机器人；②半主动协作机器人，在术者持续控制下（人在回路内），机器人可根据术中情况提供部分虚拟操作手术方案，如 Renaissance 和 Mako 机器人；③任务驱动的主动机器人，由术者间断控制（人在回路旁），机器人可自主执行特定任务；④基于条件的自主机器人，由术者选择并审核手术方案（人在回路旁），机器人自动完成，如 CyberKnife 放疗机器人；⑤全自主高级机器人（人在回路外，目前尚未开发），可独立完成全部手术流程或在术者监控下自行决策并执行手术方案。

如 ALFUS（autonomy levels for unmanned systems）无人系统自主性等级框架所述，机器人自动程度由 3 个因素相互作用：任务复杂性、人类独立性和环境困难程度。骨科领域一直是手术机器人开发和使用的最前沿。例如关节成形术中假体的植入、脊柱椎弓根螺钉的放置以及肿瘤手术中的骨或软组织切除边缘判定等都是机器人应用的领域。下文将进行简要叙述。

（一）半自动手术机器人

手术机器人的处理逻辑为"感知 - 决策 - 执行"，其感知过程为术前及术中获取与手术相关的患者数据和信息，其关键难点在于患者特征数据与一般信息的融合和判断。基于获取的信息，半自动手术机器人在医生的参与下，完成手术规划并执行相关操作。

　　现有的骨科手术机器人基本为半自动机器人，如美国 Mako 公司推出的智能矫形手术机器人 RIO，可以应用于髋、膝关节置换手术中，并获得了良好的使用效果；智能机器人 Renaissance 和 Rosa 可以用于椎弓根螺钉内固定术，用以提升手术的精准性、安全性和高效性。2006 年，北京积水潭医院研发的"天玑"骨科机器人问世，其结合了传统的机械手臂和实时智能导航，具有极高的手术精准度和安全性，在四肢、脊柱、骨盆骨折的手术治疗中获得了良好应用。解放军总医院研发的长骨骨折复位机器人，其设计和策略更为复杂，初步实验结果显示其复位精度良好，可以满足临床要求。与传统影像模式（X 线、CT 和 MRI）引导下的计算机辅助骨科手术不同，虚拟现实和混合现实技术革新了计算机辅助手术的影像呈现方式和图形用户界面，以更友好的形式辅助术者完成术前规划和术中操作。同时虚拟现实和混合现实技术在医学教育和医患沟通方面也发挥着独一无二的作用，成为计算机辅助骨科手术系统的重要组成部分。

框 9-20　半自动手术机器人在髋关节置换术中的应用

　　髋关节置换术是一种常见的骨科手术，目的是通过移除病变的髋关节并植入人工假体来恢复关节功能和减轻疼痛。然而，手术的成功与否很大程度上取决于假体的正确放置，这需要外科医生具备高超的技巧和经验。如果假体的位置、方向或大小不合适，可能会导致关节不稳定、磨损、松动或感染等并发症，影响患者的生活质量和预后。因此，半自动手术机器人的应用可以为外科医生提供更精确的手术导航和辅助，提高手术的安全性和效果。

（二）全自动手术机器人

　　目前来看，全自动手术机器人无论是从技术水平还是伦理的角度，现阶段仍无法完全脱离骨科医生的操控而达到全自动的水平，相关产品距离临床应用还有很长的距离。随着人工智能技术的发展，人工智能驱动的全自动机器人有望由机器人独立自主完成所有手术流程，展示出其绝对的优越性。基于临床大数据和多模影像数据，人工智能和机器学习算法可提供更精准的手术规划。然而，由于黑箱理论和算法的不透明，"人在回路旁"仍将是手术机器人的主流运行模式，也许随着人工智能技术的快速发展，完全脱离骨科医生操控的全自动手术很快将会实现。

框 9-21　全自动手术机器人在骨肿瘤切除术中的应用

　　骨肿瘤是一种罕见的恶性肿瘤，通常需要手术切除来控制病情。然而，手术的难度很高，因为需要在保留正常骨组织的同时，尽可能地清除肿瘤组织，避免残留或过度切除。此外，手术中还需要考虑骨的力学稳定性和功能重建，以及与周围软组织的协调。传统的手术方法依赖于外科医生的经验和判断，容易出现误差和并发症。因此，全自动手术机器人的应用可以为外科医生提供更精确的手术规划和执行，提高手术的效率和质量。

　　全自动手术机器人的工作原理是，首先利用人工智能和机器学习算法，基于术前的多模影像数据（如 CT、MRI、PET 等），对肿瘤的位置、大小、形态、边界和浸润范围进行精确的分割和识别，生成三维重建的肿瘤模型。然后，根据肿瘤的特征和患者的情况，自动设计最佳的手术方案，包括切除范围、切口位置、切除路径、切除深度、切除角度、切除速度等参数，并给出相应的骨重建方案，如骨移植、假体植入、内固定等。最后，根据手术方案，由机器人自动控制手术器械，按照预设的参数和路径，精确地切除肿瘤组织，同时保留正常骨组织，并进行骨重建。在整个过程中，机器人可以实时监测手术区域的情况，根据术中的影像反馈，自动调整手术参数，以适应肿瘤的变化或意外情况。同时，机器人还可以与外科医生进行交互，使外科医生可以随时查看手术进展，或者在必要时干预机器人的操作。

（三）手术机器人的临床推广

与常规手术总量相比，目前全球范围内使用机器人技术进行的骨科手术数量非常少，但其增长势头明显。尽管已经取得了巨大的技术进步，但目前仍然很难看到这些技术得到广泛应用。目前需要明确其长期疗效和临床收益，并考虑到机器人技术巨大的研发成本——单个机器人的研发支出可达到几千万元人民币，而每年的维护费用更是高达几百万元。为了降低前期成本，需要大量的临床应用产生效益。但由于使用机器人手术的患者数量增长缓慢，多数是在临床实验中应用，使得研发成本回收非常困难，进而就需要更多时间来全面评估机器人治疗的效果，因而阻碍了相关技术的研发和推广。尽管目前缺少长期随访数据，但在短期研究中机器人手术的效果和安全性都有相当积极的结果。

另一个不容忽视的因素是，外科医生需要一个学习过程来掌握该项技术，目前最重要的是开发适当的学习培训设施，以便对外科医生进行充分培训，进而能更快、更好地掌握这类新技术。同样，任何机器人辅助手术都可能因设备故障而使预先计划的手术出现不可预知的情况，因此手术外科医生必须牢固掌握传统的手术技能。

框 9-22　手术机器人临床推广的障碍

1. **技术障碍**　手术机器人的技术水平还有待提高，尤其是在感知、决策和执行方面，需要更多的研发和创新，以提高机器人的智能化、灵活性和适应性。同时，手术机器人的系统稳定性和可靠性也是关键，需要保证机器人在复杂的手术环境中不出现故障或失控，否则可能会危及患者的生命安全。此外，手术机器人的标准化和规范化也是必不可少的，需要制定统一的技术规范和质量标准，以保证机器人的性能和兼容性。

2. **经济障碍**　手术机器人的成本非常高，不仅包括研发成本，还包括购置成本、维护成本和运行成本。这些成本往往超出了多数医院和患者的承受能力，导致机器人手术的普及率低。因此，需要寻找有效的经济模式，如政府补贴、社会投资、医保支付等，以降低机器人手术的经济负担，提高机器人手术的可及性和可持续性。

3. **人文障碍**　手术机器人的应用涉及医生、患者和社会的心理和伦理层面，需要克服人们对机器人的恐惧、怀疑和抵触。一方面，医生需要接受新技术的培训和考核，以掌握机器人的操作和管理，同时也要适应机器人的辅助和干预，保持良好的人机协作。另一方面，患者需要了解机器人手术的优势和风险，建立信任和依赖，同时也要明确自己的知情同意和自主选择。

四、疾病转归分析工具

机器学习对大数据和多个并行变量的处理能力意味着其非常善于处理人类检查和统计方法无法单独揭示的数据的内在联系。机器学习主要通过两种方式进行疾病预测分析，即有监督学习和无监督学习。在监督学习中，算法是从应用于数据的人工指令和规则集中派生出来的。在无监督学习中，数据被直接提供给机器，由机器产生算法而并不需要人类的"规则"，因此可以识别之前可能没有被认识到的错误。目前最常用的机器学习模型支持向量机（SVM）和决策随机森林（DRF），它们与性能准确性密切相关。机器学习越来越多地被用于医学预测分析，从个性化治疗决策到患者管理。在骨科领域，机器学习已被用于预测手术结果和术后并发症，脊柱外科在其研发和应用方面处于领先地位。

（一）骨科数据库

美国 2002 年建立的国家关节登记平台，用于登记关节置换后患者的随访信息，包括手术有效性、安全性、患者满意程度等具体内容。应用自然语言处理（nature language processing，NLP）机器学习方法从这些开放性的数据库中提取和分析数据，可以为骨科细分领域提供有效的建议。类似的技术也可应用于医院数据库中。

尽管这项技术尚未广泛使用，但目前已经在髋关节和脊柱相关的手术中开发了自动化算法并进行了机器学习训练。全髋关节置换术是医学中可重复性最高的手术之一。骨科定制训练和验证集已经被用来训练 NLP 算法，并从骨科数据库中提取全髋关节置换并发症的数据。当将骨科自然语言处理工具的输出与数据集的手动审查进行比较时，人工智能表现良好，准确率为 95%，而人工审查的准确率为 94.5%。当用该算法观察内植物特征时，其表现明显优于人工审查者。此外，人工智能预测术后并发症的准确率也高于人类。机器学习有潜力更准确地预测患者的局部并发症发生率，帮助外科医生评估患者的具体情况并制订下一步干预策略。

脊柱外科成人脊柱畸形手术的临床实践中，可以利用机器学习为医生和患者提供准确和有意义的预测分析结果。一旦脊柱畸形处理不慎，会导致疼痛和残疾，其手术过程非常复杂且凶险万分；但如果手术经过精心计划和仔细实施，则可以显著改善患者的健康和生活质量。目前，还主要依赖医生的个人临床经验、临床共识和相关文献来辅助手术决策。近两年，机器学习已经介入脊柱畸形患者的临床实践中。国际脊柱研究组和欧洲脊柱研究组利用前瞻性多中心数据库开发了一种基于机器学习的预测工具，用于预测成人脊柱畸形手术中的并发症发生率、二次入院和计划外手术的发生率。该工具使用随机生存森林算法（random survival forest algorithm）而创建，其模型的预测准确度的曲线下面积（AUC）在 0.67 ~ 0.92。如今，此工具已经公开可用，允许医生、患者更好地了解个体化风险，帮助其进行手术决策。

框 9-23　运用人工智能分析数据库资料辅助临床决策

在美国，一家名为"OrthoNet"的公司已经开始使用人工智能技术来分析其庞大的骨科数据库。这个数据库包含了超过一百万份的病历，其中包括了各种各样的骨科疾病和手术信息。OrthoNet 的人工智能系统可以通过分析这些数据来预测患者的疾病发展趋势，以及他们可能需要的治疗方法。这个系统已经在多个医院和诊所中得到应用，帮助医生们做出更准确的诊断和治疗决策。

（二）预测疾病发生和严重程度

以卷积神经网络为代表的人工智能算法，在面对海量医疗数据时，有其独特的分析能力和效率优势。利用人工智能算法建立患者术前指标的相互关系，为疾病诊断、术前决策与手术规划提供支持的同时，与以往的以个体化为目标的骨科医疗模式不同，基于大数据的人工智能预测模型可提供最优的治疗方案，在高效手术的同时获得最佳的治疗效果，并减少不良事件的发生率。如在脊柱侧弯的预防诊疗方面，人工智能的深度介入已经取得了一些进展。早期筛查是脊柱侧弯的防治重点，早期治疗也可以带来更好的治疗效果并降低医疗成本。Cobb 角的测量量化了脊柱畸形的程度，是指导脊柱侧凸患者治疗的关键数据。目前已经有了基于卷积神经网络深度学习算法通过放射影像识别大于 30° 的 Cobb 角的针对分析工具，其灵敏度为 100%，特异性为 75%。支持向量机（support vector machines）已被用于使用射线照片量化脊柱弯曲的严重程度，其结果与更耗时的人工测量结果相近。而这些工具经多次迭代后具有更高的精度。

框 9-24 人工智能预测提高治疗效率

在中国，一家名为"骨科智能"的公司已经开发出了一种基于人工智能的脊柱侧弯预测系统。这个系统可以通过分析患者的 X 线片，来预测他们的 Cobb 角，并据此预测其疾病发展趋势。这个系统已经在多个医院和诊所中得到应用，可以帮助医生们做出更准确的诊断和治疗决策。此外，这个系统还可以通过分析患者的病历和其他医疗数据，来预测他们可能需要的治疗方法，从而帮助医生制订更个性化的治疗方案。该系统的准确率已经达到 90%，远高于传统的人工诊断方法。此系统的成功应用，不仅提高了医生的工作效率，也为患者带来了更好的治疗效果。

（三）术后并发症和康复

骨科手术患者通常在骨科病房开始术后康复，其恢复程度可能因出血、感染、静脉血栓栓塞、败血症、肺炎、卒中、心脏骤停、肾衰竭或其他危及生命或肢体的手术后不良事件而变得复杂。大数据和人工智能可以通过早期识别预后因素，预测术后并发症和不良事件发生风险，帮助临床医生进行术前决策。一项国际共识表明，患者合并症情况是术后并发症的重要风险因素。这表明术前预测模型和优化可显著降低此类不良事件。

患者手术后在病房的常规生命体征监测频率为每小时 4 次，而患者术后的早期失代偿可能发生在术后监测的间隔期。以脓毒症为例，早期识别、早期干预可以更好地挽救患者生命。旨在预防或早期识别这些术后并发症的人工智能应用有助于降低发病率、死亡率和患者的住院时间。深度神经网络还可以准确预测患者发生术后并发症的风险。伤口感染等外科并发症在骨科治疗中备受关注。在脊柱手术中，伤口感染发生率在 1.2% ~ 8.5%。深度神经网络分类模型已经被训练用于患者危险因素的分层，为临床医生决策提供支持。其中一个模型能够预测伤口感染，阳性预测值为 92.56%，阴性预测值为 98.45%。这些模型目前还处于实验阶段，需要更多的工作来改进，目前并未广泛应用。另外，可佩戴或可植入式生物传感器能更便捷地采集患者的生命体征和相关病理、生理数据，并纳入人工智能预后预测模型，如步态诊断、姿势识别、关节受力等；所收集的信息通过物联网的方式形成信息闭环，通过人工智能协议评估各类信息的价值并实现自动化申请维护或就医服务，建立包括智能术后康复体系在内的长时程连续化健康管理系统。

疾病转归分析是一个具有无限潜在应用价值的医学领域，随着研究的进一步开展和模型的优化，疾病转归分析的精度将会越来越高，其价值不容忽视。

框 9-25 深度学习对脊柱手术后感染的风险预测

一种基于深度学习的卷积神经网络模型对脊柱手术后感染的发生风险进行了预测。该研究使用了来自中国的 3 家医院的数据，包括 2014—2018 年的超过 5000 例脊柱手术。结果显示，深度学习模型的预测效果优于传统的逻辑回归模型，其准确率为 95%，召回率为

93%，精确度为94%，F_1 值为 0.94。该研究为脊柱外科医生提供了一个有效的工具，可以根据患者的影像学特征，预测其脊柱手术后感染的发生风险，从而为手术决策和术后管理提供参考。

骨科患者数量庞大，人工智能的采用和发展时机已经成熟。从诊断隐匿性骨折到指导外科医生的手术决策，人工智能在骨科中的应用前景广泛。骨科手术机器人技术也已经逐步受到临床医生和患者的关注。随着技术的进步，人工智能将很有可能成为骨科未来的发展方向。

小　结

　　运动系统的生物力学是研究各种运动损伤和关节退行性病变的基础，有利于关节矫形手术及假体材料的设计和优化。骨、软骨、韧带具有不同的生物组织材料学特性，生物组织的物理性质和应力特征是由它们的微观结构所决定的。选择合适的修复材料需要综合考虑多种因素，包括材料的力学性质、生物相容性、耐久性，以及其在特定应用中的性能表现。人工智能是运动系统疾病诊疗的重要一环，也是未来的发展方向。

整合思考题

　　1．半月板的弹性模量对其功能有何重要性？如何影响半月板的弹性和抗压性能？

　　2．组织工程骨制品如果未能达到人体骨组织的力学性能，是否不能用于修复治疗？还有哪些可以恢复损伤骨组织力学稳态的方式？

　　3．AI 有望彻底改变医疗领域，但其在骨科中的应用还处于初级阶段。未来人工智能在骨科领域的应用还有哪些需要解决的关键问题？

　　4．儿童漏诊骨折的长期医学影响比成人更大，但目前大部分研究只针对成人，应该如何解决该类问题？

参考答案

（方　璇　钱　蕾　黄文华）

第十章　运动系统的基本病理过程与疾病

导学目标

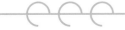

※ **基本目标**

1. 复述骨折愈合的基本病理过程，分析各个类型骨及软骨生长发育畸形的原因。
2. 概括骨质疏松症的基本病理特点，分析原发性骨质疏松和继发性骨质疏松的致病原因。
3. 总结骨关节炎的基本病变，骨关节炎发病的主要影响因素。
4. 列举骨结核的主要临床病理特征，骨关节炎症性疾病的常见原因。
5. 列举原发性骨肿瘤的常见类型，原发性骨肿瘤和转移性骨肿瘤的区别，骨肉瘤发病的分子机制。

※ **发展目标**

1. 分析骨折愈合的主要影响因素，骨及软骨生长发育畸形的主要临床表现。
2. 总结导致继发性骨质疏松的疾病，维持骨平衡的主要物质及其作用机制。

案例 10-1

案例解析

女，40 岁。右上肢撞伤后疼痛、活动受限 1 h。患者 1 h 前骑自行车时不慎被车撞倒，当时右上肢剧烈疼痛，不能活动。入院检查：右臂中下段肿胀、畸形，无开放伤口。局部压痛明显，可触及骨擦感，右上肢假关节活动。右手指屈伸活动可，手及前臂痛觉及触觉未见异常。右桡动脉可触及波动，指端血运未见异常。X 线检查：右侧肱骨中下段 1/3 斜形完全性骨折。临床诊断：左肱骨外伤性骨折。处理：手法整复，随后以石膏固定 3～4 周。术后 X 线报告对位、对线尚可。1 个月后复查 X 线片，对位、对线良好，见少量骨痂形成。术后 3 个月复查，骨性骨痂形成。

问题：

该患者骨折后 1 个月和 3 个月时的骨痂是何种骨痂？

运动系统的常见疾病包括骨的损伤、炎症、代谢和内分泌紊乱，骨和关节的发育障碍以及骨肿瘤和瘤样病变等。关节疾患也很常见，在骨骼发育异常时，关节也常受累。骨关节疾病种类很多，本章主要介绍骨折愈合、骨和软骨生长发育畸形、代谢性骨病、退行性疾病和感染性炎症、骨肿瘤等。

骨是一种特殊的结缔组织，与骨的结构和基本病理过程相关的概念包括类骨质、编织骨、宿主骨和肿瘤性成骨等。

一、类骨质

类骨质（osteoid）是成骨细胞最初分泌的未矿化的有机基质，主要含胶原（I型为主）、酸性黏多糖和非胶原蛋白。类骨质在 HE 染色切片中为嗜酸性红染的细胞外基质，矿化之后转变为骨基质。

二、板层骨和编织骨

板层骨（lamellar bone）分化成熟，基质中的胶原纤维平行或呈同心圆状规则排列。**编织骨**（woven bone）基质中的胶原纤维粗大且排列紊乱，呈编织状，改建成熟后形成板层骨。成人除牙周、颅缝和韧带附着处有少量编织骨外，无论骨松质还是骨密质均为板层骨。在骨骼发育成熟的个体出现编织骨提示纤维结构不良、修复性或肿瘤性改变，例如骨折愈合的骨痂、各种骨病变的骨膜反应、良恶性骨肿瘤等。

三、宿主骨

宿主骨（host bone）是指机体原有的成熟骨。宿主骨被肿瘤组织浸润破坏是恶性病变的有力证据。

四、反应性成骨和肿瘤性成骨

骨组织因骨折、炎症、肿瘤等原因被破坏发生再生时，成骨细胞增生形成的修复性新生骨，称为反应性成骨，如骨膜反应处的成骨。具有成骨功能的良性或恶性肿瘤细胞产生的骨，称为肿瘤性成骨。肿瘤性成骨以不成熟的类骨质和编织骨多见，只有骨瘤、骨软骨瘤和极少数高分化骨肉瘤可以形成板层骨。

第一节　骨折愈合过程

骨折（bone fracture）是骨的连续性被破坏，常伴有骨膜、血管、骨髓和软组织的损伤。骨折分为外伤性骨折和病理性骨折两大类。骨组织再生能力强，骨折愈合的基础是干细胞的再生。

一、骨折愈合过程

骨折愈合（fracture healing）是一个连续过程，可分为以下阶段（图 10-1）。

（一）血肿形成

　　骨组织和骨髓富含血管。骨折时，除骨组织被破坏外，也一定伴有局部血管的破裂损伤，常造成大量出血，填充在骨折断端附近，在局部形成血肿。数小时后血肿凝固成凝血块，与此同时常出现轻度炎症细胞反应。除机械性损伤形成的骨碎片外，由于骨折处营养血管断裂，常伴有断端骨组织、骨髓造血组织和骨髓中脂肪组织的缺血性坏死。

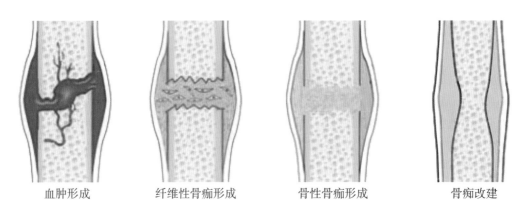

血肿形成　　　　　纤维性骨痂形成　　　　　骨性骨痂形成　　　　　骨痂改建

图 10-1　骨折愈合过程模式图

（二）纤维性骨痂形成

　　凝血块中血小板、炎症细胞等释放白细胞介素 6、白细胞介素 1、肿瘤坏死因子、血小板源性生长因子等炎症介质，局部微环境中生长因子、信号分子浓度增加。在这些因子的作用下，骨折后数小时新生毛细血管和成纤维细胞开始增生（肉芽组织）并长入血肿，开启机化反应。之后数周，肉芽组织逐渐纤维化，填充并桥接在骨折断端。此时的骨痂主要由机化的纤维结缔组织构成，称为纤维性骨痂，又称暂时性骨痂。肉眼及 X 线检查见局部梭形肿胀。较小的死骨片和坏死组织经过破骨细胞增生和肉芽组织机化过程逐渐被吸收。如死骨片较大、难以吸收时，可能导致愈合延迟。

（三）骨性骨痂形成

　　骨折后大约 1 周开始，在细胞因子的作用下，损伤附近骨膜下方的间叶干细胞（骨原细胞）和骨髓中的间充质干细胞增生，分化为骨母细胞和软骨母细胞进入纤维性骨痂内。并且分泌骨形成蛋白增多，产生类骨质，之后发生钙盐沉积形成骨性骨痂（图 10-2）。纤维性骨痂逐渐被骨性骨痂取代，这个过程需要 2～3 个月。

　　此时形成的骨性骨痂填充于骨皮质断端之间、原有骨髓腔处，并包围在骨折处四周，按照部位可分为骨外膜骨痂、桥梁骨痂、连接骨痂和封闭骨痂。此时形成的骨性骨痂将骨折断端以编织骨连接起来，实现了初步临床愈合，但尚未恢复骨皮质和骨髓腔的正常关系，并且因编织骨中骨小梁排列紊乱，结构不够致密，达不到正常功能需要。

（四）骨痂改建或再塑

　　为了适应骨活动时所受应力，需进一步将编织骨改建为板层骨。改建是破骨细胞吸收骨和成骨细胞新生骨的协调过程，承受应力大的部位有更多新骨形成，应力小的部位骨质逐渐被吸收。骨的重建需要数年。

　　一般情况下，经过上述步骤，骨折逐渐恢复原有正常结构和功能，达到完全愈合。

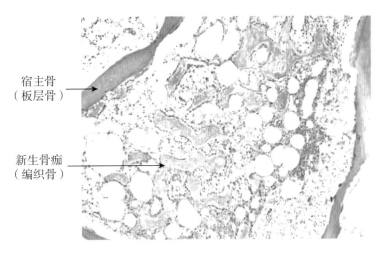

图 10-2 骨性骨痂（HE 染色）

二、骨折愈合的影响因素

骨折愈合的好坏、所需时间取决于多种全身及局部因素。除年龄、营养、免疫状态等组织修复过程的基本影响因素之外，骨折愈合还有一些特殊的影响因素，如错位程度、严重程度、局部血供情况、骨折原因和治疗方式等。

（一）骨折断端及时、正确的复位

复位良好的单纯性外伤性骨折，几个月便可完全愈合。断端错位或骨折端嵌入软组织时，新生骨痂形成较多，赘生骨痂形成，骨痂改建所需时间长，可致愈合延迟或不愈合。复位不正确时，愈合后可能有明显骨变形，影响功能恢复。及时、正确的复位可为骨折完全愈合创造必要条件。

（二）骨折断端及时、牢靠的固定

骨折复位之后的牢固固定，可避免肌肉活动导致再次错位，并减少骨折处进一步出血。骨折处活动过早，可能导致肉芽组织和纤维性骨痂持续产生，不能转变为骨性骨痂，骨折两端仍能活动，造成骨不连接和假关节。一般需固定至骨性骨痂形成之后。

（三）保持局部良好血供

良好的局部血液循环是组织愈合的最基本条件。骨组织血供主要来自骨膜血管。局部血液循环不良，如固定不当、骨折碎片上完全无血供，供给血管有动脉粥样硬化等病变时，可能导致愈合延迟或不愈合。在不影响局部固定的情况下，早日进行全身和局部功能锻炼，保持局部良好血液供应可促进骨折愈合。

三、病理性骨折

病理性骨折（pathological fracture）是指已有病变的骨，在通常不足以引起骨折的外力作用下发生骨折，或没有任何外力而发生的自发性骨折。诊断外伤性骨折之前，应首先排除病理性骨折的可能。治疗病理性骨折时，应根据原有病变的性质和严重程度采取相应治疗措施。骨的原有病变往往导致骨折愈合延迟，甚至几乎没有修复反应。合并骨折常使原有病变组织学表现发生改变或复杂化。

病理性骨折的常见原因有：①骨质疏松症。②原发性或转移性肿瘤：特别是溶骨性骨肿瘤，有时以骨折为首发症状，原发性骨肿瘤包括浆细胞瘤/骨髓瘤、骨巨细胞瘤、骨肉瘤等。转移性骨肿瘤包括肾癌、乳腺癌、肺癌等。③内分泌功能紊乱：甲状旁腺功能亢进导致破骨细胞功能活跃及骨脱钙，骨小梁被纤维组织取代。骨折后只能形成编织骨或非钙化的骨样组织。④骨的发育障碍：如先天性成骨不全，是一种常染色体显性遗传疾病，胎儿或儿童期发病，由于先天性间充质发育缺陷，骨母细胞分化及功能缺陷，骨基质产生障碍。患者长骨骨皮质很薄，骨小梁细而脆，极易发生骨折，又称脆性骨综合征。骨折后新生骨痂为软骨性和纤维性，难以骨化。

第二节　骨及软骨生长发育畸形

骨和软骨的生长发育过程极为复杂，涉及骨细胞生长和分化、软骨细胞的形成、骺板的发育、骨骼受力及重塑等多方面生物学过程。为全面阐述骨软骨发育过程中的疾病，本节将重点从以下3个方面进行论述：首先是骨细胞、软骨细胞及其形成的骺板在发育过程中的疾病。骺板是骨骼生长的主要区域，软骨细胞异常会直接导致骨生长发育障碍。其次，骨骼整体生长不对称会改变骨骼所处的生物力学环境，进而导致骨骼发育畸形。这类疾病常因椎体骺板一侧的生长速度不同，使脊柱结构发生畸形。最后，骨骼发育过程中的肿瘤也可导致严重的骨软骨发育异常。这类肿瘤源于骨骼发育中的成软骨细胞异常增殖和分化。通过全面探讨上述三大类骨软骨发育异常的发生机制、病理特征和临床表现，可进一步加深对骨骼生长发育这一复杂过程及其疾病的理解，并为骨科疾病的防治提供借鉴。

一、骨骼骺板/生长板发育疾病

（一）佝偻病/骨软化病

儿童**佝偻病**（rickets）是由维生素 D 缺乏、维生素 D 代谢异常或饮食中钙缺乏引起的疾病。因类骨质不能正常矿化，成骨细胞代偿性产生更多类骨质，最终导致总体骨量增加，但以未矿化骨为主，且结构紊乱。X 线检查可发现全身矿化骨量减少。维生素 D 缺乏或代谢异常在成人导致**骨软化病**（osteomalacia）。最常见的症状是骨痛和低血钙引起的肌无力，常发生骨折。

（二）克汀病

克汀病（cretinism）是一种先天性甲状腺功能低下症，也称为呆小病。该病由孕期摄入碘不足引起，导致新生儿缺乏甲状腺激素。甲状腺激素的主要作用是促进机体代谢和同代谢有关的生长发育过程，通过产生细胞因子和其他与骨骼发育和生长有关的因子来调节软骨细胞、成骨细胞和破骨细胞。对软骨骨化和成骨中心成熟有促进作用。临床上此种疾病一方面表现为骨化不全、骨骼成熟障碍、骨龄延迟，软骨成熟过程出现缺陷，致使成骨中心发育延迟、发育不全；另一方面，甲状腺激素低下也可抑制生长激素对骺软骨发育的作用。病理改变表现为骨骺发育不良，骨骺愈合延迟。骨骺边缘不整，成骨密度不均或形成不良，部分骨质疏松，部分骨小梁增粗，边缘清晰，呈环状。干骺端可增宽，密度增高、骨骺与骨干呈锯齿样嵌合。

克汀病影响胎儿甲状腺早期功能、中枢神经系统的发育及生长和骨骼的成熟。患儿表现为身材矮小、牙齿发育延迟、智力不同程度受到影响。对于生长期的骨骼，本病主要影响颅骨和髋关节。患儿不仅出现侏儒症样身高，而且四肢相对于躯干呈现不成比例的短小；同时颅骨延迟闭合会导致异常大的头部。

（三）成骨不全

成骨不全（osteogenesis imperfecta，OI）为一种遗传性疾病，主要表现为胶原纤维的异常。病变范围广泛，除累及骨外，还累及眼、耳、关节和牙齿，从而引起不同程度的骨折、骨骼畸形、巩膜呈蓝色、听觉障碍、牙齿病变及关节松弛等症状。

根据遗传结构异常、生化检验与临床表现，成骨不全可分为四型。成骨不全发展的骨畸形多发生在四肢长骨及脊柱，下肢尤甚，表现为长骨呈弓形弯曲。组织学特点：长骨皮质变薄，疏松多孔。正常的致密骨被不成熟的纤维网状骨所替代，骨小梁数量减少、纤细、分布稀疏、排列紊乱。OI 的发病机制与 *COL1A1* 和 *COL1A2* 基因突变有关，*COL1A1* 和 *COL1A2* 基因编码结构蛋白 I 型前胶原。这些基因突变导致胶原纤维抗拉强度降低，骨矿化异常。由于胶原纤维异常，患者巩膜很薄，下方的脉络膜清晰可见，而使巩膜呈蓝色。部分患者出现进行性听力损失，在成年后发展为全聋，这是听小骨融合的结果。与这种情况相关的关节松弛最终会导致脊柱后凸和扁平足。由于牙本质和牙髓发育不良，导致牙齿畸形。

（四）软骨发育不全

软骨发育不全症（achondroplasia，ACH）是人类最常见的一种矮小症，其临床特征主要表现为短肢侏儒症以及头部相对较大，医学上将这种现象称为巨头畸形症。这种病症的关键性问题在于生长板（也称为骺板）软骨细胞在发育过程中出现停滞，导致骨骼生长发育不全。

在遗传学角度，软骨发育不全症是一种常染色体显性遗传疾病。多数情况下，这种病症由特定的遗传突变所引发。多数病例由位于 4 号染色体短臂上 *FGFR3* 基因跨膜结构域的错义突变（p.G380R）而引起。*FGFR3* 基因在骨骼发育中扮演着关键性角色，其正常功能是抑制软骨的过度生长。当这个基因发生激活突变时，其对软骨生长的抑制作用会过度增强，导致软骨细胞的增殖受到严重抑制，进而影响骺板的正常发展。

病理上，骨骼主要表现为骺板显著变薄，以增生性软骨区的缺失或减少为主。值得注意的是，次级骨化中心和关节软骨的形态是正常的，由于骨膜骨化过程不受影响，患者的骨骼会显得较短且较厚。

在临床表现中，由于患者面部软骨形成的骨骼相比四肢骨骼发育正常，因此头部显得相对较大，即所谓的巨头畸形症。此外，患者的脊椎长度通常正常，但四肢却异常短小。

（五）破骨细胞分化或功能异常

骨硬化病（osteopetrosis），也被称为**大理石骨病**（marble bone disease）或阿尔伯斯病（Albers-schonberg disease），是一种罕见的骨密度异常增高的遗传疾病。其特征是骨质致密导致骨量增加。这种骨质硬化的骨骼是由破骨细胞功能异常导致骨吸收障碍的结果。本病主要为隐性遗传，多累及婴幼儿。软骨持续钙化会导致广泛骨硬化，严重者骨髓腔闭塞，出现贫血、脑积水等。X 线表现为骨密度升高、骨小梁粗大不清、皮质增厚、髓腔狭小或不见。组织学上可见骨小梁排列紊乱，钙化软骨基质增多，软骨吸收缓慢。成骨细胞数量减少，骨质脆性增加。婴幼儿型病例还可出现进行性贫血、血小板减少、肝脾淋巴结肿大、自发性骨折、脑神经压迫导致视力损害。患儿病程快，可早期死亡。存活者可见生长迟缓、智力低下等。成人型病例多为常染色体显性遗传。

患者通常可有轻微症状或无症状，也可合并肝脾肿大、视听损害及贫血等。总之，骨硬化病的核心机制是破骨细胞分化及功能异常所致的骨吸收障碍。

二、不对称软骨生长导致脊柱疾病

当生长板的一部分，无论是内侧还是外侧，生长速度快于另一部分时，就会发生不对称的软骨生长。典型疾病是脊柱侧弯和脊柱后凸。脊柱侧弯是脊柱的一种异常侧弯，通常影响青春期女孩。后凸畸形是指前后曲度异常。当两种情况都存在时，则称为脊柱后凸。椎体从椎骨的终板上生长，与长管状骨的生长板相对应。与管状骨一样，椎体宽度的增加是通过骨膜上的对位骨生长来实现的。在脊柱侧弯中，虽然确切的机制尚未完全明了，但研究表明，可能与遗传因素、神经肌肉因素、生长激素不平衡，以及身体对力的不对称反应等多种因素有关。这些因素可能造成终板的一部分比另一部分生长得更快，导致脊柱侧弯。如果脊柱后凸严重，可能会伴发慢性肺部疾病、肺心病和关节问题，尤其是髋关节问题。

三、与骨畸形相关的成软骨性肿瘤

（一）骨软骨瘤

骨软骨瘤（osteochondroma）是一种骨骼的发育性缺陷，由骺生长板周围环（Ranvier 区）缺陷引起。孤立性骨软骨瘤是最常见的病变形式。如肿瘤影响外观，或者压迫动脉或神经，则需要手术切除。

Ranvier 环在骨发育过程中引导生长软骨向干骺端生长。如果 Ranvier 环缺失或有缺陷，生长软骨就会向外侧生长到软组织中。同时，起源于骨髓腔的血管延伸到这个软骨块中。这一过程的持续发展会导致形成软骨帽和骨柄。骨软骨瘤倾向于远离关节生长，它与基础骨的骨髓腔直接相连。在 X 线片中，软骨肿块与基础骨直接延续，缺乏软骨下的骨皮质。组织学上总体结构为杂乱排列的骨小梁，其外层为透明软骨帽，软骨帽由深至浅细胞数量逐渐减少。软骨帽覆盖的骨块周围有一层表面纤维膜，即软骨膜。活跃的软骨内骨化深入到软骨帽，使骨突延长。

遗传性多发性骨软骨瘤是一种常染色体显性遗传疾病，大部分情况下是由 *EXT* 基因胚系突变导致的。*EXT* 基因包括 *EXT1* 和 *EXT2*，编码糖基转移酶，该酶在肝肽聚糖的合成过程中发挥重要作用。当 *EXT* 基因发生突变时，将导致肝肽聚糖的合成出现异常，进而影响骨骼和软骨细胞外基质的构成，抑制软骨细胞的正常增殖和分化。值得注意的是，*EXT* 基因突变的类型与骨软骨瘤的临床表型之间存在关联性：*EXT1* 基因突变主要出现在严重的早发型 HMO 中，而 *EXT2* 基因突变则更常见于轻微的晚发型病例。这一现象为临床诊断和治疗提供了重要的参考信息。

（二）内生软骨瘤

内生软骨瘤（enchondromas）好发于手、足管状骨。当肿瘤多发，呈不对称生长时，称之为软骨瘤病，多发者合并肢体发育畸形，也称为 Ollier 病。少数患者合并皮肤、内脏或软组织血管瘤时，称为 Maffucci 综合征。Ollier 病和 Maffucci 综合征均可导致儿童严重的骨骼畸形。

多数内生性软骨瘤病是散发性的，部分是遗传性病例。本病与 *IDH1/2* 基因突变有关，通过激活 Hedgehog 信号延迟软骨细胞的分化和成骨。其结果是，骨骼病理表现为排列异常的多发性肿瘤性透明软骨（图 10-3）。X 线典型表现为管状骨的干骺和（或）骨干处中心性透光区，有时见斑点状或环状钙化。多发性内生性软骨瘤病有发展为软骨肉瘤的倾向。在所有 Maffucci 综合征患者中，有多达一半的人会发生软骨肉瘤。因此，如果内生性软骨瘤病患者的一个部位疼痛异常或显著增加，应进行临床评估以排除潜在的肉瘤。

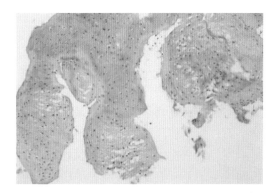

图 10-3　内生软骨瘤（HE 染色）

第三节　代谢性骨病

正常骨量的维持是骨生成、基质矿化和骨吸收过程的平衡和稳定。当以上因素失衡时，将会导致骨组织质和量的异常。主要有以下原因：①成骨和（或）破骨过程活跃或低下，如骨痂、派杰氏病（Paget's disease）和甲状旁腺功能亢进等；②骨的矿化异常。钙、磷、维生素 D 和碱性磷酸酶等物质缺乏将会导致类骨质矿化延迟；③一些毒性物质或抑制剂，如铝、铅和氟等，可抑制矿化过程。本节仅简要介绍常见的骨代谢疾病。

一、骨质疏松症

骨质疏松症（osteoporosis）是指矿化骨的量减少，导致骨密度下降。骨质疏松与多种因素有关。按照病因，可分为原发性骨质疏松症和继发性骨质疏松症。原发性骨质疏松症常发生在老年人或绝经期后女性，可能与雌激素缺乏有关。继发性骨质疏松症的原因可能与内分泌疾病、肿瘤旁分泌综合征、活动不足等有关。

原发性骨质疏松的骨生成水平一般正常，但吸收量增多。病理组织学检查，骨质疏松症的骨在量而非质的方面异常。松质骨显著多孔，骨小梁少、细、分布稀疏（图 10-4）。高倍镜检查，骨小梁表面破骨细胞数量增多或吸收面积增加。临床表现为全身骨量严重减少，甚至导致骨折，一般是脊柱、腕部或髋部骨折。以椎体压缩性骨折最常见，最常出现在胸椎和腰椎，可致老年人身高下降和驼背。X 线片上显示椎体压缩变形，变得扁平，椎间盘增宽，呈鱼口状表现。

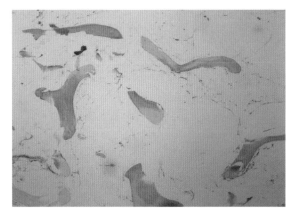

图 10-4　骨质疏松（HE 染色）

二、甲状旁腺功能亢进症

甲状旁腺激素是调节钙磷代谢的主要激素之一。甲状旁腺激素产生过多引起的甲状旁腺功能亢进，可引起代谢性骨病。原发性甲状旁腺功能亢进的病因是甲状旁腺增生或肿瘤（腺瘤或癌），实验室检查可见高血钙、低血磷、高尿钙，甲状旁腺激素水平升高。患者大多为中青年，可伴有肾结石、胃溃疡和恶心、呕吐等症状。继发性甲状旁腺功能亢进因肾衰竭或肠道疾病所致，磷潴留引发低钙血症，甲状旁腺代偿性增生，去除病因后骨病变可逐渐恢复；少数情况下甲状旁腺在长期增生的基础上发生肿瘤，虽病因去除，仍无法恢复正常，称为三发性甲状旁腺功能亢进。

以上病因形成的骨病变有相似的表现形式：①全身弥漫性骨骼脱钙（骨软化）和骨质疏松。手的 X 线片表现最具特征性，可见指骨溶解、骨膜下皮质重吸收。②大的溶骨性病变，可类似骨肿瘤。单发性病灶称为棕色瘤。因病变中骨破坏伴有陈旧性出血导致的含铁血黄素沉积，并有破骨细胞、成纤维细胞增生和组织细胞反应，肉眼观察病变呈棕褐色，因而得名。多发性棕色瘤即为影像学检查所见的**纤维囊性骨炎**（osteitis fibrosa cystica）。

框 10-1　甲状旁腺激素的功能

甲状旁腺激素是甲状旁腺分泌的多肽类激素，主要受血浆中钙离子浓度的调节，主要靶器官是骨和肾。当血钙水平下降时，甲状旁腺激素动员骨钙入血，并促进肾小管对钙离子的重吸收，同时造成肾的磷酸盐排泄增加。通过钙磷代谢调节，升血钙，降血磷。

案例 10-2

女，60 岁。间断腰背部疼痛 5 年，近半月腰背痛加重，需口服止痛药治疗。既往史：6 年前摔倒致右尺骨骨折，半年前再次摔倒致左腕骨骨折。已绝经，绝经年龄 50 岁。骨密度检查：腰 1～4 椎体 T 值 –2.7SD（骨质疏松诊断标准 T 值评分：骨量正常：–1 以上；骨量减少：–1～–2.5；骨质疏松：–2.5 以下），股骨颈 T 值 –2.2SD，骨密度值 602 mg/cm²。外周血检查：钙 2.07 mmol/L（参考范围 2.15～2.55 mmol/L），磷 0.91 mmol/L（参考范围 0.9～1.34 mmol/L），25 羟维生素 D 12.8 mmol/L（参考范围 > 50 mmol/L），骨钙素 22.1 ng/mL（参考范围 11.11～40.98 ng/mL），甲状旁腺激素 90 pg/mL（参考范围 15～65 pmol/mL），雌二醇 < 18.35 pmol/L（绝经期 < 201 pmol/L）。肝功能、肾功能、肿瘤标记物正常。腰椎 CT 检查：腰 3、腰 4 轻度退行性改变。甲状旁腺 B 超检查：未见明显异常。诊断：原发性骨质疏松症。

问题：
1. 该患者为何进行甲状旁腺相关检查？
2. 外周血甲状旁腺激素水平升高的原因是什么？
3. 为何进行外周血维生素 D 水平检查？

L10-2v
案例解析

三、痛风

痛风（gout）是嘌呤代谢障碍形成高尿酸血症，尿酸盐沉积导致的炎症反应。尿酸盐晶体沉积于关节部位，进行性破坏骨、软骨和周围软组织，并可扩散至关节周围皮下组织，导致皮肤溃病形成。大多首先累及跖趾关节，其他关节受累亦不少见。显微镜下检查可见晶体沉积物，周围有炎症细胞、组织细胞增生和异物巨细胞，形成肉芽肿结构（图 10-5）。尿酸盐慢性持续沉积时，在关节处形成肉眼检查可见的白垩状痛风石。尿酸盐晶体也可沉积于内脏，肾最常受累，几乎所有患者都有泌尿系统尿酸结石。

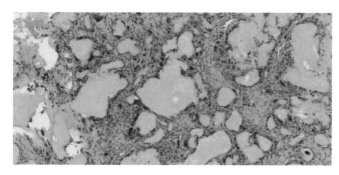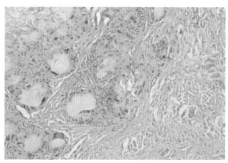

图 10-5 痛风肉芽肿（HE 染色）

第四节 骨关节退行性疾病及骨和关节感染性炎症

一、骨关节退行性疾病

骨关节炎（osteoarthritis）属于退行性疾病，与衰老、力学作用失调等因素综合作用导致的软骨损伤有关。软骨损伤继发周围残留软骨和骨组织的修复性和反应性增生。因此，骨关节炎最显著的改变是关节软骨损伤、软骨下方骨丢失以及关节面重建（关节面形状改变）。通常在中年以后出现临床症状，最常见的病变部位是第一跖趾关节、腰椎、膝关节和髋关节。

软骨损伤以关节面承受磨损、负重最重的部位为著。软骨细胞变性坏死，基质中蛋白多糖耗竭。关节软骨变得粗糙、无光泽，光滑表面被破坏，软骨内出现大小不等的裂隙，形成绒毛状。病变导致软骨层变薄，甚至关节面软骨全部缺失，使关节腔变窄和关节稳定性下降。严重病例伴有软骨下方骨受损，出现骨坏死、微小骨折或骨溶解。有时大块软骨或骨软骨脱落到关节腔内，即形成游离体。关节周围滑膜组织可呈反应性增生，炎症较轻，有少量慢性炎症细胞渗出。

软骨细胞再生能力弱，损伤发生后主要依靠关节周围的软骨膜增生进行修复。软骨膜内有一些幼稚的成纤维细胞样细胞，损伤发生后这些细胞增生，关节软骨被薄层纤维组织取代，受累关节边缘组织增生显著，骨化后形成骨赘。

X 线检查一般显示关节腔变窄或消失，关节畸形，关节周围骨赘形成、软骨下方骨硬化等。

案例 10-3

女，60 岁。因左膝关节疼痛 2 年，逐步加重、活动受限半年就诊。患者 2 年前无明显诱因出现左膝关节疼痛，步行时出现。疼痛逐渐加重，步行距离渐缩短。现左膝疼痛较重，走平路 1 min 需休息，不能上下楼，不能下蹲，坐位转立位稍困难。膝关节 X 线检查：左膝关节间隙变窄，关节面及髌骨边缘骨质增生硬化，骨赘形成，髁间棘增生变尖。诊断：左膝关节骨关节炎，拟择期行左膝关节置换术。

问题：
骨关节炎病变的本质是什么？

案例解析

二、骨和关节感染性炎症

骨和关节感染是由病原微生物血源播散或直接种植所致。按照病变的基本特点主要分为化脓性、肉芽肿性、自身免疫相关性等主要类型。细菌感染引起化脓性炎症，真菌和结核分枝杆菌引起的炎症多表现为肉芽肿性病变，自身免疫性炎症多表现为慢性炎症。

（一）化脓性骨髓炎

化脓性骨髓炎好发于青少年、体弱者和老年人。大多由化脓菌感染引起。长骨干骺部因血运丰富，易发生细菌栓子栓塞，是化脓性骨髓炎的常见发病部位。表现为单发性或多灶性病变。骨髓炎有炎症的基本特征，包括疼痛、发热和血沉加快等。病理组织学上，骨髓腔内有中性粒细胞、淋巴细胞、浆细胞和组织细胞浸润，伴脓肿、炎性肉芽组织增生和死骨形成（图10-6）。病变累及骨膜下方时，可有反应性新骨形成。硬化性骨髓炎是慢性骨髓炎的一种，以骨膜反应、骨皮质增厚、骨髓腔硬化闭塞为特征，髓腔内有炎性肉芽组织增生、纤维化和反应性新骨形成，但中性粒细胞数量较少，可能与机体免疫力较强、细菌毒性较低或抗菌治疗致病程迁延有关。慢性骨髓炎因有明显骨膜反应、宿主骨破坏和新骨形成，在影像学上有时与恶性骨肿瘤不易区分。但从病理形态角度看，死骨、良性反应性骨和炎症可与恶性肿瘤相鉴别。

（二）结核

骨和关节**结核**（tuberculosis）多属于继发性结核病，由结核分枝杆菌血源播散所致。常见于儿童、青少年和免疫力低下患者。以脊柱、髋关节和膝关节结核最常见。脊柱结核好发于胸腰段，多侵犯第10胸椎至第2腰椎，病变起于椎体，以骨质破坏为主，常同时破坏椎间盘并累及相邻椎体。骨组织常发生干酪样坏死，坏死物质液化后可沿筋膜间隙向下流注，形成寒性脓肿（冷脓肿）。脊柱结核有如下临床和影像学特征：多椎体和椎间盘破坏、无反应性骨硬化、椎间隙狭窄、椎旁冷脓肿和脊柱后凸畸形。骨结核病理形态常可表现为骨和软组织大片干酪样坏死，形成死骨，周围有类上皮细胞增生形成的肉芽肿，也可形成典型的结核肉芽肿和朗汉斯巨细胞（图10-7）。

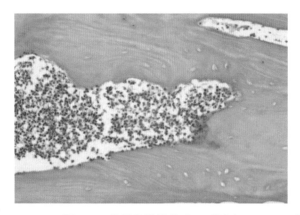

图 10-6　化脓性骨髓炎（HE 染色）

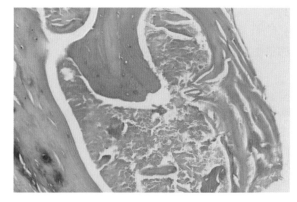

图 10-7　骨结核（骨的干酪样坏死，死骨形成，HE 染色）

关节结核多继发于骨结核，病变通常开始于骨骺或干骺部，进展并侵入关节软骨和滑囊时形成关节结核。关节腔内有浆液纤维素性渗出物，周围滑膜组织慢性炎症，有结核肉芽肿形成。可造成关节强直，失去运动功能。

案例 10-4

女，65 岁，患系统性红斑狼疮数年，小剂量糖皮质激素规律治疗。背部疼痛数月。查体：脊柱胸段棘突间轻度叩击痛，四肢活动正常。自发病以来食欲、睡眠可。体温 37.5℃。CT 检查：胸 12 椎体骨质破坏，压缩性骨折。椎体穿刺组织病理学检查，显微镜下可见干酪样坏死性肉芽肿。

问题：

1. 胸 12 椎体的病理诊断是什么？
2. 系统性红斑狼疮和椎体病变之间有什么关系？

第五节 骨肿瘤

骨组织可发生多种原发性和转移性肿瘤。不同类型肿瘤的临床特征、生物学行为和预后有所差异。按照细胞分化方向和细胞来源，原发性骨肿瘤可分为：成骨性肿瘤、成软骨性肿瘤、纤维性肿瘤、巨细胞肿瘤、血管性肿瘤、脊索肿瘤来源等几大类型。巨细胞肿瘤和脊索肿瘤是发生在骨组织的独特肿瘤，极少见于骨外部位。纤维性肿瘤、血管性肿瘤等发生于全身骨和软组织。尤因肉瘤是小圆细胞肉瘤的代表，骨组织是其常见发病部位。并且，骨组织可发生淋巴瘤、白血病、浆细胞骨髓瘤等淋巴造血系统肿瘤。

以下介绍常见骨肿瘤的主要类型。

一、成骨性肿瘤

（一）骨样骨瘤

骨样骨瘤（osteoid osteoma）好发于男性，患者多为 11 ~ 20 岁。可发生在任何骨，以长骨干骺部和骨干多见。病变总是引起疼痛，尤以夜间为重。疼痛可能十分严重，服用水杨酸制剂和其他非甾体类抗炎药物可缓解。

骨样骨瘤常累及骨皮质而不是骨髓腔。多数具有自限性生长特点。瘤体较小，周围有大片反应性增生的硬化骨包绕，因此影像学特征为边缘硬化的放射透亮区，硬化区可十分广泛。组织学：病变由未成熟的类骨质或编织骨构成。骨小梁表面被覆骨母细胞，细胞核无异型性。骨小梁可有不同程度钙化。小梁间分布疏松的纤维血管结缔组织间质，因此肉眼观察病变为界限清楚的红色颗粒状病灶（图 10-8）。病变与周围正常骨之间界限清楚，不浸润宿主骨。

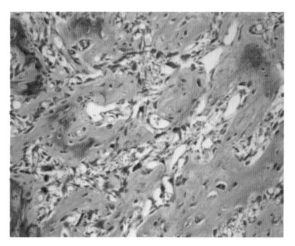

图 10-8 骨样骨瘤组织学表现（HE 染色）

骨小梁呈网状分布，周围被覆骨母细胞，小梁间为良性的纤维结缔组织

框 10-2　成骨性肿瘤的分类 [2020 年 WHO 骨肿瘤组织学分类（第 5 版）]

良性
　　骨瘤　　　　　　　　　　　　　　　　9180/0
　　骨样骨瘤　　　　　　　　　　　　　　9191/0
中间型（局部侵袭性）
　　骨母细胞瘤　　　　　　　　　　　　　9200/0
恶性
　　骨肉瘤　　　　　　　　　　　　　　　9180/3
　　　普通型骨肉瘤　　　　　　　　　　　9180/3
　　　　软骨母细胞性骨肉瘤　　　　　　　9181/3
　　　　纤维母细胞性骨肉瘤　　　　　　　9182/3
　　　　骨母细胞性骨肉瘤　　　　　　　　9180/3
　　　毛细血管扩张性骨肉瘤　　　　　　　9192/3
　　　小细胞性骨肉瘤　　　　　　　　　　9193/3
　　　低级别中心性骨肉瘤　　　　　　　　9187/3
　　　继发性骨肉瘤　　　　　　　　　　　9180/3
　　　骨旁骨肉瘤　　　　　　　　　　　　9194/3
　　　骨膜骨肉瘤　　　　　　　　　　　　9184/3
　　　高级别表面骨肉瘤　　　　　　　　　9194/3

国际肿瘤分类（ICD.O）和医学系统性命名。生物学行为编号 /0 为良性肿瘤，/1 为非特异性、交界性或不确定性生物学行为，/2 为原位癌和上皮内瘤 3 级，/3 为恶性肿瘤。

案例 10-5

案例解析

　　男，17 岁，右小腿疼痛跛行 3 个月。3 个月前无明显诱因出现右腿疼痛，以膝关节内侧为主，无外伤史，无畏寒、发热。活动后疼痛加重，无红肿，皮温正常。体格检查：右小腿上段压痛，触及约 5 cm×6 cm 边界不清包块。影像学检查：右胫骨上段干骺端不规则骨质破坏，可见层状骨膜反应，软组织肿胀，边界不清。考虑为恶性肿瘤。穿刺活检病理检查诊断为骨肉瘤。

　　问题：骨肉瘤的典型发病年龄和发病部位是什么？

（二）骨母细胞瘤

　　骨母细胞瘤（osteoblastoma）的组织学表现与骨样骨瘤类似，但体积更大，有持续生长倾向，因此又称为"巨大骨样骨瘤"。人为规定病变最大径 < 2 cm 为骨样骨瘤，≥ 2 cm 为骨母细胞瘤。好发于脊柱中轴骨，尤其是椎骨后部，包括椎弓、横突和棘突。疼痛不像骨样骨瘤那样明显，压迫神经根时可引起疼痛。影像学检查病变为境界清晰的膨胀性占位，周围无明显骨硬化带，不向周围正常骨小梁侵犯。

　　骨母细胞瘤是具有局部侵袭性的中间性肿瘤，局部复发率较高，但一般不发生远处转移。如果病变有明显侵犯宿主骨的表现，含有成片分布的肿瘤细胞，应注意可能为骨母细胞型骨肉瘤。

（三）骨肉瘤

骨肉瘤（osteosarcoma）是肿瘤细胞产生骨或类骨质的恶性肿瘤。90% 以上患者为快速生长期的青少年。典型发病部位是长骨干骺部，肿瘤多在骨皮质内浸润生长，少数发生在骨表面。40 岁以后有第 2 个小的发病高峰，这一年龄段的骨肉瘤以非典型部位和继发性骨肉瘤为主。颌骨骨肉瘤患者以 30 ～ 40 岁年龄多见。

诊断骨肉瘤的两大组织学基本要素是：具有异型性的恶性间叶肿瘤细胞和肿瘤细胞直接形成的类骨组织（图 10-9）。

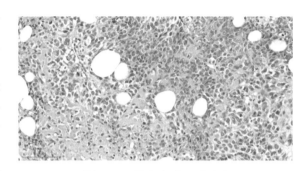

图 10 -9　骨肉瘤（HE 染色）

普通骨肉瘤属于高度恶性肉瘤，血行转移率高。按肿瘤细胞产生基质的不同，分为成骨型（50%）、成软骨型（25%）和成纤维型（25%）三大基本类型。其他少见的组织学亚型有小细胞性、毛细血管扩张性、硬化性、骨母细胞瘤样、富于巨细胞性、上皮样、恶性纤维组织细胞瘤样、软骨母细胞瘤样、透明细胞型和软骨黏液样纤维瘤样骨肉瘤。

二、成软骨性肿瘤

成软骨性肿瘤主要包括良性的骨软骨瘤、软骨瘤、软骨母细胞瘤和恶性的软骨肉瘤。软骨性肿瘤发生在手足小骨时多数为良性，如发生在长骨、扁骨、椎骨、肋骨则多为恶性。肿瘤体积越大，边界越不清楚，骨皮质改变和疼痛越不明显，恶性可能性越大。软骨性肿瘤良恶性的鉴别中，浸润比细胞学异型性更为重要，应关注有无髓内浸润、皮质浸润和软组织浸润等恶性影像学和病理学特点。软骨肉瘤以原发性多见，少数由良性软骨瘤恶变而来。

框 10-3　成软骨肿瘤的分类 ［2020 年 WHO 骨肿瘤组织学分类（第 5 版）］

良性	
甲下骨疣	9213/0
奇异性骨旁骨软骨瘤样增生	9212/0
骨软骨瘤	9210/0*
软骨瘤	9220/0
内生性软骨瘤	9220/0
骨膜软骨瘤	9221/0
多发性软骨瘤病	9220/1
软骨母细胞瘤	9230/0
软骨黏液样纤维瘤	9241/0
骨软骨黏液瘤	9211/0
中间型（局部侵袭性）	
软骨瘤病 NOS	9220/1
中心型非典型软骨瘤	9222/1
继发性周围型非典型软骨瘤	9222/1

恶性

软骨肉瘤	9220/3
中心型软骨肉瘤Ⅰ级	9222/3
中心型软骨肉瘤Ⅱ级和Ⅲ级	9220/3
继发性周围型软骨肉瘤Ⅰ级	9222/3
继发性周围型软骨肉瘤Ⅱ级和Ⅲ级	9220/3
去分化软骨肉瘤	9243/3
间叶软骨肉瘤	9240/3
透明细胞软骨肉瘤	9242/3
骨膜软骨肉瘤	9221/3

国际肿瘤分类（ICD.O）和医学系统性命名。生物学行为编号 /0 为良性肿瘤，/1 为非特异性、交界性或不确定性生物学行为，/2 为原位癌和上皮内瘤 3 级，/3 为恶性肿瘤。

软骨肉瘤（chondrosarcoma）多见于中老年人，生长缓慢，局部复发多见。与骨肉瘤相比，软骨肉瘤的血行转移率较低。软骨肉瘤呈分叶状，常伴有基质钙化、骨化和黏液变性，因此影像学典型表现为溶骨性病灶中出现点状、绒毛状、环状或絮状钙化。肉眼观察，分化好的透明软骨分化区呈半透明分叶状，软骨基质变性区呈黏液样，钙化区呈石灰样。

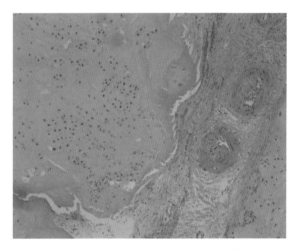

图 10-10　软骨肉瘤（Ⅰ级，HE 染色）

软骨肉瘤的组织学类型与生物学行为有一定相关性。主要组织学类型包括：普通型软骨肉瘤、间叶性软骨肉瘤（高度恶性）、透明细胞软骨肉瘤（低度恶性）和骨膜软骨肉瘤（低度恶性）等。普通型软骨肉瘤按照细胞密度和异型程度进一步分为Ⅰ级、Ⅱ级和Ⅲ级。Ⅰ级和Ⅱ级虽从细胞学角度看分化较好，与正常软骨相似，但有髓腔内浸润、骨皮质破坏、哈弗管内浸润、骨外软组织浸润等侵袭性生长的病理学和影像学特点（图 10-10）。

三、淋巴造血系统肿瘤

（一）浆细胞肿瘤

浆细胞肿瘤是常见的原发性骨肿瘤。当累及多骨时，称为**多发性骨髓瘤**（multiple myeloma），预后较差。极少数（约 5%）为孤立性病变，称为孤立性浆细胞瘤，预后较好，但最终常演变为多发性骨髓瘤。造血功能越活跃的骨发生骨髓瘤的机会就越多，因此中轴骨受累概率常高于四肢骨。发病率由高至低依次为：椎骨、肋骨、骨盆、股骨、锁骨、肩胛骨和颅骨。

多发性骨髓瘤好发于老年人。主要表现有骨痛、病理性骨折、反复感染和系统性淀粉样变性。99% 患者血清或尿中出现单克隆性免疫球蛋白（M 蛋白），75% 患者血清或尿中有单克隆性轻链蛋白（Bence-Jones 蛋白）。X 线检查典型表现为多发性穿孔状溶骨性骨质破坏，无硬化带，缺乏骨膜反应。2% 患者呈硬化性，有反应性骨质增生。组织学检查，正常骨髓组织被增生的浆细胞取代，细胞成分单一，分化程度不等，最成熟时类似成熟浆细胞，分化差时细胞异型性显著。瘤细胞表达 CD138 等浆细胞标记，κ、λ 染色显示轻链限制性表达。

框 10-4　Bence-Jones 蛋白

本周（Bence-Jones）蛋白最早由 Bence Jones 从骨髓瘤患者尿中发现，因此得名。浆细胞产生大量免疫球蛋白轻链，血中游离的轻链单体或二聚体含量增加，因该蛋白分子量小，能通过肾小球滤过膜进入原尿，当浓度超过肾小管重吸收能力时，将从尿中排出。尿本周蛋白常见于骨髓瘤、巨球蛋白血症、淋巴瘤、慢性肾炎等。

（二）淋巴瘤

骨的淋巴瘤可以原发于骨，也可以是骨外淋巴瘤继发累及骨。原发性和继发性淋巴瘤的影像学和组织学特点相似。淋巴细胞样的肿瘤细胞在骨小梁间浸润生长，取代正常骨髓组织，原有骨小梁结构可长期保留，因此 X 线平片较难判断病变范围。后期破坏骨皮质，但骨膜反应不明显。大体检查，肿瘤质软、呈鱼肉样，肿瘤中夹杂残存的骨组织和骨髓脂肪。病理组织学类型以非霍奇金淋巴瘤为主，以弥漫性大 B 细胞淋巴瘤最多见。骨的原发性霍奇金淋巴瘤非常少见，当病变累及骨骼时，脊椎最易受累，并且通常伴有淋巴结受累，尤其是大动脉旁淋巴结。免疫组化对淋巴瘤的诊断和分类是必不可少的。

（三）朗格汉斯细胞组织细胞增生症

朗格汉斯细胞组织细胞增生症（Langerhans cell histocytosis，LCH）是朗格汉斯组织细胞肿瘤性增生，以往病因不清时曾被称为"组织细胞增生症 X"。骨的 LCH 依照受累器官的种类和范围可分为三型：单骨受累、多骨受累（伴或不伴皮肤受累）和多器官受累（骨、肝、脾及其他器官）。

单骨受累最常见，传统上称为骨的嗜酸性肉芽肿。多见于儿童和青年，全身骨骼系统均可受累，一般无明显症状或有局部疼痛。大多预后良好，为良性局限性病变，对放疗敏感，有的病灶可自发消退。少数进展为多骨受累，甚至累及其他脏器。多器官受累的患者预后差，诊断时一般小于 3 岁，并有内脏受累。

组织学检查（图 10-11）可见朗格汉斯细胞增生，有特征性卵圆形细胞核和纵行核沟，胞质浅染。嗜酸性粒细胞通常很多，甚至形成嗜酸性脓肿。免疫组化检查，肿瘤细胞表达特异性标记物 CD1α 和 Langerin。电镜下，胞质内有特征性拉链形或网球拍形 Birbeck 颗粒。

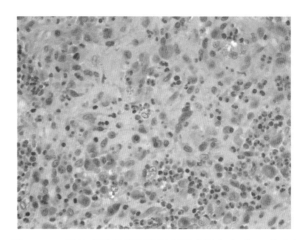

图 10-11　骨的朗格汉斯细胞组织细胞增生症（HE 染色）

四、骨的巨细胞肿瘤

骨的巨细胞肿瘤又称破骨细胞瘤，属于中间性肿瘤，切除不尽时易局部复发。远处转移率约5%，以肺转移最常见。骨巨细胞瘤常见于20岁以上骨骼发育已成熟的个体。最常发生在股骨下端、胫骨上端、桡骨下端，典型发病部位在长骨的骺端，可侵及干骺、穿透骨皮质、侵及肌间隔或关节腔。发生于手足小骨和颌骨者相对少见。

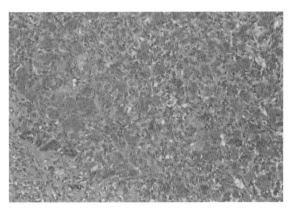

图 10-12　骨巨细胞瘤的组织学表现（HE 染色）

影像学特点为骨骺部溶骨性膨胀性病变，通常不伴有骨硬化和骨膜反应。显微镜下检查，肿瘤组织由大量增生的梭形细胞和巨细胞构成（图 10-12）。梭形细胞是肿瘤细胞，巨细胞是单核巨噬细胞系统来源的反应细胞。巨细胞呈破骨细胞样，细胞核一般20个以上。大量巨细胞形成是肿瘤破坏骨的主要原因。

近年研究发现，肿瘤细胞存在特异性的组蛋白 *H3-3A* 基因突变，以 G34W 突变类型最多见。

五、脊索瘤

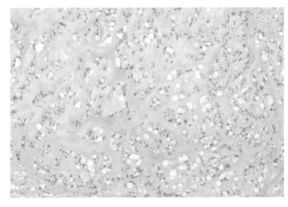

图 10-13　脊索瘤（HE 染色）

脊索瘤是残余的脊索始基发生的低度至中度恶性肿瘤。患者高峰年龄 50 ~ 60 岁，极少发生在 20 岁以下。好发于脊柱两端，3 个最常见的发病部位依次为：骶尾区、大脑底部蝶枕区（主要在斜坡）和颈椎。肿瘤无包膜，手术难以完全切尽，复发率高，远处转移率 20% ~ 30%。肉眼观察呈分叶状、胶冻感。组织学特点：肿瘤呈分叶结构，叶间有纤维间隔，瘤细胞呈索状、巢状或单细胞结构漂浮在黏液样基质中。典型肿瘤细胞的胞质呈空泡状（图 10-13）。

六、尤因肉瘤

尤因肉瘤（Ewing sarcoma）是小圆细胞肉瘤的代表。患者年龄大多 11 ~ 20 岁。任何部位的骨骼均可受累。此肿瘤恶性度高，在现代放化疗技术应用之前，5 年存活率 5% ~ 10%。采用现代化放疗和化疗手段后，5 年生存率已提高到 50% ~ 60%。

影像学通常表现为浸润性骨破坏，病变范围广，有时累及整块骨。大体检查肿瘤呈鱼肉样，伴有坏死时质软似脓液。肿瘤由均匀一致的小圆细胞构成，细胞丰富密集，胞质少，细胞轮廓不清，细胞核染色质细腻。电镜下，细胞分化原始，细胞器稀少，胞质内有大量糖原颗粒（图 10-14）。

Note

分子病理学研究发现，90%以上的尤因肉瘤有肿瘤特征性的 t（11，22）（q24；q12）染色体易位，约10%有 t（21，22）（q22；q12）易位，使22号染色体上的 *EWS* 基因和11号染色体上的 *FLI-1* 基因或21号染色体上的 *ERG* 基因融合，形成具有致瘤性的融合基因。

七、转移性肿瘤

转移性肿瘤是老年患者最常见的骨肿瘤之一。任何骨均可发生转移瘤，但脊柱中轴骨和四肢长骨因含血窦丰富的红骨髓，是更容易发生转移的部位。最易转移至骨的肿瘤是乳腺癌（图10-15）、肺癌、肾癌、甲状腺癌和前列腺癌，被称为嗜骨性肿瘤。一些患者以骨转移瘤为首发症状。转移灶可为单发或多发。肉瘤较少转移到骨。最常见的症状为疼痛、局部肿胀和病理性骨折。

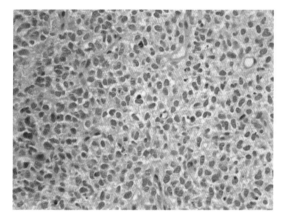 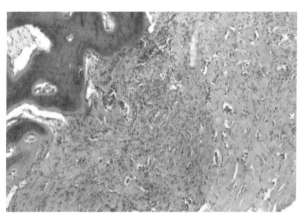

图 10-14　尤因肉瘤组织学表现（HE 染色）　　　　图 10-15　乳腺癌骨转移（HE 染色）

骨转移瘤可分为溶骨性、成骨性和混合性三类：①溶骨性转移瘤以骨质吸收为主，约占75%，可能引起病理性骨折，对于老年患者发生的骨折，应注意转移癌所致；②成骨性转移瘤的癌细胞周围骨质增生，使局部骨密度增加，以前列腺癌转移最多见，成骨性转移有明显反应性骨母细胞和骨组织增生，有时会掩盖肿瘤细胞；③成骨性和溶骨性混合性转移最常见于乳腺癌和肺癌。

多数情况下，骨转移瘤的病理学诊断较为容易。部分肿瘤保留原发瘤的结构特征，能提示肿瘤原发部位。对于低分化转移瘤，单纯根据形态学判断肿瘤原发灶是困难的，需要详细询问病史和进行详尽体检，尽管如此，也并非均能找到原发灶。

小　结

运动系统的常见疾病包括骨的损伤、炎症、代谢和内分泌紊乱，骨和关节的发育障碍以及骨肿瘤和瘤样病变等。关节疾患也很常见，在骨骼发育异常时，关节也常受累。骨关节疾病种类很多，本章主要介绍了骨折愈合、骨和软骨生长发育畸形、代谢性骨病、退行性疾病和感染性炎症、骨肿瘤等的发生机制、类型、病理特征和临床表现等，为更深入的分子细胞机制研究和临床诊疗奠定基础。

整合思考题

1.骨及软骨生长发育畸形相关病变见于与代谢相关的佝偻病、克汀病，与遗传相关的成骨不全、软骨发育不全及骨硬化病，与骨畸形相关的成软骨性肿瘤等。为了实现疾病的早发现、早治疗，对于这些疾病的早期筛查需要注意哪些方面？

2.在患病年龄、好发部位及影像学表现等方面，有哪些要点用于鉴别诊断常见骨肿瘤相应的临床特征？

3.除常见骨肿瘤组织学形态观察以外，还有哪些检测方法和技术是肿瘤的诊断依据？

（杨邵敏 张 璋 齐建国）

主要参考文献

[1] 张卫光，张雅芳，武艳．系统解剖学．4 版．北京：北京大学医学出版社，2018．

[2] 周德山，张雷，张宏权．组织学与胚胎学．5 版．北京：北京大学医学出版社，2023．

[3] 张朝佑．人体解剖学．3 版．北京：人民卫生出版社，2009．

[4] 成令忠，钟翠平，蔡文琴．现代组织学．上海：上海科学技术文献出版社，2003．

[5] 刘荣．智能医学．北京：人民卫生出版社，2018．

[6] 邹锦慧，刘树元．人体解剖学．3 版．北京：科学出版社，2009．

[7] 唐佩福．智慧骨科生态体系的构建与趋势．中华骨科杂志，2020，40（23）：1567-1573．

[8] Niklas L，Hutan A．Artificial Intelligence in Medicine．Berlin：Springer，2022．

[9] Ovalle W K，Nahirney P C．Netter's Essential Histology．Philadelphia：Elsevier/Saunders，2013．

[10] Klein M J，Bonar S F，Freemont T，et al．Non-neoplastic diseases of bones and joints：Atlas of nontumor pathology．Annapolis Junction，MD：American Registry of Pathology，2012．

[11] Shapiro J A．How Chaotic is genome chaos? Cancers，2021，13（6）：1358．

[12] WHO Classification of Tumors Editorial Board．Soft tissue and bone tumors．Lyon：International Agency for Research on Cancer，2020．

[13] Martin R K，Ley C，Pareek A，et al．Artificial intelligence and machine learning：an introduction for orthopaedic surgeons．Knee Surg Sports Traumatol Arthrosc，2022，30：361-364．

[14] Clark J M，Harryman D T．Tendons，ligaments，and capsule of the rotator cuff．Gross and microscopic anatomy．J Bone Joint Surg Am，1992，74（5）：713-725．

[15] Millar N L，Silbernagel K G，Thorborg K，et al．Tendinopathy．Nat Rev Dis Primers，2021，7（1）：1．

[16] Reinold M M，Escamilla R F，Wilk K E．Current concepts in the scientific and clinical rationale behind exercises for glenohumeral and scapulothoracic musculature．J Orthop Sports Phys Ther，2009，39（2）：105-117．

[17] Lin D J，Wong T T，Kazam J K．Shoulder Injuries in the Overhead-Throwing Athlete：Epidemiology，Mechanisms of Injury，and Imaging Findings．Radiology，2018，286（2）：370-387．

[18] Harryman D T，Sidles J A，Clark J M，et al．Translation of the humeral head on the glenoid with passive glenohumeral motion．J Bone Joint Surg Am，1990，72（9）：1334-1343．

[19] Ladd L M，Crews M，Maertz N A．Glenohumeral Joint Instability：A Review of Anatomy，Clinical Presentation，and Imaging．Clin Sports Med，2021，40（4）：585-599．

[20] Logerstedt D S，Ebert J R，MacLeod T D，et al．Effects of and Response to Mechanical Loading on the Knee．Sports Med，2022，52（2）：201-235．

［21］ Musahl V，Herbst E，Burnham J M，et al．The Anterolateral Complex and Anterolateral Ligament of the Knee．J Am Acad Orthop Surg，2018，26（8）：261-267.

［22］ Hillstrom H J，Song J，Kraszewski A P，et al．Foot type biomechanics part 1：structure and function of the asymptomatic foot．Gait Posture，2013，37（3）：445-451.

中英文专业词汇索引